CHASSIN'S OPERATIVE STRATEGY IN COLON AND RECTAL SURGERY

Chassin结直肠肛门
手术策略与操作图解

主编 [美] Carol E.H.Scott-Conner
主译 王天宝 王锡山

SPM 南方出版传媒
广东科技出版社 | 全国优秀出版社
· 广 州 ·

图书在版编目（CIP）数据

Chassin结直肠肛门手术策略与操作图解：引进版/（美）康纳（Conner,C.E.H.S.）著；王天宝，王锡山主译. —广州：广东科技出版社，2015.4

ISBN 978-7-5359-6095-5

Ⅰ．①C… Ⅱ．①康…②王…③王… Ⅲ．①结肠疾病—外科手术—图解②直肠疾病—外科手术—图解 Ⅳ．①R656.9-64②R657.1-64

中国版本图书馆CIP数据核字（2015）第058278号

Translation from English language edition:

Chassin's Operative Strategy in Colon and Rectal Surgery

by Carol E. H. Scott-Conner

Copyright © 2006 Springer New York

Springer New York is a part of Springer Science+Business Media

All Rights Reserved

广东省版权局著作权合同登记

图字：19-2014-033号

Chassin结直肠肛门手术策略与操作图解

Chassin Jie Zhi Chang Gang Men Shuo Shu Ce Lue Yu Cao Zuo Tu Jie

责任编辑：曾 冲

封面设计：林少娟

责任校对：杨崚松

责任印制：罗华之

出版发行：广东科技出版社

　　　　　（广州市环市东路水荫路11号　邮政编码：510075）

http://www.gdstp.com.cn

E-mail: gdkjyxb@gdstp.com.cn（营销中心）

E-mail: gdkjzbb@gdstp.com.cn（总编办）

经　　销：广东新华发行集团股份有限公司

排　　版：广州市友间文化传播有限公司

印　　刷：广州市岭美彩印有限公司

　　　　　（广州市荔湾区花地大道南海南工商贸易区A幢　邮政编码：510385）

规　　格：889mm×1 194mm　1/16　印张17.25　字数410千

版　　次：2015年4月第1版

　　　　　2015年4月第1次印刷

定　　价：180.00元

如发现因印装质量问题影响阅读，请与承印厂联系调换。

Chassin's Operative Strategy in Colon and Rectal Surgery

Chassin结直肠肛门手术 策略与操作图解

主 编 Carol E. H. Scott-Conner, MD, PhD

外科学教授

爱荷华大学医学院

爱荷华城，爱荷华

插 图 Casper Henselmann

主 译 王天宝　王锡山

Library of Congress Control Number：2006930265

ISBN-10：0-387-33043-7

ISBN-13：978-0387-33043-3

© 2006 Springer Science + Business Media, LLC

Reprinted from Carol E.H. Scott-Conner: Chassin's Operative Strategy in General Surgery, third edition, copyright

2002 Springer Science+Business Media, LLC.

987654321

Springer.com

致 Harry

Carol E.H. Scott-Conner

致 Charlotte

Jameson L.Chassin

主译简介 INTRODUCTION OF CHIEF TRANSLATOR

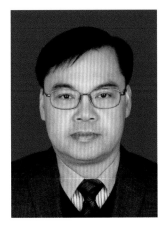

王天宝，山东省人，中山大学附属第一医院外科主任医师，外科学医学博士，博士后研究员，硕士研究生导师。1994年7月获医学学士学位；1999年7月获外科学硕士学位，师从青岛大学陈咸增教授；2002年7月获山东大学医学博士学位，得到山东大学李兆亭教授悉心指导；2002年9月至2004年10月，于中山大学附属第一医院胃肠外科从事博士后研究工作，师从中山大学汪建平教授。现为中华医学会肠内与肠外营养专业委员会青年委员、中国抗癌协会肿瘤营养与支持治疗专业委员会委员、广东省抗癌协会肿瘤营养专业委员会委员、广东省康复医学会性功能障碍康复专业委员会常务委员、广东省科技厅科技咨询专家。《中华胃肠外科杂志》《中华肿瘤防治杂志》《中华结直肠疾病电子杂志》《中华临床营养杂志》《肿瘤代谢与营养杂志》编委或通讯编委。主要研究胃肠及腹膜后恶性肿瘤、直肠肛门良性疾病及各种疝的诊治，擅长胃癌、结直肠癌及腹膜后肿瘤根治性切除术。现主持课题9项。以第一作者发表SCI论文9篇，《中华医学杂志》等杂志论著60余篇。主编《实用胃肠恶性肿瘤诊疗学》（上、下卷）《胃肠手术策略与操作图解》《盆腔外科手术与图谱》《普通外科图像解剖与诊断丛书》《实用代谢疾病诊断与治疗》。参编《中华结直肠肛门外科学》《胃癌外科学》《直肠癌保肛手术》《围手术期病理生理与临床》。

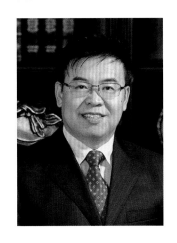

王锡山，教授、主任医师、博士生导师。现任哈尔滨医科大学附属第二医院副院长、哈尔滨医科大学大肠癌研究所所长、哈尔滨医科大学中俄医学研究中心肿瘤研究所副所长、哈尔滨医科大学附属第二医院肿瘤中心主任、哈尔滨医科大学附属第二医院结直肠肿瘤外科主任。主要从事结直肠癌的基础和临床研究，在国际上率先开展了NOTES以及类NOTES（腹部无切口经自然腔道取标本）等一系列新术式。现任中国抗癌协会大肠癌专业委员会副主任委员、中国抗癌协会肿瘤转移专业委员会副主任委员、中国抗癌协会大肠癌专业青年委员会主任委员、中国医师协会外科医师分会常委及结直肠外科学组副秘书长、中华医学会肿瘤学分会结直肠肿瘤学组副组长及中华医学会肿瘤学分会委员。龙江学者特聘教授、《中华结直肠疾病电子杂志》总编、《中国肿瘤临床与康复》副总编辑及《中华胃肠外科杂志》等数十家杂志编委或通讯编委；担任吉林大学客座教授、厦门大学客座教授和解放军空军总医院客座教授。先后参与承担包括国家"十一五"科技支撑计划、国家自然科学基金及黑龙江省杰出青年基金等十余项科研课题。发表医学论文200余篇（核心期刊130余篇），累计SCI影响因子超过80。参编结直肠癌专著9部，主编出版卫生部音像教材11部，获得中国抗癌协会科技三等奖一项，黑龙江省科技进步二等奖四项。

前 言

PREFACE

在1980年出版的第一版《Chassin普通外科手术策略》中,超过一半的内容用于介绍大、小肠及直肠肛门的外科治疗。在后续版本中,此方面的内容不仅更加丰富和翔实,还有了进一步延伸与扩展,《Chassin普通外科手术策略》已经成了外科同仁必备的参考工具书。

近年来,经过结直肠外科医生的不断实践,结直肠外科已经变成了一个独立的学科。本卷《Chassin结直肠肛门手术策略与操作图解》旨在为结直肠肛门外科医生所关注的诸多热点及专业问题提供值得参考的处理"金标准"。住院医生、高年资临床医师及该领域内的相关同仁都会从这些章节中获得有价值的参考信息。

结直肠肛门外科的发展是非常迅速的。自《Chassin普通外科手术策略》第三版出版以来,腹腔镜结肠外科手术已经成为许多患者处理的新标准。因此,笔者在本卷中新增了4章此前并未出版过的内容:腹腔镜右半结肠切除术、腹腔镜左半结肠切除术、腹腔镜经腹会阴全结肠及直肠联合切除+回肠末端造口术及腹腔镜造口及关闭术。由Steven D.Wexner编写的这些新章节向读者展示了结直肠外科的新技术。除了清晰、全面的文字内容外,这些新的章节还包含了由Caspar Henselmann绘制的52幅手术示意图,这些绘制精美的图片大大增加了每个章节的可读性。

笔者希望《Chassin结直肠肛门手术策略与操作图解》成为广大结直肠肛门外科医生的良师益友,能够为读者提供结直肠肛门外科领域最好的手术策略及技术。

Carol E.H. Scott-Conner, MD, PhD

译者前言

TRANSLATOR'S PREFACE

Jameson L. Chassin教授于1980年出版第一版《Chassin普通外科手术策略》，受到广大外科医生的欢迎，之后于1994年又对第一版修改补充，出版发行第二版。2002年，Chassin教授年事已高，遂委托Carol Scott-Conner教授组织有关专家完成第三版。随着腹腔镜技术在结直肠外科领域取得的巨大成绩，需要一本详细介绍结直肠外科手术策略的专著。Carol Scott-Conner教授不辞劳苦，充满激情地完成*Chassin's Operative Strategy in Colon and Rectal Surgery*一书。本书详细讲解开放手术与腹腔镜手术的适应证、术前准备、手术陷阱与风险、手术策略、手术技巧、术后处理以及术后并发症的诊治，具有语言简练、图像清晰、实用性强的特点，是一本难得的参考工具书。

广东科技出版社慧眼识珠，引进*Chassin's Operative Strategy in Colon and Rectal Surgery*。翻译是一门学问，所有译者虽然竭尽全力，但仍然不能达到至善至美的境界。译者反复讨论有关事宜，向有关外语专家不断请教，唯恐词不达意甚至误解原著。本译著解剖学名词参考刘树伟教授主编《局部解剖学》（第八版，人民卫生出版社），疾病名称参考陈孝平与汪建平教授主编《外科学》（第八版，人民卫生出版社），手术名称参考汪建平和詹文华教授主编《胃肠外科手术学》（人民卫生出版社）。希望本译著能够反映出原作者的本意，不至于误导读者。我们根据原著内容特点，译成中文后，书名定为《Chassin结直肠肛门手术策略与操作图解》。

由于译者临床经验有限，行文风格不一，语言运用能力有待提高，书中不妥和错误在所难免，请广大读者朋友不吝赐教。

联系邮箱：wangtianbao1@163.com

王天宝　巨锡山

2014年12月1日

编 者

Susan M. Cera, MD

Department of Colorectal Surgery

Chief of Endoscopy

Vice Chair Research and Education

Cleveland Clinic Florida

Weston, FL

USA

Dan Enger Ruiz, MD

Department of General Surgery

Hospital Santa Helena

São Paulo

Brazil

Giovanna M. DaSilva, MD

Research Fellow

Department of Colorectal Surgery

Cleveland Clinic Florida

Weston, FL

USA

Danny M. Takanishi, MD

Department of Surgery

The University of Chicago

The Pritzker School of Medicine

Chicago, IL

USA

Amanda M. Metcalf, MD

Department of Surgery

University of Iowa Carver College

 of Medicine

Iowa City, IA

USA

Steven D. Wexner, MD, FACS, FRCS, FRCS (Ed)

Chairman

Department of Colorectal Surgery

Cleveland Clinic Florida

Weston, FL

USA

FabrizioMichelassi, MD

Department of Surgery

The University of Chicago

The Pritzker School of Medicine

Chicago, IL

USA

主　译　王天宝　中山大学附属第一医院

　　　　王锡山　哈尔滨医科大学附属第二医院

译　者（以翻译章节先后顺序排列）

　　　　牛兆健　青岛大学医学院附属医院

　　　　王天宝　中山大学附属第一医院

　　　　胡宝光　香港中文大学威尔斯亲王医院

　　　　牛洪欣　山东省医学科学院附属医院

　　　　董文广　中山大学附属第一医院

　　　　康　亮　中山大学附属第六医院

　　　　韩方海　中山大学附属第一医院

　　　　朱明炜　北京医院

　　　　陈瑛罡　哈尔滨医科大学附属第二医院

　　　　王锡山　哈尔滨医科大学附属第二医院

　　　　谭进富　中山大学附属第一医院

　　　　谭　敏　中山大学附属第一医院

　　　　陈创奇　中山大学附属第一医院

　　　　易小江　中山大学附属第一医院

　　　　黄跃明　中山大学附属第一医院

　　　　魏　波　中山大学附属第三医院

　　　　卫洪波　中山大学附属第三医院

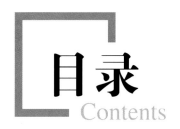

目录
Contents

第一部分 结直肠

第一章 结直肠外科相关概念
一、良性疾病 / 2
二、恶性疾病 / 8
三、肠贮袋构建 / 15
四、肠造口 / 16
五、术后处理 / 17
六、肿瘤监测 / 18
七、贮袋监控 / 18

第二章 右半结肠切除术
一、适应证 / 26
二、术前准备 / 26
三、手术陷阱与风险 / 26
四、手术策略 / 26
五、手术技巧（右半及横结肠切除术）/ 30
六、术后处理 / 40
七、术后并发症 / 40

第三章 腹腔镜右半结肠切除术
一、适应证 / 42
二、术前准备 / 42

三、手术陷阱与风险 / 42
四、手术策略 / 42
五、手术技巧 / 43
六、术后处理 / 48
七、术后并发症 / 48

第四章 左半结肠切除术
一、适应证 / 49
二、术前准备 / 49
三、术中陷阱与风险 / 49
四、手术策略 / 49
五、手术技巧 / 52
六、术后处理 / 69
七、术后并发症 / 69

第五章 腹腔镜左半结肠切除术
一、适应证 / 70
二、术前准备 / 70
三、手术陷阱与风险 / 70
四、手术策略 / 70
五、手术技巧 / 71
六、术后处理 / 80
七、术后并发症 / 80

第六章　直肠癌低位前切除术

一、适应证 / 82

二、术前准备 / 82

三、手术陷阱与风险 / 82

四、手术策略 / 82

五、手术技巧 / 87

六、术后处理 / 110

七、术后并发症 / 111

第七章　直肠癌经腹会阴切除术

一、适应证 / 113

二、术前准备 / 113

三、手术陷阱与风险 / 113

四、手术策略 / 113

五、手术技巧 / 115

六、术后处理 / 126

七、术后并发症 / 127

第八章　腹腔镜经腹会阴切除术及全结直肠
　　　　切除+回肠末端造口术

一、经腹会阴切除术 / 129

二、全结直肠切除+回肠末端造口术 / 135

三、术后并发症 / 140

四、术后处理 / 140

第九章　结肠次全切除：回直肠吻合术或
　　　　乙状结肠黏膜瘘+回肠造口术

一、适应证 / 141

二、术前准备 / 141

三、手术陷阱与风险 / 141

四、手术策略 / 141

五、手术技巧 / 142

六、术后处理 / 148

七、术后并发症 / 149

第十章　全结直肠切除+回肠贮袋肛管吻合术

一、适应证 / 150

二、禁忌证 / 150

三、术前准备 / 150

四、手术陷阱与风险 / 150

五、手术策略 / 150

六、手术技巧 / 152

七、术后处理 / 160

八、术后并发症 / 160

第十一章　良性疾病经腹会阴直肠切除术

一、适应证 / 162

二、术前准备 / 162

三、手术陷阱与风险 / 162

四、手术策略 / 162

五、手术技巧 / 163

六、术后处理 / 165

七、术后并发症 / 165

第十二章　末端回肠造口术

一、适应证 / 166

二、手术陷阱与风险 / 166

三、手术策略 / 166

四、手术技巧 / 166

五、术后处理 / 169

六、术后并发症 / 169

第十三章　回肠襻式造口术

一、适应证 / 170

二、手术陷阱与风险 / 170

三、手术策略 / 170

四、手术技巧 / 170

五、术后处理 / 171

六、术后并发症 / 171

第十四章　盲肠造口术：外科传统方法

一、适应证 / 173

二、术前准备 / 173

三、手术陷阱与风险 / 173

四、手术策略 / 173

五、手术技巧 / 173

六、术后处理 / 175

七、术后并发症 / 175

第十五章　横结肠造口术

一、适应证 / 176

二、术前准备 / 176

三、手术陷阱与风险 / 176

四、手术策略 / 176

五、手术技巧 / 177

六、术后处理 / 178

七、术后并发症 / 178

第十六章　临时性结肠造口关闭术

一、适应证 / 180

二、术前准备 / 180

三、手术陷阱与风险 / 180

四、手术策略 / 180

五、手术技巧 / 180

六、术后处理 / 183

七、术后并发症 / 183

第十七章　腹腔镜造口与关闭术

一、适应证 / 184

二、术前准备 / 184

三、手术陷阱与风险 / 184

四、手术策略 / 184

五、手术技巧 / 185

六、术后处理 / 196

七、术后并发症 / 198

第十八章　结肠憩室炎（包括下消化道出血）的
　　　　　外科治疗

一、适应证 / 199

二、术前准备 / 199

三、手术策略 / 199

四、手术技巧 / 199

第十九章　直肠脱垂Ripstein术

一、适应证 / 204

二、术前准备 / 204

三、手术陷阱与风险 / 204

四、手术策略 / 204

五、手术技巧 / 204

六、术后处理 / 208

七、术后并发症 / 208

第二部分　肛门、直肠及藏毛窦区

第二十章　肛管、直肠和藏毛窦外科相关概念

一、肛管直肠疾病发病机制概述 / 212

二、临床现状：症状和治疗规范 / 217

第二十一章　内痔橡胶圈套扎术

一、适应证 / 219

二、手术陷阱与风险 / 219

三、手术策略 / 219

四、手术技巧 / 219

五、术后处理 / 221

六、术后并发症 / 221

第二十二章　痔切除术

一、适应证 / 223

二、禁忌证 / 223

三、术前准备 / 223

四、手术陷阱与风险 / 223

五、手术策略 / 223

六、手术技巧 / 224

七、术后处理 / 230

八、术后并发症 / 230

第二十三章　肛管直肠瘘与骨盆直肠脓肿手术

一、适应证 / 231

二、术前准备 / 231

三、手术陷阱与风险 / 231

四、手术策略 / 231

五、手术技巧 / 232

六、术后处理 / 239

七、术后并发症 / 239

第二十四章　慢性肛裂肛门内括约肌侧切术

一、适应证 / 241

二、术前准备 / 241

三、手术陷阱与风险 / 241

四、手术策略 / 241

五、手术技巧 / 241

六、术后处理 / 243

七、术后并发症 / 243

第二十五章　肛门成形术

一、适应证 / 244

二、术前准备 / 244

三、手术陷阱与风险 / 244

四、手术策略 / 244

五、手术技巧 / 244

六、术后处理 / 247

七、术后并发症 / 249

第二十六章　直肠脱垂Thiersch术：外科传统方法

一、适应证 / 250

二、术前准备 / 250

三、手术陷阱与风险 / 250

四、手术策略 / 250

五、手术技巧 / 250

六、术后处理 / 253

七、术后并发症 / 253

第二十七章　藏毛窦手术

一、适应证 / 254

二、手术陷阱与风险 / 254

三、手术策略 / 254

四、手术技巧 / 254

五、术后处理 / 257

六、术后并发症 / 258

第一部分

结直肠

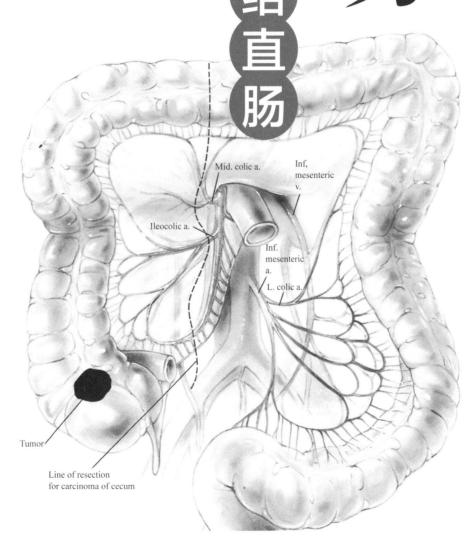

Mid. colic a.

Inf, mesenteric v.

Ileocolic a.

Inf. mesenteric a.

L. colic a.

Tumor

Line of resection for carcinoma of cecum

第一章 结直肠外科相关概念

本章内容是宏观阐述有关结直肠外科手术的一些基本概念，更多的信息见于接下来的技术章节和本文的参考文献。

一、良性疾病

（一）憩室相关疾病

1. 憩室病　是一种存在多个憩室的疾病，外科手术指征是憩室合并出血和感染。外科手术处理原则与结肠受累部位、发作频率、择期或急症手术以及是否同时合并其他疾病有关。只有1%的憩室病患者需要手术治疗。尽管结肠憩室病可累及整个结直肠，但是乙状结肠和降结肠是目前发病率最高的部位。

2. 憩室炎　作为憩室病最常见的表现，发生率为10%～25%[1, 2]。主要的临床症状为疼痛、左下腹压痛、排便习惯改变、恶心、发热以及泌尿系统刺激症状（尿频、排尿困难、气尿和粪尿）。部分患者可以在下腹部或盆腔体检时查到肿物，血常规可见白细胞计数升高伴核左移。CT检查是最佳的确诊方式，可以帮助判断有无邻近器官的受累、透壁侵犯以及脓肿形成[3]。如探及脓肿形成，可采用影像引导下的经皮穿刺置管引流来避免急症手术。在本病的急性发作得到控制后，内镜检查评估对于判断疾病的严重程度和获得病理诊断具有重要意义。

最初治疗决策的制定依赖于临床体征，有轻度压痛和低热的患者可在门诊采用口服抗生素和清流质饮食的方法处理。当患者出现明显的症状和体征时，应住院治疗，静脉应用广谱抗生素及补液，使胃肠道处于休息状态（必要时可予以胃肠减压），经上述处理后，多数患者在48～72h后症状改善。通常情况下，对于首次急性发作的患者一般不予以手术干预；当并发穿孔、弥漫性腹膜炎或脓肿形成的情况下可考虑手术处理，30%～45%的患者会反复急性发作，需手术治疗。

最理想的手术方式是切除原发疾病并一期吻合，这种情况在有效的抗生素治疗和正常的肠道准备前提下能够顺利完成。对于抗生素治疗失败的患者，应该采用两期手术治疗的方法，首先切除病变肠管并一期吻合，同时行近段的空肠或结肠预防性造口。如果患者合并盆腔脓肿形成，可将一段带蒂的大网膜拉下，用来填充脓腔并与结直肠吻合口相隔离。在手术中，如果发现原计划的肠道吻合口会落入清理完的脓腔之中时，比较明智的做法是行远端结直肠的封闭并近侧结肠造口（Hartmann术），二期再完成恢复胃肠道连续性的手术。这种方法在患者合并弥漫性腹膜炎时同样是首选。

游离结肠单纯造口（不切除）也是一种手术方式，这种手术方式主要用于罕见的合并严重并发症的高危患者和脓肿形成或局限性腹膜炎而不能够耐受大手术的患者。此时，在脓肿引流的情况下，可行近段肠管的转流造口手术以控制感染，二期手术切除病灶和关闭造口肠管。

憩室炎有时表现为完全性肠梗阻。无症状的患者（无疼痛、腹部压痛及全身感染的体征）经常采用的手术方式为切除受累肠段并远端封闭、近侧肠管造口术。另外一种选择是采用术中结肠灌洗后，切除肠管一期吻合；如果有必要，行近侧肠管的临时性转流造口。高危患者的首选处理方式是先行造口转流手术，二期行病变肠管切除术。

对于有两次或两次以上的憩室炎发作的患者或有憩室疾病并发症（出血、瘢痕挛缩导致的肠管部分狭窄、内瘘）的患者，首选择期手术切除。在年轻患者（年龄在40岁以下）的初次发作之后或接受免疫抑制治疗的患者也应该考虑择期手术治疗[1, 2, 4, 5]。尽管择期手术可以在急性憩室炎的发作后1~3周内进行，但是大多数外科医生更愿意在局部炎症消退后2~3个月再行手术，以期望患者的炎症反应完全恢复。如果手术延迟时间超过3个月，并不能带来额外的技术优势，反而增加了患者复发的机会。

在标准的机械性灌洗和抗生素肠道准备后，彻底的肠切除应当包括所有硬化和肥大的肠管。通常情况下，乙状结肠最易受累，切除肠管的部位应局限于此。直肠在通常情况下无须从骶前间隙（译者注：直肠后间隙）游离。当系膜炎症水肿明显时，从肠系膜根部游离切断往往会比较容易，否则按照良性疾病的处理原则，可选择紧贴肠壁完成切除。选择触觉柔软、无憩室的肠段完成吻合。某些情况下，常常需游离结肠脾曲，以保证无张力吻合。

憩室炎是引起下消化道大量出血的主要原因，尤其是在老年患者更为常见。大多数情况下，出血可自行缓解。如果出血反复发作或第一次发作造成血流动力学不稳定的情况下，外科手术处理则是必需的。如果术前通过内镜检查或动脉血管造影能够定位病变部位，可完成肠段切除。当急症情况下患者病情不稳定时，首选分期手术，第一步选择原发病变的切除和结肠造口。如果出血部位无法在术前确诊，可先行乙状结肠直肠镜检查以排除直肠乙状结肠出血后，再予以经腹的全结肠切除术。在急症情况下，是否完成一期吻合或延迟二期手术吻合依赖于患者的血流动力学是否稳定和全身情况。如果出血停止且已找到出血部位，可在肠道准备的情况下行一期肠切除吻合术。

直肠膀胱瘘是最常见的憩室瘘。大多数情况下临床表现为可疑症状与体征，CT扫描是最有效的辅助诊断方法。在合适的肠道准备前提下，一期切除病变的乙状结肠并完成肠吻合通常是可行的。膀胱壁受累部位往往面积较小，可行切除后一期缝合修补。在可能的情况下，可以利用大网膜组织填充，术后留置Foley导尿管，保持膀胱减压7~10天。

结肠镜检查是慢性消化道出血患者的首选检查方式。在血流动力学稳定的情况下，对中等程度出血的患者同样也是一个有用的诊断方法。如果出血能够被暂时控制且肠道准备理想，一期肠管切除吻合也是可行的。

如果患者的出血量比较大，液体复苏治疗是最重要的。血管造影是各项检查的首选，可以确诊75%的病例[6]。选择性插管注入血管减压素可控制和降低结肠的出血量，为肠切除提供可行性。如果大量出血无法控制，血管造影无法定位的情况下，可考虑行乙状结肠直肠镜检查排除直肠出血后，行结肠次全切除术。根据患者的血流动力学稳定情况和全身状况，决定行一期或二期吻合术。

（二）肠扭转

结肠扭转的主要原因是系膜的扭转，在盲肠和乙状结肠最为常见。普遍认为，瘦长的系膜或系膜根部狭窄是造成肠扭转的易发因素[7]。由肠扭转所造成的临床表现是肠梗阻，进而可迅速演变成为肠绞窄、肠坏死和肠穿孔。乙状结肠是最常见的发病部位。腹部平片能够发现右上腹扩张的结肠襻（omega环），钡灌肠可发现"鸟嘴征"，即在扭转的部位钡剂中止。如果临床查体没有腹膜炎的表现，通过硬质直肠乙状结肠镜检查可以对肠管予以减压。如果结肠镜检查显示黏膜正常有活力，可以经直肠乙状结肠镜插入较粗的红色橡胶管，以支撑直肠乙状结肠交界，并可以起到近端结肠减压的作用。通过这种办法，还可以实行机械性的结肠术前灌洗准备，为完成一期乙状结肠切除提供条件；如果不行乙状结肠切除术，术后的复发率将非常高[7]。如果肠扭转无法缓解，即将发生坏疽，急症手术探查是必需的。一般情况下，这种手术多采用二期手术处理原则，即远端肠管封闭，近端肠管造口。然而对于一些低风险的患者，术中肠道灌洗后可行一期结直肠吻合术。

盲肠扭转是第二位常见的结肠扭转。临床表现为小肠梗阻，腹部平片提示小肠梗阻的同时在左上腹可见扩张的盲肠。在这种情况下，急症手术探查是必需的。首先是肠扭转复位并评估肠管的活性，如果肠管无坏死，可采用盲肠固定手术。插管的盲肠造口术可以增加盲肠固定术的成功率。单纯的肠管复位手术是不够的，因为盲肠扭转会再次复发。如果证实存在持续进展的肠坏死，手术干预是必需的，手术方式可选择末端回肠造口；在穿孔时间短尚无腹腔污染且血流动力学稳定的患者，可选择一期切除吻合术。

（三）缺血性结肠炎

缺血性结肠炎的诊治由于病因、解剖位置、临床表现和疾病严重程度的差异而有所不同[8]。尽管理论上讲所有的结肠都可累及，但是结肠脾曲和直肠乙状结肠交界处发病风险最高[8, 9]。其发病率和病死率往往由其合并疾病所致。高度警惕对于诊断是必需的。常见的临床表现为左侧腰部和左下腹疼痛、腹泻和血便。结肠镜检查是首选方式。腹部平片和CT检查有助于排除其他疾病引起的腹痛、穿孔、气腹或门静脉气栓等并发症。钡灌肠检查在本病诊断中的意义不大。

本病的初期治疗是支持治疗，包括液体复苏、肠道休息（必要时鼻肠管减压）、纠正贫血和应用广谱抗生素。80%～90%的病例为自限性疾病，经非手术治疗可痊愈。所有病例应在症状缓解后6～8周行结肠镜检查。大约2%的患者会出现狭窄[8, 9]。如果出现肠梗阻症状或不能排除恶性肿瘤，则需要手术干预。在充分的肠道准备情况下可行择期手术，切除受累肠管，将未受累的正常有活力的肠管予以一期吻合。

少数患者的肠管缺血进展为坏死和坏疽，往往出现全身中毒症状、脓毒症、血流动力学不稳定，最终发展到休克，这时需行急症剖腹探查手术。外科手术的目的在于：①通过估计肠系膜血管的血流（触诊、超声多普勒、静脉内荧光黄染料注入后Wood灯观察等）和内镜检查评估黏膜的活力。②切除无活力的肠管，必须在做吻合的肠管切面上看到正常的黏膜组织。总体来说，可以选择末端肠管造口，Hartmann贮袋或黏膜造口术（黏膜造口可直接用来观察黏膜的进行性血运改变）。对血流动力学稳定、低风险的患者，术中结直肠充分灌洗的前提下，可选择一期肠吻合手术。另外一种扩大的手术方式是结肠次全切除+回肠直肠吻合术。如果病变局限在右半结肠，在确定术中没有明显污染和患者血流动力学稳定的情况下，行一期吻合术是可行的。如果行一期肠管吻合术后对于肠管的活性有所疑虑时，应当在24h内实行有计划的二次探查手术。

（四）直肠脱垂

完全性直肠脱垂（procidentia）的临床表现为肛管内直肠套叠，直肠全层经肛门下降脱出。所有直肠脱垂的患者应该行内镜检查，排除同时存在直肠肿瘤的可能性，并且可以评估有无溃疡和其他并发症的发生。

外科手术的主要目的在于纠正解剖位置的异常。手术方式总体可以分为经腹腔途径和经会阴途径。选择不同术式的主要依据为患者年龄，全身状态和各种手术途径的优、缺点。

经腹腔途径的手术方法包括单纯直肠固定术、单纯肠管切除术或两者结合的手术方式。直肠固定术（参见第十九章直肠脱垂Ripstein术）包括将直肠自盆底由侧韧带处完全游离，采用将直肠壁缝合至骶骨筋膜（后固定）、腹膜、盆壁边缘或子宫（前固定）的方法。手术步骤的不同在于直肠壁悬吊的位置不同，悬吊可选择不可吸收的缝线、Ivalon海绵（Well方法）或Teflon/Marlex补片（Ripstein方法）[10, 11]。总体上手术的复发率在2%～16%，主要并发症包括由于补片卷曲移位导致的肠梗阻或异物诱发感染（如Ⅳ度褥疮和盆腔脓肿）。单纯的肠管切除术同样也可获得手术成功，其手术后的复发率与固定手术的复发率相似[11]。相关的并发症较为少见，主要为吻合口愈合不良。乙状结肠切除＋直肠固定术的复发率明显降低。

会阴途径手术方式包括单纯的肛门缩窄手术和直肠乙状结肠切除术。Thiersch方法（参见第二十六章）是一种历史悠久的手术方式，但是由于复发率高和感染并发症的存在，其应用受到限制。经会阴的直肠乙状结肠切除术包括在齿状线的近端1～2cm处开始切除脱垂的肠管。一期乙状结肠直肠吻合和肛提肌成形术同时完成，文献报道复发率为3%～60%[12]。理论上讲，此类手术会引起直肠贮存功能降低，有引起大便急迫或肛门失禁的可能性。

通常情况下，经腹腔途径和经会阴途径的手术方法相比，其复发率要低；经会阴途径尽管复发率略高，但是对高危和高龄患者而言，却是一种相对安全的手术方式[10, 11]。这两种术式中，哪一种能够更好地保留功能，尚存在争论和分歧。可惜的是，探讨不同手术方式的随机对照临床研究较少，因此，结果尚缺乏足够的理论支持。

（五）家族性腺瘤性息肉病（FAP）和遗传性非息肉性结直肠癌

家族性腺瘤性息肉病（FAP）是染色体5q21上的结肠腺瘤样息肉（APC）基因胚系突变的表型结果[13]。本病的主要特点是在结直肠内可见多发的腺瘤性息肉，同时可合并出血、肠梗阻、蛋白丢失的肠道疾病以及发病率明显升高的结直肠腺癌。肠外的全身临床表现也同样常见。由于本病的基因遗传性较高，同时由于结直肠多发息肉的高癌变率，在青春期的后期，选择外科手术干预是较好的选择。

目前对于本病的最恰当的治疗方法是全结直肠黏膜切除，从而避免患者在40岁以前受黏膜癌变带来的痛苦。尽管全结直肠切除术＋回肠造口术可以明显降低结直肠癌发病风险，但是这种手术的问题在于肛门排便功能的丧失。目前来说，此种手术方式主要用在进展期直肠癌或肛门失禁的患者。为了避免永久性的肠造口带来的不适，部分外科医生选择结肠次全切除＋回肠直肠吻合术，同时采取经肛门内镜下电灼剩余息肉的手术方式。采取这种手术方式后，剩余的直肠黏膜需密切监测有无癌变。文献回顾发现，采取此种手术方式的患者，其20年内直肠癌的发病率为30%，所以对于此类手术方式的选择应严格掌握手术适应证。

目前来说，一种完全去除结直肠癌变风险同时保持经肛门排便功能的手术方式就是全结直肠切除＋回肠贮袋肛管吻合术[14]。有关此手术的详细描述参见本书第十章。另外一种类似的方法是利用吻合器完成器械吻合（回肠贮袋和远端直肠吻合），这种手术方式后的排便功能会比较好，但是存在剩余直肠黏膜息肉复发并演变为不典型增生和腺癌的可能性。目前来说，评价单个患者的风险是不可能的。利用突变基因分析来确认患者FAP基因的突变位点，利于选择患者是行回肠直肠吻合或全结直肠切除＋回肠肛管吻合术，以避免剩余直肠黏膜癌变的发生。

遗传性非息肉性结直肠癌（HNPCC综合征）是除家族性腺瘤性息肉病FAP以外最为常见的可发展为结直肠癌的遗传性疾病（译者注：亦称Lynch综合征）。这种常染色体遗传综合征的主要特点是腺癌发病年龄在40~45岁、右侧半结肠癌变多见、同时性或异时性结直肠癌的发生率高、易于合并结直肠癌以外的恶性肿瘤，如子宫内膜癌、卵巢以及上消化道病变。这种HNPCC患者的癌症易感性起自于错配修复基因（MMR）的胚系突变。对于有结肠腺瘤合并MMR基因突变患者，采取经腹全结肠切除术是终生内镜监测之外的另外一种选择。对于某些结肠镜检查困难和结肠镜下息肉切除困难的患者而言，可选择采取预防性结肠切除术。

（六）炎症性肠病

1. 结肠克罗恩病　本病的外科手术适应证：高剂量的免疫抑制剂和激素等药物难以控制的患者；出现感染并发症、慢性出血和贫血的患者；合并肠管狭窄、爆发性结肠炎或中毒性巨结肠、非典型增生和癌变的患者[15]。外科手术的方式应根据疾病不同的解剖位置而定。如果结肠炎症局限于右半结肠，可选择右半结肠切除术。如果炎症扩展到结肠脾曲而乙状结肠直肠没有被累及时，选择经腹结肠次全切除+回肠乙状结肠吻合是合适的选择。如果炎症累及整个结直肠，合理的手术方式是全结直肠切除+末端回肠造口术。对于克罗恩病，由于存在会阴和盆腔感染并发症以及回肠贮袋克罗恩病的高复发率，禁忌选择全结直肠切除+回肠贮袋肛管吻合术。

在爆发性结肠炎或中毒性巨结肠的情况下，大部分患者选择的是全结肠切除术加末端回肠造口术，二次手术的时机多选择在术后2~3个月。对于直肠残端无疾病受累和肛门括约肌功能正常且无会阴疾病的患者，再选择行全直肠切除或回肠直肠吻合术均是合适的术式[16]。在急症情况下，扩张的结肠非常脆弱，术中操作务必轻柔，对肠管加以保护，避免肠管破裂和会阴污染。术中应避免将大网膜从横结肠分离下来，因为如此操作可导致难以觉察的结肠穿孔和打开已经隔离的微小脓肿。

对于合并会阴部急性或慢性感染的患者，手术应采取分期完成的办法，第一步选择全结肠切除术，并保留直肠贮袋（≤5cm）。对于合并感染的Hartmann手术的患者，应当切开瘘管并引流会阴部脓肿。可以选择经括约肌间途径二期切除残余直肠，这种手术途径可有效地降低后续会阴部切口感染的并发症。

尽管结肠部分切除术与全结直肠切除+回肠造口术相比，存在较高的复发率，但是这种手术方式可以避免或延缓永久性造口，帮助保留尽可能多的结肠黏膜。这对已经丧失了一定长度小肠患者而言是较理想的手术方式。因此，当病变局限在乙状结肠或左半结肠的患者，可选择乙状结肠切除术或左半结肠切除术。孤立的直肠病变患者可选择经腹会阴直肠切除+末端结肠造口术[17, 18]。

克罗恩病的肛管直肠并发症需要了解其严重程度、病变范围和直肠黏膜的状态。如果直肠黏膜没有被累及，可行肛周脓肿引流、肛管直肠狭窄扩张、肛瘘手术切除或直肠阴道瘘修补。如果肛门周围疾病比较严重或（和）直肠黏膜受累，那么只能选择直肠切除术，以避免并发症的发生，帮助患者获得理想的生活质量。

基因工程的单克隆抗体英夫利昔单抗（infliximab），在治疗克罗恩病肠瘘的随机对照临床试验中证实有效，但还需要长期的随访观察。如果临床资料证实确实有效，此药将给克罗恩病及合并会阴部瘘的患者带来新希望。

2. 溃疡性结肠炎　与克罗恩病可累及整个消化道不同，溃疡性结肠炎的病变位置常常局限于结肠和直肠。本病外科手术适应证包括：内科治疗反复发作、爆发性结肠炎、中毒性巨结肠、结肠狭窄、出血以及存在异型增生和癌变[15, 19]。在小儿患者中，尽管发病率较克罗恩病低，合并发育缓慢、营养不良等临床表现者，亦是手术适应证。

全结直肠切除+末端回肠造口术可一次性手术切除病变靶器官而获得治愈效果。此术式最大缺点是回肠永久性造口，但对于高龄、并发进展期直肠癌和肛门括约肌松弛的患者而言仍然是首选的手术方式[15]。手术的方式不同在于重建可控（Kock）贮袋式回肠造口，此术式的优点是使患者能控制排便，但是亦存在一定的并发症。

回肠贮袋肛管吻合术对于此类患者而言是最为常见的手术方式，1980年之后，在大型医疗中心长期随访研究中发现，这种手术方式成功率较高，功能恢复很好[20-26]。在没有组织增生及恶性变的患者，可以不采用全部的黏膜切除术，而在距齿状线近端0.5~2cm的直肠处做环状吻合的回肠肛管吻合。这种改良使术式更简洁，避免行回肠贮袋肛管吻合时的临时回肠造口，同时适用于肥胖患者，保留了更低部位直肠黏膜的深感觉，而有利于将排气和液体与固体粪便相区别。

过去采用的是全结肠切除+回肠直肠吻合术。由于直肠位置固定，必须进行持续的早期增生或癌变检测[27-31]。此术式适用于"直肠赦免"的患者（此种情况不常见，因为这种疾病通常首发于直肠）、老年及同时并发Ⅳ期结直肠癌患者（译者注：后者生存期有限）。

结肠大部切除+回肠末端造口术适用于内科治疗无效的爆发型结肠炎、中毒性巨结肠或急性出血的患者。大部分病例中，患者表现极其严重，极度虚弱，正用大剂量免疫制剂或伴有血流动力学不稳定、全身表现明显的高分解代谢状态或脓毒症而不耐受手术。这种术式切除病变结肠，能缓解全身中毒症状，减轻伴随的直肠刺激症状。经过一段时间的恢复，患者仍可以行全直肠切除+回肠贮袋肛管吻合术。有观点认为，这种分阶段性的术式可以有效缓解伴随的盆腔炎症。如存在后者，在手术过程中，盆底的锐性分离可能会导致大出血，盆底自主神经丛和直肠的损伤风险增大，有可能进一步导致盆底感染并发症的发生[32]。

3. 不确定性结肠炎　有5%~10%的患者，即使通过彻底的内镜检查及组织病理学检测，仍不能确定是克罗恩病或溃疡性结肠炎。经内科治疗无效而又需要手术的患者，既可以行急症手术又可以行择期手术。首选术式通常是结肠次全切除+回肠末端造口+直肠残端封闭术[33]。如果标本病理检测为溃疡性结肠炎，患者可行直肠切除+回肠贮袋肛管吻合术，同时避免了晚期如果诊断为克罗恩病而做回肠贮袋肛管吻合术后高复发的风险[34]。

（七）息肉

增生性息肉是最常见的息肉类型，较小，多发，无潜在恶性，通常内镜下可活检切除。腺瘤性息肉和绒毛状腺瘤属于癌前病变，这是基于对病理组织学分型及结直肠腺瘤至腺癌演变过程中分子事件的进一步理解。息肉的大小、形态（有无蒂）、组织学类型（绒毛腺瘤成分比例）都可增加潜在的恶性风险[35-37]。大部分息肉都可经内镜下摘除。直径<2cm的腺瘤可以行内镜下息肉切除术，而更大的息肉需要局部套圈切除或多次分片切除。如果组织病理学活检排除癌变，可通过内镜下切除。而不能经内镜切除的息肉或巨大的息肉（不排除恶性），则必须通过手术切除或切除病变结肠段[35]。在内镜下于病变部位下方注射亚甲蓝，有利于术中辨别病变部位。

随后的处理取决于是否有癌变及淋巴结转移。Haggit等人提出了一种判断标准以鉴别患者是否仅通过内镜就可以完全切除[37, 38]。如果满足以下条件，则可通过内镜切除恶变的息肉：① 内镜下完整切除息肉并切除足够的正常黏膜；② 细胞分化程度为中分化；③ 无淋巴管浸润；④ 未侵及结肠壁的黏膜下层。

以上治疗需要在3~6个月后进行结肠镜复查以及时发现局部复发。如果息肉有恶性变、环周切缘

<2mm、侵及黏膜下层、较低的组织学分型或淋巴管浸润，患者即存在淋巴结转移或局部复发的风险。这种情况下，需要进行部分结肠切除术。

环氧化酶2抑制剂在将来可能会改变结肠息肉的处理方法。大量数据表明这种制剂可以降低发生腺瘤及腺癌的风险[39]。对这种抑制剂成分在结直肠癌变过程中发挥的作用正在予以研究之中，希望为今后结直肠癌前病变非手术处理提供一个好的借鉴方法。

二、恶性疾病

（一）结直肠癌

1. 切除范围　结直肠癌的手术处理基于两个原则：尽可能根治切除病灶，缓解肿瘤导致的症状。对于根治性目的的切除范围，根据淋巴结切除的数量、近端及远端切缘的范围来进行定义。对于结肠癌病例，切除范围通常根据供应血管解剖来切除整个淋巴引流区域[39]。通常完整的系膜切除伴随切除近端和远端>5～6cm的肠管，这样可以最大限度地降低吻合口及局部区域的肿瘤复发。尽管不常见，当肿瘤侵及邻近器官，需要考虑环周切缘的范围。在这种病例，在无远处转移且允许根治性切除的前提下，可同时将受累的邻近器官或脏器一并切除。

在直肠癌病例，远端切缘和环周切缘半径范围对防止局部复发同样重要。但是保留肛门括约肌和盆底解剖完整性更具有挑战性。最佳的前期处理非常重要，因为局部复发是无法治愈的，高达25%的因直肠癌死亡病例，其疾病仅限定在盆腔。而且盆腔复发伴有明显的症状：出血、里急后重、肛门括约肌功能障碍、大便失禁、盆腔脓肿、肠梗阻和尿路梗阻及继发于骨骼和神经丛受累的重度会阴疼痛[39]。新辅助治疗或称辅助性放射治疗（伴或不伴化疗）成为主要的治疗直肠癌局部复发的多模式方法之一。

目前研究表明，相对于靠近癌灶的低位结扎，主要血管淋巴管高位结扎并没有更好的生存疗效[39]。直肠癌手术中，扩大的盆腔淋巴结清扫或高位结扎肠系膜下动脉并未见好的生存疗效，目前的做法强调在左结肠动脉起始部以远结扎切断肠系膜下动脉[39]。术中前哨淋巴结活检的作用尚在评价之中。

直肠癌的手术方法取决癌灶距肛缘的距离（译者注：现多选择病灶距离齿状线的距离），肿瘤距肛缘约5～7cm的癌灶，应用目前的吻合技术进行经腹低位直肠癌前切除术，可以达到合理的肿瘤学清除及胃肠道连续性重建的目的[40]。在齿状线水平的结肠肛管吻合手术，需要做结肠 J 形贮袋（见下文肠道贮袋）。

2. 结直肠癌共存病变　在结直肠癌中，共存病相对常见，因此，一般在术前或术中用全结肠镜检查全部结肠。芝加哥大学对228例结直肠病例进行了研究，有45.6%患者同时存在结直肠病变，其中11.0%的病例需要扩大的外科手术[41]。最初检查诊为原发结直肠癌病例中，有11例患者（4.9%）发生同时性腺癌，这与之前的研究数据相吻合。

3. 同时性良性或癌前病变　共同存在的憩室疾病、肿瘤待排及关键的病变部位，都决定了切除的范围。手术必须选择没有憩室或肌肉肥大的正常肠管吻合。在切除范围之外发现同时性的息肉，应该进行处理。如果发生在同一肠段，应该进行标准切除。如果病变不在同一肠段，就需要尝试术前内镜切除息肉。如果息肉为良性但是因太大而不能内镜下切除，则需要在病变肠段切除术的同时切除息肉。如果息肉位于肠系膜侧或通过结肠镜切除证实息肉巨大或有潜在恶性，则有必要进行扩大的结肠切除，同时还要避免形成两个吻合口。

在溃疡性结肠炎的病例，手术切除原则是切除病变肠段及原发肿瘤。这通常需要进行重建性结直肠切除、末端回肠造口或做回肠贮袋肛管吻合术。行回肠造口的全结直肠切除术对于同时并发直肠癌的患者而言是必要的。结肠次全切除+回直肠吻合术对转移性结肠癌来说是一个很好的选择（译者注：此类患者生存期有限）。

家族性腺瘤性息肉病的处理原则与溃疡性结肠炎类似。最优化的处理包括重建性结直肠切除术，切除所有受累肠管以降低异时性肿瘤发生的风险，避免永久性的造口。存在直肠癌的病例，必须进行结直肠切除+回肠造口术。

对于结肠癌并MMR基因突变（译者注：Lynch综合征）的患者应进行全结肠切除术，绝经后女性建议行预防性子宫切除术+双侧输卵管和卵巢切除术。

4. 同时性癌　研究报道同时性多原发性结直肠癌的发病率在1.5%～10.7%。处置方法是将两处病变视为一个病变。如果两处肿瘤位于连续的肠段，则做标准的完整切除；如果位于两段不连续的肠段，应做扩大切除，仅作一个吻合口，这可能需要行结肠次全切除术。

5. 术前评估　结肠镜检查和恰当的活检是确诊恶性和同时性病变的"金标准"。确切的组织学检测对于辨别良恶性而言非常重要。钡灌肠和最新的虚拟成像检查（仍在试验阶段）应用受限，因为这两种方法无法获取组织样本，只有不能用结肠镜检查时方可采用。

直肠癌位置的精确测量一般是由直肠指诊和硬式直肠乙状结肠镜检查而定。每种检查都要确定肿瘤下缘距肛缘的距离。直肠指诊还能评估肿瘤远端边缘距肛管直肠环的距离。这个距离，一部分可以决定实施哪种手术方式，更重要的是决定保留括约肌的可行性。直肠指诊还能最初检测肿瘤的大小、深度、位置及可移动性，最终有助于确定可实施的手术方式。

确切的术前分期有助于确定实施合适的手术方案，并且是多模式治疗（包括新辅助治疗）主要参考依据。标准的分期评估包括胸片或胸部、腹部及盆腔CT检查，以确定是否存在肺部、肝脏或者腹膜转移和邻近器官的侵袭。富有经验的超声检查同CT扫描一样可以确定是否有肝转移。这两种方法都已取代肝脏化学检测法。磁共振成像检查没有优势，其他的检查（头部或骨骼CT扫描）多应用于出现症状的患者[39]。

直肠指诊和直肠腔内超声检查比CT检查更能精确的测定直肠癌的局部范围[39, 42]。直肠腔内超声对测量病变的确切深度及直肠旁淋巴结的状况更有价值。

癌胚抗原（CEA）的测定对结直肠癌的术前分期没有价值，只是作为术后随访的一个参考。

最后，患者的年龄和全身状况（包括伴发疾病和营养状况）对于决定手术时机和方式选择都非常重要。一般状况的评估对于选择手术方式很重要。高危、有并存病的老年患者需要更小的切除范围、减少麻醉时间以利于更快的恢复及减少并发症发生率和死亡率。在急症手术或择期手术时，单纯的高龄并不作为手术禁忌证。如果患者体质虚弱及恶病质，则需要进行营养支持、恢复代谢及补足血容量后再进行手术，前提是延迟手术暂不导致患者病情恶化。

肥胖患者由于手术的限制，可能会减缓胃肠道功能的恢复及排便。对于这类患者，应该在术前谈话中告知可能发生的风险，而造口位置的选择也是一个显著的挑战（见下文肠造口）。

6. 直肠癌的新辅助疗法　研究表明直肠癌术前（新辅助疗法）或术后放疗可以降低局部复发率[43-53]。术前放疗较术后放疗的优势在于，富氧新生瘤细胞对放疗具有最佳辐射敏感性，未因手术破坏而下降，减少直肠周围浸润，达到环周根治性切除的目的。此外，术前放疗可避免对新建吻合口的照射。术前的照射剂量和照射时间仍是一个广受争议的话题。来自Lyon的临床随机对照研究表明，术后更长的时间间隔（6～8周对比2周）才进行放疗会有一个更明显的肿瘤回归及降级，而对局部控制、中位随访时间大约3年的生存率及并发症的发生率并无明显差别[54]。尽管大多数报道认为对于进展期直肠癌进行术前或术后的辅助治疗有更好的疗效，但是没有更多的证据表明新辅助治疗相对于术后治疗可以更好地改善总体生存率[47、51、52]。

（二）肛管鳞癌

Nigro草案适用于肛管鳞癌的治疗。外照射、5-FU和丝裂霉素C的联合疗法较腹会阴联合切术，可更好地保留括约肌功能并提高5年生存率。随着这种治疗草案的不断修订，总体的5年生存率已超过80%[55、56]。对于合并难治性疾病或复发患者，经腹会阴切除术长期生存率可超过50%[56]。

（三）手术方式及策略

1. 术前准备　虽然机械性的肠道准备已经沿用了数十年，但目前没有临床研究支持这种做法。一项包括3个临床试验的荟萃分析显示，进行机械性肠道准备的患者有更高的切口感染率和吻合口漏发生率。目前普遍关注的是术中腹腔感染的潜在风险及便于手术操作，因此，更倾向于机械性肠道准备。聚乙烯乙二醇（结肠灌洗）是最常用的，术前1～2天流质饮食也是另一种传统肠道准备方案。

预防性应用抗生素的概念已经提出多年，关注的焦点是最佳给药途径，包括最佳抗生素的选择及口服或注射给药。最常用的方案包括术前仅口服新霉素、红霉素，或仅静脉注射第二代头孢菌素，或者两种方案的联合。口服抗生素应该在术前24h给予。静脉给药的时机决定于手术情况，通常是切皮前0.5h给予。

术后静脉应用抗生素的时限及需求量尚未明确。从预防性应用的关键点来看，术后超过两次或三次剂量或者超过24h都没有更好的疗效。

炎症性肠病或胶原血管病患者需应用类固醇类药物，应术前给药以抵御全身麻醉和大手术导致的代谢应激。支持疗法之目的是防止围手术期肾上腺皮质功能不全。类固醇快速逐渐减量（rapid taper）治疗方案需要在随后几天应用，直到给药剂量恢复至术前口服用量。例如手术当天静脉注射氢化可的松100mg/8h，随后24h剂量为75mg/8h，术后3天剂量为50mg/12h。

2. 开腹手术与腹腔镜手术对比　开腹手术还是腹腔镜手术，怎样选择将在随后的章节中阐述。术前需要全面评估病变范围及共存病的情况，包括邻近器官的侵袭、区域淋巴结受累及远隔器官（通常是肝脏）可能存在病变的情况。腹部四个象限的检查是必要的，包括全部小肠、盆腔、妇科器官及所有腹膜表面。

微创手术已经广泛应用于结直肠手术之中，适用于许多"开放"手术[56-68]。早期的对照研究证实了微创手术的安全性及可行性，并且这种研究还会不断进行。相对于开腹手术，微创手术能更好地减少术后疼痛及梗阻的发生，缩短住院时间及术后恢复时间。手术费用方面是否有差别仍存在争议。最初的分析数据表明，两种手术方式可以做相同的切除手术[39、57、61、62、64、65]。对于复发性疾病或转移性疾病，腹腔镜手术比开腹手术在疾病分期和腹腔探查方面更具优势。通过发现腹膜种植，腹腔镜手术可以避免不必要的开腹手术[39]。腹腔镜术后戳孔部位（Port-site）转移的患者能否"治愈性"切除仍存在争议。近期正进行的临床研究可以确定这种现象确切的发生率，以阐明其发病原因。

3. 常规直肠癌切除术的替代方法　直肠息肉与直肠癌切除术最常用替代方法是简单的经肛门局部切除。患者取截石位或折刀位，用肛门牵开器暴露，头顶灯照射便可清晰显露直肠肛管。应用电灼切除肿瘤，在肿瘤周围1cm切缘位置予以全层切除（深层为直肠周围脂肪组织）。切口可以敞开或用可吸收缝线缝合，优点是并发症少见，并且没有术后疼痛，主要适用于[36, 39]：

1）肿瘤为中分化。

2）瘤体小（<3cm）。

3）无溃疡形成。

4）肿瘤横径<直肠周径的1/4。

5）外向型生长。

6）可活动。

7）Tis或T_1期（通过直肠内超声检查确定）。

8）无周围淋巴管侵及。

9）无可触及的直肠肛周淋巴结。

10）距肛缘距离<10cm。

切缘阳性或存在恶性组织病理学特征者需要追加外科手术切除。临床研究数据表明，在挑选的病例中，同单纯手术切除相比，经肛切除术后行辅助放疗可降低肿瘤复发率。这些数据须谨慎参考，因为大多数研究是小型短期随访病例，到目前为止，没有证据表明这种联合治疗方法可影响总体生存率。根据这种观点，T_2期病变需要辅助放、化疗作为辅助治疗，这主要是因为随着肿瘤浸润深度增加，区域淋巴结转移的可能性会增大[39]。这种治疗方法使年发病率降低（<10%），并且无手术死亡率。然而随着临床研究的逐渐增多，T_2期手术切除后尽管进行了化疗，其肿瘤复发率仍接近15%~25%，这表明常规手术切除仍是治疗的首选。

位于直肠近端和直肠乙状结肠的病变采取经肛内镜微创手术。从根本上讲，大孔直肠镜有特殊制作的抓取器、剪刀、持针器及电灼器，通过观看屏幕视频来切除肿瘤，全层切除，一次性闭合。这种手术最初是用于切除腺瘤及Tis和T_1期肿瘤。与传统开腹手术相比，此种方法有更低的局部复发率及更短的住院时间[69-73]。

电凝术和激光电灼术代表了其他的经肛消融术，这些技术的局限在于不能全层切除，亦不能获得广泛切缘[74]。因此，多适用于受医疗条件限制或一般情况差而无法耐受大手术及伴发远处转移的患者。

后路切除多用于因为病变的大小、部位及距肛缘的位置而很难经肛门切除的良性直肠息肉患者。这种手术方法多用于病变距肛缘7~13cm者，特别是位于直肠前壁或侧壁的病变。

腔内照射（papillon技术）是利用低压发生器通过直肠镜对直肠癌进行照射。与外照射的辐射损伤程度相比，其辐射损伤范围比较限定，且避免了邻近器官的损伤。它采用大剂量（15 000cGY）直接照射瘤床，通常结合植入同位素铱-192，多用于门诊患者的治疗及缓解[75, 76]。通常其损伤率极低，但是由于大口径直肠镜的使用，许多患者需要局部麻醉或镇静，一些患者因括约肌的损伤会出现不同程度的大便失禁。再者，这种术式的一个主要缺陷同"消融"技术类似，就是不能获得全层标本行以全面的组织学检测，这也可能影响后续治疗的决策。因此，当选择局部治疗方式时，多是经肛（用或不用内镜微创手术）或后路途径进行。

（四）结直肠癌术中特殊考量

许多技术，例如Turnbull的"无瘤接触"技术在先前得到广泛应用，可最大限度减少局部或远处种植的机会[77]。随着对肿瘤的监测、自然史及分子生物学和肿瘤遗传学的研究，我们对肿瘤生物学的认识不断深入。在很大程度上，对于特定肿瘤无病生存的生物学特性研究日益清晰。同时，复发模型的数据分析对于可能影响无病生存间隔和最终生存时间的一些原则也已逐步形成。

最重要的外科手术控制因素就是减少局部复发的风险，手术操作的最终目的就是获得近端、远端及环周切缘阴性。如果存在邻近器官浸润，术中冰冻切片及整块切除很有必要。吻合口复发意味着手术的失败，避免这种情况发生的方法与传统的避免局部复发的策略类似。

最大程度的减少对肿瘤的操作接触，特别是避免过度翻动结肠而使肿瘤细胞落入腹腔。对于出现种植和播散所需的确切的肿瘤细胞接种量还不清楚，因为宿主因素也起着重要作用。如果病变同邻近组织或器官有粘连，为达到根治切除之目的，就需要联合脏器切除而非尝试解剖分离肿瘤。控制局部复发的外科手术原则同预防远处转移一样。越来越多的文献证实，由于恶性肿瘤有持久存在的特性，导致局部控制不足，增加了远处转移的可能性。

（五）复杂疾病的治疗策略

由于脓肿或穿孔导致脓毒症的患者需要液体复苏及广谱抗生素治疗。基本的抗生素应覆盖结直肠内的杆菌及专性厌氧菌如拟杆菌属、梭状芽孢杆菌。肠道休息也是治疗的一个重要方面，因为许多患者会出现肠梗阻，这取决于感染的程度。

无论是由于良性或恶性疾病导致的结肠穿孔病例，行急症切除控制感染病灶是非常必要的。如果存在腹腔感染，甚至是全身感染而进行吻合，其吻合口漏的可能性非常大。因此，最常用和最安全的方法是切除病变肠段，近端造口，远端关闭或者构建黏膜瘘管。另一种情况，如果穿孔局限固定，则可行原发灶切除吻合+近端回肠襻式造口术，这种方法的优势是不需要行后续的剖腹术来重建胃肠道的连续性。如果患者可以很好地耐受手术风险，盲肠穿孔已局限，则可行右半结肠切除、回结肠吻合，前提是两吻合肠段无炎症存在。吻合口应置于上腹部，远离脓腔。大网膜包裹吻合口以附加保护。如果腹腔污染或炎症未局限或患者有共存病、血流动力学不稳定或呼吸功能不全，则一期吻合非常危险，不应该尝试。对于更多结肠段受累或可能存在爆发性结肠炎穿孔的患者或由于远端左半结肠癌梗阻导致的盲肠穿孔，应行结肠次全切除+末端回肠造口+Hartmann手术或构建断端黏膜瘘管。

处理脓肿的原则类同于局限性的穿孔，有一些额外的处理方法。首先，未引流的炎性渗出物及脓液必须清理引流。其次，根据坏死的程度和脓肿形成的时间，行清创术以清除所有的坏死组织。在围手术期，放置引流管是必需的，这也取决于残余污染的程度。最后，用大网膜瓣填充排脓后的脓腔并且与腹腔进行隔离。

瘘的处理通常只有一步，首先切除病变结肠，肠道准备良好者行一期吻合。如果存在伴发的感染和脓毒症导致的脓肿，处理原则为分期处理。脓腔需要引流、清创及网膜瓣填充，然后行近端造口，制作远端Hartmann贮袋/黏膜瘘管，胃肠道连续性的重建需延迟进行。另外，如行回肠襻式造口术，则亦可行一期吻合。

对于结直肠梗阻的患者，其标准的处理原则是切除病灶、近侧结肠造口及二期胃肠道连续性重建。因为在很大限度上，不能对梗阻结肠进行充分的肠道准备，这就易于导致一些吻合口问题，如吻合口扩张、水肿。有三种处理技术值得推荐，因为它们是在这些疾病条件下有效的附加处理方法。前两种方法为肠道减压及术中全结肠灌洗，数据研究显示安全有效、减少医疗费用且改善患者生活质量[78-84]。第三种技术，需使用金属支架，虽然研究数据较少，但还是一种有用的方法。

肠道减压是在梗阻肠段的近侧行结肠切开，切开处位于要切除肠段之内，插入大号导尿管或抽吸装置对近端肠道进行减压[79-81]，这通常需要10～15min。理论上可以降低结肠扩张，有利于腹腔缝合关闭，改善肠道血流灌注，促进肠鸣音恢复，此技术证实是安全有效的。

术中全结肠灌洗（术中顺行灌洗）对手术而言颇有裨益，通过机械性清洗肠道，有利于结肠一期切除吻合。这种方法成功的关键因素是要避免腹腔污染、术中血流动力学稳定、患者有最佳的体力状态、最少的共存病[82-84]。最常用的方法是将梗阻结肠移出术野，横断远端结肠，用硬质塑胶管（笔者更推荐用超声内镜/结肠镜的塑胶管套）将近端结肠内容物引流到一个大容器内。将一个大号Foley导尿管经切除的阑尾残端插入盲肠，荷包缝合固定，盐水冲洗结肠直到冲洗液清亮为止[79、82]。这种方法比结肠减压更烦琐且需要更长时间（30～45min）。目前为止，没有随机对照临床研究探讨结肠一期吻合前，单纯结肠减压与术中全结肠灌洗相比哪种效果更好，一项回顾性研究分析表明全结肠灌洗疗效更佳[82]。

金属支架或内镜置管已经应用于良性狭窄及恶性梗阻的治疗[85-89]。小样本研究数据显示良好疗效，可能与患者的选择有关。这种操作可以很容易在内镜或X线透视下进行，患者可很好地耐受操作，在门诊可应用最小剂量的镇静剂，行缓解姑息治疗（避免了终末期患者行结肠切除）或允许机械性肠道准备以备一期结肠切除吻合。

（六）一期吻合与分期手术

结直肠癌恶性梗阻的患者通常需要接受一期切除，临时性造口，后期造口关闭以恢复肠道连续性。虽然术中进行肠道减压及全结肠灌洗（如前所述），但是很多高龄患者，多有共存病，因此，应避免长时间麻醉。

广泛腹腔污染的患者尝试一期吻合吻合口漏的风险较高。血流动力学不稳定、呼吸功能及肾功能不全，甚至发生明显休克的患者，由于一般状况极差，建议行简短且决定性的手术。因此，现行的治疗标准为：存在弥漫性腹膜炎或感染性休克（或两者都有）的患者不能行一期吻合；个别病例，存在包裹的穿孔或局限脓肿，如前所述可以行一期吻合。

血流动力学不稳定极易导致患者整个围手术期并发症发生率及死亡率升高，这是由于受损的器官末端灌注及氧供不足（例如心肌缺血或脑血管意外），损害吻合口完整性，导致吻合口漏等局部并发症。血流动力学不稳定实质是潜在疾病的恶化过程，一般归为高危人群。因此，如果需要结肠切除的患者，分期处理通常比一期吻合更为合理。

严重营养不良的患者缺乏生理储备，不利于切口愈合及对潜在感染源的免疫应答。分阶段治疗（而非一期吻合）可给予患者合理的时间间隔来恢复机体代谢及正氮平衡。

对于临床顽固性不确定性的结肠炎患者应行结肠次全切除术+末端回肠造口+直肠残端封闭术。这种术式可能为永久性的结肠造口，如果切片病理组织学检测为溃疡性结肠炎，则可采取二期直肠切除+回肠贮袋肛管吻合术，从而避免术后病理确诊克罗恩病的患者采取这种不适宜的手术（译者注：克罗恩病会阴部并发症较多，不宜行回肠贮袋肛管吻合术）。

1. 安全吻合的技术条件　一个构建恰当的吻合口，漏的发生率<2%。研究数据显示放射线检测吻合口漏的检出率要高于依据临床观察诊断的方式，特别是直肠癌的患者，其临床表现并不明显。为了获得更好的临床结局，选择合适的患者（如前所述）及术中谨慎细致操作尤为重要。

待吻合肠管的肠系膜边缘应该有明显的动脉搏动。肠壁应该是粉红色、柔软、有韧性；断端切缘应有出血或轻微渗血，以确定吻合口血供良好。吻合口部位肠壁内血肿或区域肠系膜内血肿均会影响血供，在手术过程确保操作细致，避免血肿的发生。

浆肌层应该准确缝合。每针缝合都包括黏膜下层，因为这一层为结缔组织，是构成吻合口强度的主要组织。特别留意的是吻合口处无血凝块或结肠周围脂肪组织（肠系膜或肠脂垂）。通常需要清除1cm肠管周围的脂肪组织、肠系膜及肠脂垂。大多数吻合口漏发生在肠系膜侧，可能是由于未清除周围肠系膜组织所致。如果采用手工缝合，应该将肠管全口吻合以获得畅通的管腔。缝线打结力度适当，使肠壁组织对合即可，避免过度用力而致肠壁坏死，后者可导致吻合口裂开。

用可吸收或非可吸收缝线，间断或连续缝合肠系膜的缺损，以避免发生内疝；而远端直肠乙状结肠切除术或低位前切除手术遗留的肠系膜缺损则不需要如此处理。结直肠术后内疝的发生风险较低，只要缝合肠系膜缺损即可避免。

吻合口处应该无张力，必要时可适当地松解腹膜附着处及相关韧带，如松动悬吊的脾结肠韧带。

在肠管游离及切除吻合过程中，应避免污染的发生。在组织松解阶段需要适当的技术，肠管切除及吻合口重建过程中用肠钳夹闭肠管两端，同时利用纱布垫将吻合口和腹腔隔离。关闭腹腔前进行腹腔冲洗，减少细菌数量，限制污染的程度。

吻合口附近积血（或血清）不仅影响吻合口的血供，而且会成为细菌滋生地。随后的局部感染会引发脓肿形成及吻合口裂开，所以应预防其发生。必须准确止血，严格无菌操作。术后短暂的、早期的骶前间隙（译者注：应为直肠后间隙）负压闭式引流是一个有效的措施，可以防止血液及组织液的聚集。

盆腔腹膜的缝合可能会导致吻合口周围死腔，这会导致组织渗出液的聚集，诱发感染。因此，盆腔腹膜最好开放，使小肠可降入盆腔以填充这些死腔。其他的措施包括制作一个带蒂大网膜瓣或腹直肌肌瓣，置于盆腔，以有效地消除肠周空隙[90]。

远端梗阻会导致吻合失败，任何肠管吻合前都要确定有无同时存在的远端梗阻。术前影像学和术前、术中内镜检查都可提供有用的信息。

2. 影响吻合技术的其他因素　许多人认为术前放疗是直肠癌新辅助治疗的"阿喀琉斯之踵"。尽管辐射会阻碍愈合，但在直肠癌处理中，术前放疗的吻合口并发症的发生率比辅助药物治疗要低。长期服用大剂量的类固醇类药物会影响吻合口愈合。这类药物会造成肌肉蛋白质的浪费，而导致机体处于负氮平衡及分解代谢状态。长期服用这类激素后会削弱细胞desmosomic斑块，抑制成纤维细胞活性，从而延迟患者吻合口愈合（此点已通过测定动物模型结肠吻合口裂开点的压力得到证实）[91-95]。更重要的是，参与切口愈合及降低感染的免疫功能也受到抑制。

吻合口边缘癌的发生多是由于吻合口瘘及缝线处复发导致。这种情况今天已经很少见，因为鉴于标准手术过程都会达到远、近切缘阴性，可疑时可行术中切缘冰冻病理检测。

3. 技术因素和辅助设备　对回肠贮袋肛管吻合术而不是改道的回肠造口术，用导管引流贮袋5～7天的操作是合适的。通过引流分泌物、血液和粪便，避免了贮袋的过度膨胀，最大限度地减少缝合口裂开。这种手术同样可以用在急症结肠切除关闭直肠残端手术中，特别是闭合有困难、可能出现直肠出血和分泌物时更为合适。

在动物模型及人体实验中，脓毒症及肠梗阻患者，可生物降解的腔内导管证明是可利用的装置[96, 97]。许多材料已被用于此目的，包括最受欢迎的乳胶避孕套。小的前瞻性研究已经证明，这些设备使用安全，技术简单。即使在无术前准备的结肠甚至是之前接受放射治疗的病例，应用此种设备吻合口裂开或其他并发症的发生风险最小。该技术通常使用带无菌环的乳胶避孕套，术中将无菌环与吻合口近侧肠管的黏膜及黏膜下层缝合固定，然后完成吻合。这种"管道"实际上是肠腔内桥梁，"跨过"吻合口，以尽量减少粪便与吻合口接触，促进后者更好的愈合。

在许多情况下网膜瓣有非常显著地用处。事实上，大网膜是腹腔感染过程中白细胞和巨噬细胞的主要来源，具有血管生成特性，可以填充死腔及脓腔，隔离炎性器官或吻合口，以预防弥漫性腹膜炎或吻合口裂开。此外，它可以用于直肠癌术后辅助放疗，以防止小肠进入盆腔[90]。

用大网膜包裹结直肠吻合口的临床疗效尚有不同的意见。许多外科医生用网膜包裹（如果有足够多的网膜并且操作可行）结直肠吻合口，其目的是降低吻合口漏的风险。1990年，一项来自法国的前瞻性随机对照试验报告认为结肠或直肠吻合术后用这种方法没有任何疗效[90]。只要手术操作严谨细致，大网膜包裹结直肠吻合口没有任何额外的益处可言。

如果待吻合结肠大小存在明显差异，仍有许多选择可用来吻合。其中一项称为Cheatle技术，如后文中图2-10所示，在所要吻合的相对较小的肠段的对系膜缘沿纵向切开。结肠次全切除术和低位前切除术对肠管的处理有显著不同。在这些情况下，由于两断端肠腔大小存在显著差异并且吻合位置在盆腔深处，通过Cheatle 技术来进行端端吻合往往很困难。通常使用侧端吻合（回肠直肠吻合术或结肠直肠吻合术）。此外，通过这种方法形成的吻合口较大而减少发生狭窄的风险，但是，直肠末端易突入回肠或结肠侧壁形成套叠。另外，可以用直线型切割闭合器行两肠段的侧侧吻合，再将肠管共同开口用直线型切割闭合器缝合关闭（译者注：功能性端端吻合）。

三、肠贮袋构建

构建肠贮袋是接受重建性结直肠切除术的溃疡性结肠炎和家族性腺瘤性息肉病手术的整体组成部分。贮袋有不同的形式，每一种制作方法都有不同优势，但最终目的是相同的，希望会有良好的控便功能[98]。

J形贮袋是一种最常见的双襻贮袋，因为它制作简单方便。肥胖患者由于骨盆狭窄，并且这种贮袋相对不是特别庞大，因此是最常用的选择。并且由于缝合闭合器易于通过，也最常选择钉合吻合术。J形贮袋排便和排空困难的发生率最小。在一般情况下，当贮袋长度最小为15cm时，其功能良好。有关结肠J形贮袋的一篇简述认为它类似于小肠J形贮袋，直肠癌患者接受直肠切除、结肠肛管吻合术后，6～8cm的结肠贮袋可以改善功能预后。大便次数和急迫感在结肠肛管吻合术后明显减少，其优势在重建1～2年内显著，但此后疗效类似[99-101]。一些研究认为采用结肠J形贮袋手术可以降低吻合口并发症的发生率，但这仍需要更多的研究予以证实。

H形贮袋（也被称为侧方H形贮袋）是一个双回路贮袋，通过安置两段顺向蠕动的回肠以增强排空的效率[98]。良好的功能基于谨慎操作，制作一个输出襻及长度<12cm的贮袋，两段肠襻应该错开少许。H形贮袋是一种因肠系膜较短，贮袋难以到达肛门的J形贮袋的替代术式。对于S形贮袋，由于难于应用钉合吻合器通过肠段施行钉合吻合而不常采用。此外，像S形贮袋和W形贮袋，均有难以制作的缺点。

S形贮袋具有远端输出襻，在贮袋到达到肛门有难度时，这种三环路的设计还是有帮助的。可以预测，这种贮袋制作费时，患者贮袋排空困难，特别是当输出襻长度>2cm时[98]。四环W形贮袋相比其他类型还有一些重要的优势，对于回肠末端缺失的患者，这种结构可以存储更大的容量（所有类型中最大容量）[98]。如果患者因不能制作其他类型的贮袋结构而伴大便次数过多和夜间大便失禁，或许可采用这种大容量的W形贮袋，以降低排便频率，其缺点是制作困难和费时。

四、肠造口

肠造口大致可分为暂时性或永久性造口。管理造口构建之目的是使患者恢复积极的生活方式。选择合适的造口位置及造口突出高度有利于避免局部并发症，特别是涉及皮肤破溃及造口用具问题。所有的择期手术和大部分急症手术必须术前选择合适的造口位置。适当的肠系膜松解便于外突形造口的构建。由于有更多的液体流出的原因，回肠末端造口突出要超过结肠末端造口（1~1.5cm vs.0.5~1.0cm）。造口外突有利于避免肠内容物渗出至造口用具与造口周围皮肤之间，同时也避免了对造口周围皮肤刺激和腐蚀。其他的预防措施包括造口过程中缝线应缝在真皮层，以避免形成增生性瘢痕及肠黏膜细胞植入表皮层，这些可能导致造口用具使用困难[102,103]。大小适当的造口通道可以防止术后疝的发生。

术前造口位置选择非常重要，因为不恰当的造口部位与造口用具不匹配会导致渗漏及造口与皮肤分离。理想情况下，造口位置的选择与标记应该由主刀医生和一位造口治疗师共同讨论确定[104]。造口部位应该在可见的正常健康的皮肤表面，且皮肤平滑、无皮肤褶皱、远离肋骨及髂骨边缘。无论患者坐位、站立或前屈位，都是最佳的部位。通常是取脐与髂前上棘连线的内、中三分之一交界处（译者注：经腹直肌）。肥胖患者应在稍高的部位，患者可清楚看到造口。

临时性造口有一个需要处理的问题就是为恢复胃肠道连续性而选择造口关闭手术的时机。创建造口时这个潜在的问题就应该得到重视与修正：很显然不能存在远侧梗阻，肛门括约肌应该完整并且功能良好以保证直肠排便功能。传统的教学要求外科医生在60~90天后尝试关闭造口。如果临时性造口是为了保护吻合口，其目的是让机体的全身生理状况有足够的时间得到完全的恢复及吻合口充分愈合。这种时间间隔更多的是经验性的，没有随机对照性研究特别说明最佳的造口关闭时间。当然还有一些回顾性的数据显示，在无手术禁忌证的前提下，造口关闭时间可早于上述间隔[102,105,106]。

回肠造口术是临时性造口，通常用于直肠癌、溃疡性结肠炎及家族性腺瘤性息肉病患者的保肛手术。这类造口在创建时必须注意细节，因为相对高容量的肠液对皮肤高度刺激。一般来说，造口回肠应尽可能选远端回肠，以保证最大吸收面积（造口远侧的肠段失去有效的吸收功能）。如果回肠襻式造口联合结直肠吻合或结肠肛管吻合，回肠造口的部位应取距回盲瓣近端8~10cm，以利于后期的闭合。肠系膜不需要固定到壁腹膜，方便后期造口关闭时组织分离。这种技术的变化包括肠腔的完全横断及远端肠段的闭合而不分离肠系膜，两断端需要通过同一腹壁造口通道拉出腹腔。

盲肠造口，过去经常采用，现今已很少应用。采用这种术式的情况包括以下几种：①盲肠扭转的高复发风险患者，没有必要行结肠切除者。②结肠假性梗阻的患者（Ogilive综合征），假定为机械性肠梗阻而进行剖腹探查术，未发现梗阻原因，或患者反复行结肠镜检查而无法缓解结肠扩张，同时出现潜在的盲肠穿孔的特征和表现。在行阑尾切除术时，如盲肠壁硬化，质脆且难以切除时，亦可采用这种手术方式。最后，这种术式对继发于结肠梗阻导致的盲肠即将穿孔也是有用的。当盲肠直径>10cm（腹部平片测量），应当考虑盲肠穿孔的可能性。如果术前即存在盲肠压痛，必须进行盲肠探查，以排除因肠腔压力增加而导致盲肠壁出血性坏死的可能性。尝试减压性的横结肠造口而未进行盲肠风险评估，可会出现严重的盲肠浆膜渗出和缺血性坏死。

盲肠造口可以是插管式或皮肤缝合式的造口。插管式盲肠造口操作简单迅速，日后不再需要时，将插管拔除后，瘘管可自发性闭合。然而，它需要有效地护理和频繁的冲洗，并且经常被半固体的粪便阻塞。皮肤缝合式盲肠造口可以更好地减压及清洁造口，需要较少的护理工作量，但不需要的时候要常规的手术关闭。

襻式结肠造口现今极少使用。选择这种术式通常是因为造口操作简便，利于后期的闭合。其唯一保留的手术指征可能是因卧床而无法切除且造成梗阻的左半结肠癌患者。

Kock可控性回肠造口术包括构建贮袋和可控的"乳头阀"结构。这种改良术式可使患者避免佩戴造口装置而收集回肠排泄物。贮存物排泄需要患者每天几次贮袋插管。这种操作伴有许多并发症而需要再手术，并发症发生率为15%～20%，一些大型研究显示高达30%。因此，不推荐常规采用Kock回肠造口，仅用于严重排斥穿戴造口用具的患者，或出现造口周围并发症及之前接受全结直肠切除术而回肠贮袋肛管吻合术失败的患者。本术式禁用于克罗恩患者，相对禁忌为先前接受大部分小肠切除的患者，或年龄＞60岁、肥胖、存在明显精神疾病的患者。此外，术前应告诉患者，这种术式伴随的并发症及为改善并发症而可能采取的附加手术措施。

五、术后处理

（一）常规处理

鼻胃管插管是接受结直肠手术患者术后处置的主要措施，以达到胃肠减压之目的，直到肠道功能恢复。常见的鼻胃管的缺点是损害较低部位的食管括约肌，从而诱发反流性食管炎，增加鼻咽分泌物及鼻窦炎发生的风险，咳嗽及损害肺部的清洁功能，从而增加围手术期肺部疾病的发病率。大量随机试验表明，鼻胃管插管无益，这种操作适用于术中组织广泛粘连而行大范围游离者；围手术期恶心、呕吐、腹胀者；肠梗阻或脓毒症术后患者。择期手术，通常没有必要行术后胃肠减压。

同样，在过去的20年间，术后喂养的使用也在发生改变。早期的研究，在某种程度上是基于动物实验资料，认为术后7天前切口的固有抗拉强度无法对抗一定的破坏力。套用到人体，许多人认为结肠手术后让吻合口"休息"5～7天是有道理的，吻合口的小缺陷是可以愈合的，而不会发生吻合口漏。现行的实践标准是只要肠道有功能，就要尽快实施经口营养（表现为无腹胀，肠鸣音正常，有或无排便或排气）。按时间来讲，通常在术后3～5天实施。传统的术后饮食计划为首先流质饮食，然后过渡到普通饮食，这基于患者耐受摄入情况（无恶心、呕吐、腹部绞痛，有排气排便）。没有随机研究表明肠道功能恢复后自流质饮食并逐渐过渡为普通饮食较一开始即给予普通饮食更为有效。随机试验认为，择期手术后早期进食（术后第1天）是安全的，并且可以很好地耐受[107, 108]。

结直肠癌切除术后通常需要住院5～10天。当患者病情稳定，体温正常，能够经口进食，可保证氧合及营养供给，恢复排便，通过口服药物缓解疼痛时，传统上便可出院。一些因素会导致出院延迟，如恶心、呕吐、肠梗阻、疼痛、疲劳、引流、插管或造口护理不当等。腹腔镜手术能否早期出院尚未可知。通过早期进食、下床活动及有效地缓解疼痛这种联合康复方案，可使结直肠术后的住院时间减少至2天[109]。该手术的成功需要患者积极参与和一支细心负责的麻醉团队的精心处置。手术需要硬膜外麻醉，口服及静脉注射限量的麻醉剂（肠动力抑制剂），术中输注少量晶体液可减少肠道水肿，加速肠功能的恢复。据笔者的经验，这是一种安全有效的治疗手段，可有效控制患者医疗费用而不减少应有的医护措施。

（二）括约肌功能受损的处理方法

在恢复期，溃疡性结肠炎或家族性腺瘤性息肉病患者接受结直肠切除术，直肠癌患者行保留肛门括约肌手术的恢复阶段，必须密切关注排便次数、排便量及粪便黏稠度、有无大便急迫感、大便失禁、便秘或排便困难，是否有肛门狭窄或贮袋炎的发生。如果存在大便失禁，必须记录夜间及白天的发作频率，需要更换防护垫的数量，有无排气，排泄物为液体抑或固体粪便。

通过饮食调整及药物控制来改变肠道的动力，达到改善排便频率之目的。随着时间的推移，大便失禁及次数会逐渐消失。回肠肛管或结肠肛管狭窄可在麻醉下通过机械性的扩张予以缓解。如果不存在结肠肛管狭窄，就需要用栓剂或Fleet灌肠液来诱发一次排便运动。

（三）泌尿生殖系统功能

良行或恶性疾病的低位盆腔切除都会伴有泌尿生殖系统并发症的发生，如尿潴留、性交困难、阳痿（继发于副交感神经损伤）、逆行射精（交感神经损害引起）、直肠尿道瘘或直肠阴道瘘等。手术前，医生必须特别留意泌尿生殖系统功能异常的症状及体征。手术过程中必须对盆腔的解剖细节一丝不苟，特别是良性疾病，不需要广泛的直肠系膜切除，从而防止一些并发症的发生。一些并发症，如尿潴留，发生率相对较多，但多是自限性的，随着时间的推移可以缓解。其他的并发症可能比较严重而影响生活质量。当患者选择这种手术治疗方式时，应详细告知发生各种可能并发症的风险，以确保患者自己做出一个明智的手术选择。

六、肿瘤监测

大多数结直肠癌常常在"根治"手术后的前两年复发（80%~85%）[39]。高达2/3的患者通过手术切除病变部位来治疗复发，仍有患者能够治愈，特别是局限于盆腔的疾病或孤立的肝或肺转移灶。

这种治疗模式的失败促使术后前2年需要密切监测。如果5年后患者仍能无病生存，其复发率可降到5%或更低[39]。许多治疗中心建议患者在术后前2~3年内每3~4个月随访一次，5年内每6个月随访一次，然后一年一次。完整的病史和体格检查、大便潜血检测、血红蛋白及红细胞压积水平评估贫血、肝功能检查、癌胚抗原（CEA）检测、胸部X线、腹部及盆腔CT检查、每年内镜检查、直肠腔内超声检查（直肠癌）、放射性标记的CEA抗体成像及氟脱氧葡萄糖正电子发射断层扫描（存在血浆CEA水平升高者）等检查手段被广泛使用。后续的有效随访目前存在争议。虽然在复发症状出现前行密切随访可发现早期复发患者而予以相应处理，但许多研究均未发现统计学上的生存获益。

七、贮袋监控

贮袋炎是回肠贮袋肛管吻合术后最常见的长期并发症[110-113]，这种情况在溃疡性结肠炎较家族性腺瘤性息肉病更为常见，如果存在全结肠炎或肠外表现明显，其发生率会更高，其具体原因未知。解释这种现象的理论包括：贮袋的流出道梗阻、瘀滞和袋内细菌过度繁殖、黏液分泌异常、袋中游离脂肪乳降低、继发于缺血的氧自由基损伤、出现中性粒细胞胞浆抗体及贮袋制作过大[110]。临床表现方面，患者出现低热、疲劳和全身乏力，频繁的便溏或明显腹泻，偶有血便或盆腔疼痛，痉挛，伴有粪污及失禁的大便急迫。在重症患者黏膜炎症会发展为溃疡，超过50%的患者在术后一年首次发病，术后6个月初始发病风险最高[111, 112]。

治疗通常包括应用甲硝唑或氟喹诺酮类抗生素。对于慢性贮袋炎的患者必须每日服用。如果治疗无效，需使用抗炎药物（如类固醇或5-氨基水杨酸灌肠液）。约有10%的贮袋炎患者治疗棘手（慢性贮袋炎）。这类患者的随访应包括内镜检查及高度异型增生的组织学评估。如果发生，由于其恶性风险高（特别注意绒毛萎缩），就必须切除贮袋。因为慢性贮袋炎功能差，必须切除贮袋而改为末端回肠造口[114]。目前正在研究新型生物治疗转换模型，也许是有前途的非手术治疗替代方法[115]。

参考文献

1. Roberts PL，Veidenheimer MC. Current management of diverticulitis［J］. Adv Surg，1994，27：189.

2. Ferzoco LB，Raptopoulos V，Silen W. Acute diverticulitis［J］. N Engl J Med，1998，338：1521.

3. Smith TR，Cho KC，Morehouse HT，et al. Comparison of computed tomography and contrast enema evaluation of diverticulitis［J］. Dis Colon Rectum，1990，33：1.

4. Schecter S，Mulvey J，Eisenstat TE. Management of uncomplicated acute diverticulitis：results of a survey［J］. Dis Colon Rectum，1999，42：470.

5. Eusebio EB，Eisenberg MM. Natural history of diverticular disease of the colon in young patients［J］. Am J Surg，1973，125：308.

6. Parker BM，Obeid FN，Sorensen VJ，et al. The management of massive lower gastrointestinal bleeding［J］. Am Surg，1993，9：676.

7. Ballantyne GH，Brandner MD，Beart RW Jr，et al. Volvulus of the colon：incidence and mortality［J］. Ann Surg，1985，202：83.

8. Bower TC. Ischemic colitis［J］. Surg Clin North Am，1993，73：1037.

9. Gandhi SK，Hanson MM，Vernava AM，et al. Ischemic colitis［J］. Dis Colon Rectum，1996，39：88.

10. Kim DS，Tsang CBS，Wong WD，et al. Complete rectal prolapse：evolution of management and results［J］. Dis Colon Rectum，1999，42：460.

11. Madoff RD，Mellgren A. One hundred years of rectal prolapse surgery［J］. Dis Colon Rectum，1999，42：441.

12. Altemeier WA，Culbertson WR，Schowengerdt C，et al. Nineteen years experience with the one-stage perineal repair of rectal prolapse［J］. Ann Surg，1971，173：993.

13. Kinzler KW，Nilbert MC，Su L-K，et al. Identifi cation of FAP locus genes from chromosome 5q21［J］. Science，1991，253：661.

14. Kartheuser AN，Parc R，Penna CP，et al. Ileal pouchanal anastomosis as the first choice operation in patients with familial adenomatous polyposis：a tenyear experience［J］. Surgery，1996，119：615.

15. Michelassi F. Indications for surgical treatment in ulcerative colitis and Crohn's disease. In Michelassi F，Milsom JW（eds）Operative Strategies in Infl ammatory Bowel Disease［M］. New York：Springer-Verlag，1999，150-153.

16. Heppell J，Farkouh E，Dube S，et al. Toxic megacolon：an analysis of 70 cases［J］. Dis Colon Rectum，1986，29：789. References 21

17. McLeod RS. Resection margins and recurrent Crohn's disease［J］. Hepatogastroenterology，1990，

37：63.

18. Heimann TM，Greenstein AJ，Lewis B，et al. Prediction of early symptomatic recurrence after intestinal resection in Crohn's disease ［J］. Ann Surg，1993，218：294.

19. Farouk R，Pemberton JH. Surgical options in ulcerative colitis ［J］. Surg Clin North Am，1997，77：85.

20. Milsom JW. Restorative proctocolectomy with ileoanal anastomosis. In Michelassi F，Milsom JW （eds） Operative Strategies in Inflammatory Bowel Disease ［M］. New York：Springer-Verlag，1999，173-183.

21. Gemlo BT，Wong WD，Rothenberger DA，et al. Ileal pouch-anal anastomosis：patterns of failure ［J］. Arch Surg，1992，127：784.

22. Fazio VW，Ziv Y，Church JM，et al. Ileal pouch-anal anastomoses complications and function in 1005 patients ［J］. Ann Surg，1995，222：120.

23. Miller R，Bartolo DC，Orrom WJ，et al. Improvement of anal sensation with preservation of the anal transition zone after ileoanal anastomosis for ulcerative colitis ［J］. Dis Colon Rectum，1990，33：414.

24. McIntyre PB，Pemberton JH，Beart RW，et al. Double-stapled vs. hand-sewn ileal pouch-anal anastomosis in patients with chronic ulcerative colitis ［J］. Dis Colon Rectum，1994，37：430.

25. Luukkonen P，Jarvinen HJ. Stapled vs. hand-sutured ileoanal anastomosis in restorative proctocolectomy：a prospective，randomized study ［J］. Arch Surg，1993，128：437.

26. Gozzetti G，Poggioli G，Marchetti F，et al. Functional outcome in hand-sewn vs. stapled ileal pouch-anal anastomosis ［J］. Am J Surg，1994，168：325.

27. Khubchandani IT，Kontostolis SB. Outcome of ileorectal anastomosis in an inflammatory bowel disease surgery experience of three decades ［J］. Arch Surg，1994，129：866.

28. Longo WE，Oakley JR，Laverly IC，et al. Outcome of ileorectal anastomosis for Crohn's colitis ［J］. Dis Colon Rectum，1992，35：1066.

29. Ekbom A，Helmick C，Zack M，et al. Ulcerative colitis and colorectal cancer：a population-based study ［J］. N Engl J Med，1990，323：1228.

30. Pinczowski D，Ekbom A，Baron J，et al. Risk factors for colorectal cancer in patients with ulcerative colitis：a case-control study ［J］. Gastroenterology，1994，107：117.

31. Taylor BA，Pemberton JH，Carpenter HA，et al. Dysplasia in chronic ulcerative colitis：implications for colonoscopic surveillance ［J］. Dis Colon Rectum，1992，35：950.

32. Ziv Y，Fazio VW，Church JM，et al. Safety of urgent restorative proctocolectomy with ileal pouch-anal anastomosis for fulminant colitis ［J］. Dis Colon Rectum，1995，38：345.

33. Price AB. Overlap in the spectrum of nonspecifi c inflammatory bowel disease— "colitis indeterminate." ［J］. J Clin Pathol，1978，31：567.

34. McIntyre PB，Pemberton JH，Wolff BG，et al. Indeterminate colitis：long-term outcome in patients after ileal pouch-anal anastomosis ［J］. Dis Colon Rectum，1995，38：51.

35. Stein BL，Coller JA. Management of malignant colorectal polyps［J］. Surg Clin North Am，1993，73：47.

36. Cooper HS，Deppisch LM，Gourly WK，et al. Endoscopically removed malignant colorectal polyps：clinicopathologic correlations［J］. Gastroenterology，1995，108：1657.

37. Haggitt RC，Glotzbach RE，Soffer EE，et al. Prognostic factors in colorectal carcinomas arising in adenomas：implications for lesions removed by endoscopic polypectomy［J］. Gastroenterology，1985，89：328.

38. Nivatvongs S，Rojanasakul A，Reiman HM，et al. The risk of lymph node metastases in colorectal polyps with invasive adenocarcinoma［J］. Dis Colon Rectum，1991，34：323.

39. Laverly IC，Lopez-Kostner F，Pelley RJ，et al. Treatment of colon and rectal cancer［J］. Surg Clin North Am，2000，80：535.

40. Hautefeuille P，Valleur P，Perniceni T. Functional and oncologic results after coloanal anastomosis for low rectal carcinoma［J］. Ann Surg，1988，207：61.

41. Bat L，Neumann G，Shemesh E. The association of synchronous neoplasm with occluding colorectal cancer［J］. Dis Colon Rectum，1985，28：149.

42. Kahn H，Alexander A，Rakinic J，et al. Preoperative staging of irradiated rectal cancers using digital rectal examination，computed tomography，endorectal ultrasound，and magnetic resonance imaging does not accurately predict T0，N0 pathology［J］. Dis Colon Rectum，1997，40：140.

43. Fisher B，Wolmark N，Rockette H，et al. Postoperative adjuvant chemotherapy or radiation therapy for rectal cancer：results from the NSABP protocol R-01［J］. J Natl Cancer Inst，1988，90：21.

44. Jessup JM，Bothe A，Stone MD，et al. Preservation of sphincter function in rectal carcinoma by a multimodality treatment approach［J］. Surg Oncol Clin North Am，1992，1：137.

45. Papillon J，Gerard JP. Role of radiotherapy in anal preservation for cancer of the lower third of the rectum［J］. Int J Radiat Oncol Biol Phys，1990，19：1219.

46. Minsky BD，Cohen AM，Enker WE，et al. Combined modality therapy of rectal cancer：decreased acute toxicity with the preoperative approach［J］. J Clin Oncol，1992，10：1218.

47. Hyams DM，Mamounas EP，Petrelli N，et al. A clinical trial to evaluate the worth of preoperative multi-modality therapy in patients with operable carcinoma of the rectum：a progress report of the national surgical breast and bowel project protocol r-03［J］. Dis Colon Rectum，1997，40：131.

48. Bernini A，Deen KI，Madoff RD，et al. Preoperative adjuvant radiation with chemotherapy for rectal cancer：its impact on stage of disease and the role of endorectal ultrasound［J］. Ann Surg Oncol，1996，3：131.

49. Shumate CR，Rich TA，Skibber JM，et al. Preoperative chemotherapy and radiation therapy for locally advanced primary and recurrent rectal carcinoma. A report of surgical morbidity［J］. Cancer，1993，71：3690.

50. Minsky BD. Sphincter preservation in rectal cancer. Preoperative radiation therapy followed by low anterior resection with coloanal anastomosis［J］. Semin Radiat Oncol，1998，8：30.

51. Mendenhall WM, Bland KI, Copeland EM III, et al. Does preoperative radiation therapy enhance the probability of local control and survival in high-risk distal rectal cancer [J]? Ann Surg, 1992, 215: 696.

52. Vauthey JN, Marsh RW, Zlotecki RA, et al. Recent advances in the treatment and outcome of locally advanced rectal cancer [J]. Ann Surg, 1999, 229: 745.

53. Wagman R, Minsky BD, Cohen AM, et al. Sphincter preservation in rectal cancer with preoperative radiation therapy and coloanal anastomosis: long term follow-up [J]. Int J Radiat Oncol Biol Phys, 1998, 42: 51.

54. Francois Y, Nemoz CJ, Baulieux J, et al. Infl uence of the interval between preoperative radiation therapy and surgery on downstaging and on the rate of sphincter-sparing surgery for rectal cancer: the Lyon R90－01 randomized trial [J]. J Clin Oncol, 1999, 17: 2396.

55. Cho CC, Taylor CW III, Padmanabhan A, et al. Squamous cell carcinoma of the anal canal: management with combined chemoradiation therapy [J]. Dis Colon Rectum, 1991, 34: 675.

56. Nigro ND. The force of change in the management of squamous-cell cancer of the anal canal [J]. Dis Colon Rectum, 1991, 34: 482.

57. Franklin M, Rosenthal D, Abrego-Medina D, et al. Prospective comparison of open vs. laparoscopic colon surgery for carcinoma [J]. Dis Colon Rectum, 1996, 39: 35.

58. Milsom J, Bohm B, Hammermofer K, et al. A prospective, randomized trial comparing laparoscopic versus conventional techniques in colorectal cancer surgery: a preliminary report [J]. J Am Coll Surg, 1998, 187: 46.

59. Philips EH, Franklin M, Caroll BJ, et al. Laparoscopic colectomy [J]. Ann Surg, 1992, 216: 703.

60. Puente I, Sosa JL, Sleeman D, et al. Laparoscopicassisted colorectal surgery [J]. J Laparoendosc Surg, 1994, 4: 1.

61. Stage J, Schulze S, Moller P, et al. Prospective randomized study of laparoscopic versus open colonic resection for adenocarcinoma [J]. Br J Surg, 1997; 84: 391.

62. Talac R, Nelson H. Laparoscopic colon and rectal surgery [J]. Surg Clin North Am, 2000; 9: 1.

63. Eijsbouts QAJ, Heuff G, Sietses C, et al. Laparoscopic surgery in the treatment of colonic polyps [J]. Br J Surg, 1999; 86: 505.

64. Larach SW, Patankar SK, Ferrara A, et al. Complications of laparoscopic colorectal surgery: analysis and comparison of early vs. latter experience [J]. Dis Colon Rectum, 1997, 40: 592.

65. Kockerling F, Schneider C, Reymond MA, et al. Early results of a prospective multicenter study on 500 consecutive cases of laparoscopic colorectal surgery: laparoscopic colorectal surgery study group [J]. Surg Endosc, 1998, 12: 37.

66. Franklin ME Jr, Dorman JP, Jacobs M, et al. Is laparoscopic surgery applicable to complicated colonic diverticular disease [J]? Surg Endosc, 1997, 11: 1021.

67. Muckleroy SK, Ratzer ER, Fenoglio ME. Laparoscopic colon surgery for benign disease: a comparison

to open surgery［J］. J Soc Laparoendosc Surg，1999；3：33.

68. Sardinha TC，Wexner SD. Laparoscopy for inflammatory bowel disease：pros and cons［J］. World J Surg，1998，22：370.

69. Heintz A，Morschel M，Jumginger T. Comparison of results after transanal endoscopic microsurgery and radical resection for T1 carcinoma of the rectum［J］. Surg Endosc，1998，12：1145.

70. Saclarides TJ. Transanal endoscopic microsurgery：a single surgeon's experience［J］. Arch Surg，1998，133：595.

71. Winde G，Nottberg H，Keller R，et al. Surgical cure for early rectal carcinomas（T1）：transanal endoscopic microsurgery vs. anterior resection［J］. Dis Colon Rectum，1996，39：969.

72. Kreis ME，Jehle EC，Haug V，et al. Functional results after transanal endoscopic microsurgery［J］. Dis Colon Rectum，1996，39：1116.

73. Smith LE，Ko ST，Saclarides T，et al. Transanal endoscopic microsurgery：initial registry results［J］. Dis Colon Rectum，1996，39：79.

74. Salvati EP，Rubin RJ，Eisenstat TE，et al. Electrocoagulation of selected carcinoma of the rectum［J］. Surg Gynecol Obstet，1988，166：393.

75. Papillon J. Intracavitary irradiation of early rectal cancer for cure：a series of 186 cases［J］. Dis Colon Rectum，1994，37：88.

76. Papillon J. Surgical adjuvant therapy for rectal cancer：present options［J］. Dis Colon Rectum，1994，37：144.

77. Turnbull RB，et al. Cancer of the colon：the influence of the no-touch isolation technique on survival rates［J］. Ann Surg，1967，166：420.

78. Lau PW，Lo CY，Law WL. The role of one stage surgery in acute left-sided colonic obstruction［J］. Am J Surg，1995，169：406.

79. MacKenzie S，Thomson SR，Baker LW. Management options in malignant obstruction of the left colon［J］. Surg Gynecol Obstet，1992，174：337.

80. Naraynsingh V，Rampayl R，Maharaj D，et al. Prospective study of primary anastomosis without colonic lavage for patients with an obstructed left colon［J］. Br J Surg，1999，86：1341.

81. Nyam DCNK，Seow Choen F，Leong AFPK，et al. Colonic decompression without on-table irrigation for obstructing left-sided colorectal tumours［J］. Br J Surg，1996，83：786.

82. Forloni B，Reduzzi R，Paludetti A，et al. Intraoperative colonic lavage in emergency surgical treatment of References 23 left-sided colonic obstruction［J］. Dis Colon Rectum，1998，41：23.

83. Kressner U，Autonsson J，Ejerblad S，et al. Intraoperative colonic lavage and primary anastomosis and alternative to Hartmann procedure in emergency surgery of the left colon［J］. Eur J Surg，1994，160：287.

84. Murray JJ，Schoetz DJ，Coller JA，et al. Intraoperative colonic lavage and primary anastomosis in nonelective colon resection［J］. Dis Colon Rectum，1991，34：527.

85. Rey JF，Romanczyk MG. Metal stents for palliation of rectal carcinoma：a preliminary report on 12

patients［J］. Endoscopy，1995，27：501.

86. Saida Y，Sumiyama Y，Nagao J，et al. Stent endoprosthesis for obstructing colorectal cancers［J］. Dis Colon Rectum，1996，39：552.

87. Mainar A，DeGregorio Ariza MA，Tejero E，et al. Acute colorectal obstruction：treatment with self-expandable metallic stent scheduled surgery：results of a multicenter study［J］. Radiology，1999，210：65.

88. Binkert CA，Ledermann H，Jost R，et al. Acute colonic obstruction：clinical aspects and cost-effectiveness of preoperative palliative treatment with self-expanding metallic stents：a preliminary report ［J］. Radiology，1998，206：199.

89. Akle CA. Endoprostheses for colonic strictures. Br J Surg，1998，85：310.

90. O'Leary DP. Use of the greater omentum in colorectal surgery［J］. Dis Colon Rectum，1999，42：533.

91. Del Rio JV，Beck DE，Opelka FG. Chronic perioperative steroids and colonic anastomosis healing in rats［J］. J Surg Res，1996，66：138.

92. Eubanks TR，Greenberg JJ，Dobrin PB，et al. The effects of different corticosteroids on the healing colonic anastomosis and cecum in a rat model［J］. Am Surg，1997，63：266.

93. Furst MB，Stromber BV，Blatchford GJ，et al. Colonic anastomoses：bursting strength after corticosteroid treatment［J］. Dis Colon Rectum，1994，37：12.

94. Ziv Y，Church JM，Fazio VW，et al. Effect of systemic steroids on ileal pouch-anal anastomosis in patients with ulcerative colitis［J］. Dis Colon Rectum，1996，39：504.

95. Cali RL，Ssmyrk TC，Blatchford GJ，et al. Effect of prostaglandin E1 and steroid on healing colonic anastomoses［J］. Dis Colon Rectum，1993，36：1148.

96. Ruiz PL，Facciuto EM，Facciuto ME，et al. New intraluminal bypass tube for management of acutely obstructed left colon［J］. Dis Colon Rectum，1995，38：1108.

97. Yoon WH，Song IS，Chang ES. Intraluminal bypass technique using a condom for protection of coloanal anastomosis［J］. Dis Colon Rectum，1994，37：1046.

98. Michelassi F，Takanishi D，McLeod RS，et al. Ileal reservoirs. In Michelassi F，Milsom JW （eds） Operative Strategies in Inflammatory Bowel Disease［M］. New York，Springer-Verlag，1999，186−214.

99. Joo JS，Latulippe JF，Alabaz O，et al. Long-term functional evaluation of straight coloanal anastomosis and colonic J-pouch：is the functional superiority of colonic J-pouch sustained［J］？ Dis Colon Rectum，1998，41：740.

100. Dehni N，Tiret E，Singland JD，et al. Long-term functional outcome after low anterior resection：comparison of low colorectal anastomosis and colonic J-pouch-anal anastomosis［J］. Dis Colon Rectum，1998，41：817.

101. Read TE，Kodner IJ. Protectomy and coloanal anastomosis for rectal cancer［J］. Arch Surg，1999，134：670.

102. Shellito PC. Complications of abdominal stoma surgery ［J］. Dis Colon Rectum, 1998, 41: 1562.

103. Feinberg SM, McLeod RS, Cohen Z. Complications of loop ileostomy ［J］. Am J Surg, 1987, 153: 102.

104. Bass EM, Del Pino A, Tan A, et al. Does preoperative stoma marking and education by the enterostomal therapist affect outcome ［J］? Dis Colon Rectum, 1997, 40: 440.

105. Parks SE, Hastings PR. Complications of colostomy closure ［J］. Am J Surg, 1985, 149: 672.

106. Hull TL, Kobe I, Fazio VW. Comparison of handsewn with stapled loop ileostomy closures ［J］. Dis Colon Rectum, 996, 39: 1086.

107. Reissman P, Teoh TA, Cohen SM, et al. Is early oral feeding safe after elective colorectal surgery ［J］? A prospective randomized trial. Ann Surg, 1995, 222: 73.

108. Nessim A, Wexner SD, Agachan F, et al. Is bowel confinement necessary after anorectal reconstructive surgery? A prospective randomized, surgeonblinded trial ［J］. Dis Colon Rectum, 1999, 42: 16.

109. Kehlet H, Mogensen T. Hospital stay of 2 days after open sigmoidectomy with a multimodal rehabilitation programme ［J］. Br J Surg, 1999, 86: 227.

110. Mignon M, Stettler C, Phillips SF. Pouchitis-a poorly understood entity ［J］. Dis Colon Rectum, 1995, 38: 100.

111. Stahlberg D, Gullberg K, Liljeqvist L, et al. Pouchitis following pelvic pouch operation for ulcerative colitis: incidence, cumulative risk, and risk factors ［J］. Dis Colon Rectum, 1996, 39: 1012.

112. Hurst RD, Molinari M, Chung TP, et al. Prospective study of the incidence, timing, and treatment of pouchitis in 104 consecutive patients after restorative proctocolectomy ［J］. Arch Surg, 1996, 131: 497.

113. Nicholls RJ, Banerjee AK. Pouchitis: risk factors, etiology, and treatment ［J］. World J Surg, 1998, 22: 347.

114. Keranen U, Luukkonen P, Jarvinen H. Functional results after restorative proctocolectomy complicated by pouchitis ［J］. Dis Colon Rectum, 1997, 40: 764.

115. Sandborn WJ, McLeod R, Jewell DP. Medical therapy for induction and maintenance of remission in pouchitis: a systematic review ［J］. Inflamm Bowel Dis, 1999, 5: 33.

（作者：Danny M. Takanisbi and Fabrizio Micbelassi；译者：牛兆健　王天宝）

第二章　右半结肠切除术

一、适应证
回盲部、升结肠和横结肠恶性肿瘤。

二、术前准备
（1）结肠镜确诊，排除其他病变情况。
（2）腹部计算机断层扫描（CT）。
（3）机械性肠道准备，术前口服抗生素。
（4）围手术期使用抗生素。

三、手术陷阱与风险
（1）肠系膜上血管损伤或误扎。
（2）腹膜后十二指肠撕裂伤。
（3）右输尿管损伤。
（4）胰十二指肠静脉和中结肠静脉间分支撕脱伤。
（5）吻合失败。

四、手术策略
（1）肿瘤切除范围取决于肿瘤的位置。回盲肠肿瘤可保留中结肠动脉主干（图2-1），而结肠肝曲或右侧半横结肠肿瘤则需要结扎此血管并切除更多的结肠（图2-2、图2-3）。

（2）本文所描述的"非接触技术"具有一些解剖优势，尽管对肿瘤治疗效果的优势仍有争论。首先，从中结肠血管和回结肠血管开始解剖，使这两个关键区域进行完整淋巴结清扫成为可能。其次，因为充分注意手术早期淋巴血管蒂，在牵引或创面出血而造成的扭曲之前，外科医生可以全面地了解结肠脉管系统的解剖变化。最后，医生能够方便地完成最危险的回结肠血管高位结扎操作，而不会损伤肠系膜上动、静脉。

（3）多数情况下，当血管蒂结扎接近起始点，可以清楚发现升结肠由2条血管供血：回结肠动脉和中结肠动脉。中结肠动脉通常在早期行程中就分成左、右2支。左分支形成一个发育良好的结肠边缘动脉，在脾曲与左结肠动脉连接。当近侧半横结肠被切除时，结肠边缘动脉与左结肠动脉相连供应剩余的横结肠。极少情况下，中结肠动脉左分支边缘动脉的血供不佳，在这种情况下可能需要切除脾曲，有时包括降结肠和乙状结肠。

（4）两大淋巴血管蒂被分离结扎后，下一步应分离升结肠和远端回肠系膜。在横结肠和回肠的预期横断点上置库克钳夹闭，此时整个标本已从患者血管连接中完全分离出来。以上所有的操作在处理

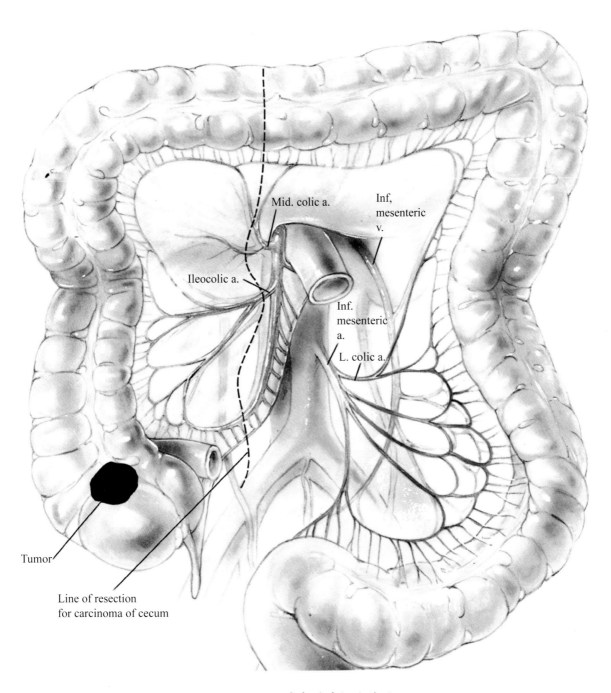

图2-1 回盲部肿瘤切除范围

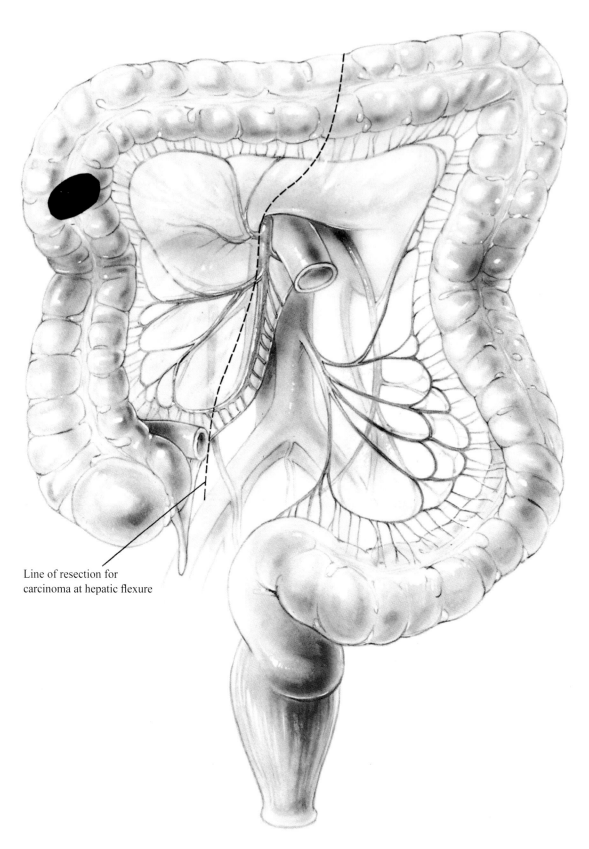

Line of resection for
carcinoma at hepatic flexure

图2-2　肝曲肿瘤切除范围

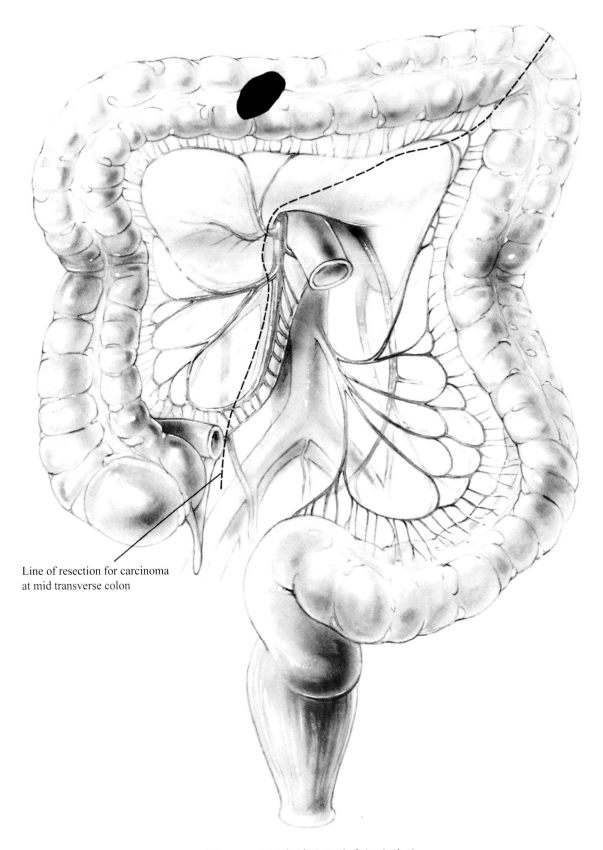

Line of resection for carcinoma at mid transverse colon

图2-3 右侧半横结肠肿瘤切除范围

肿瘤即"不接触"技术前完成。标本现在可通过传统方法切除，包括切开升结肠旁沟腹膜及游离右侧半结肠背侧。

五、手术技巧（右半及横结肠切除术）

（一）切口

于上腹中部到脐下8cm处作正中切口。进一步打开腹腔，探查肝、盆腔、腹膜和淋巴结有无转移。进行结肠切除术时可同时切除孤立的肝转移。中等程度的肝转移不是结肠癌手术切除的禁忌证。检查原发性肿瘤，但本阶段对肿瘤不予以翻动等干扰。

（二）结肠近端和远端结扎

远离肿瘤，靠近结肠系膜的无血管区，Mixter钝直角钳戳孔，在肠系膜上放置一根3mm的纱布带，将此带引过戳孔并紧紧地系在结肠上，完全封闭结肠腔。在回肠末端进行相同的操作，从而完全关闭肿瘤近端和远端管腔。

（三）网膜切除

对位于结肠肝曲的肿瘤，在胃网膜弓远端连续应用Kelly止血钳，分离之间的网膜（图2-4）。如果肿瘤位于盲肠，切除网膜则显得没有价值。可沿无血管平面从横结肠的右半部分切除网膜（应用手术刀或Metzenbaum剪），只切除与盲肠肿瘤黏附的部分。这些操作完成后，向尾侧方向牵拉横结肠，可以看到中结肠血管自胰腺下边缘穿出，跨过腹膜后十二指肠。

（四）分离中结肠血管

在处理盲肠和升结肠近端5～7cm处的肿瘤时，没有必要在分支前离断中结肠血管（图2-1）。可以保留中结肠血管的左分支，而右分支在远于分叉点的地方离断结扎（图2-5）。在处理横结肠肝曲附近肿瘤时，切开中结肠血管至胰腺下缘的结缔组织（图2-2、图2-3、图

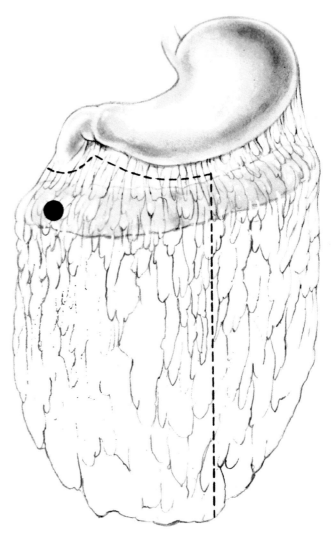

图2-4　网膜切除范围

2-6）。小心不要撕脱中结肠静脉连接于胰十二指肠下静脉的一支较大的分支（图2-7）。如果发生撕裂，则会大量出血，胰十二指肠静脉近端收缩，难于寻找。因为这些结构很脆弱，因此，必须要小心解剖。在中结肠血管适当位置放置Mixter钳，然后用2-0丝线结扎血管。向标本方向清除周围淋巴结，在距第一次结扎线1.5cm的地方行第二次结扎，再离此结扎线以远1cm处切断血管。沿横结肠预先选定的离断点，分离结肠系膜。分离结扎边缘动脉，清除横结肠脂肪和结缔组织，准备吻合。横结肠夹持Allen钳，以减少细菌污染腹腔，但这时无需横切结肠。

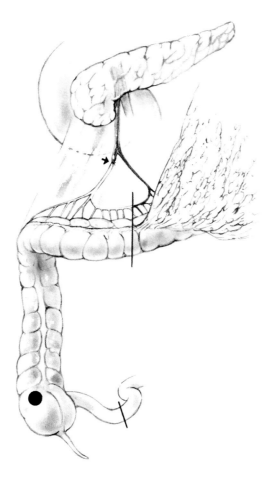

图2-5　结扎中结肠动脉右侧分支

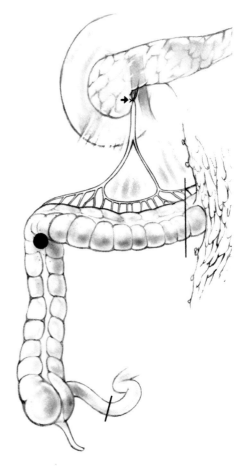

图2-6　结扎中结肠动脉

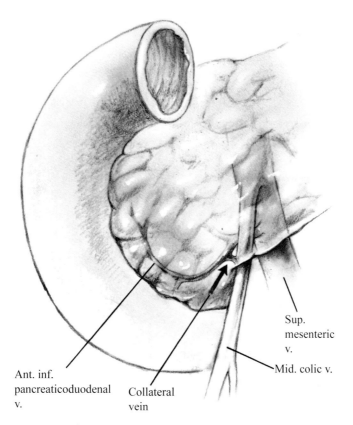

Ant. inf.
pancreaticoduodenal
v.

Collateral
vein

Sup.
mesenteric
v.

Mid. colic v.

图2-7　中结肠静脉连接于胰十二指肠下静脉的分支

（五）分离回结肠血管

向头侧牵拉横结肠。将左手示指通过右半结肠系膜（图2-8），沿横结肠系膜切口插入手指。解剖应当精细，在指尖前应可见一条搏动有力的大动脉，即回结肠动脉（图2-8）。随着外科医生的示指向患者左侧移动，手指能够触摸到邻近的肠系膜上动脉。识别这两条主要的血管后，可以简单地用Metzenbaum剪切开回结肠动脉上覆盖的腹膜。通过精细解剖，移除回结肠动静脉周围网状和淋巴组织。复查肠系膜上血管的位置后，在回结肠动静脉下绕过Mixter钝直角钳。分别用2-0丝线结扎血管，并在距肠系膜上血管约1.5cm处断离。

（六）分离回肠系膜

左手示指置入剩余的升结肠系膜至3～4cm无血管区。这一区域可被分离并通向回肠末端的肠系膜。对临近回盲连接处的肿瘤，需切除包括10～15cm的回肠。对肝曲附近的肿瘤，需要切除的回肠不超过8～10cm。任何情况下，连续应用Crile止血钳，分离切断其间回肠系膜，用3-0或2-0 PG线结扎，直到回肠壁，清除回肠周围结缔组织，回肠上持Allen钳，准备进行吻合。此时，从任何方向与标本相连的血管均已离断。

（七）解离右结肠旁腹膜

向左内侧方向牵拉升结肠，在升结肠旁沟腹膜作切口（图2-8）。左手示指可以深插入这层腹膜，然后用Metzenbaum剪或电刀切开示指上的腹膜。继续解剖直到肝曲完全游离。如果太粗暴地解剖腹膜后十二指肠周围组织，可能会将其损伤，因此，要特别注意。然后，确定右肾结肠韧带并用Metzenbaum剪分离。当这些操作完成时，Gerota肾前筋膜和肾周周围脂肪即与升结肠系膜完全分开，继续向尾侧解剖，剥除输尿管和性腺血管浅面的结缔组织。

（八）辨别输尿管

如果输尿管的位置不是一目了然，则需要确定右髂总动脉。未经干扰的输尿管通常位于髂总动脉分为髂内、外动脉的分叉处。如果输尿管不在这个位置，则应提起腹膜外侧叶，因为输尿管可能黏附于其背面。因与其黏附移位，输尿管位置常常发生变化。如果腹膜外侧叶未见输尿管，则同样检查腹膜内侧叶，在腹膜内侧叶寻找输尿管。当用手术钳刺激输尿管时，可见典型的输尿管蠕动。此时，右半结肠仅在盲肠和回肠的下方和内侧与后腹膜相连，但游离已无困难。

（九）分离回肠和结肠

用大纱布垫保护腹部，移除标本，在回肠和横结肠上持Allen钳。如果有必要，使用Doyen非挤压性肠钳封闭回肠和横结肠，远离切断点至少10cm，用于制备双层开放端端吻合（图2-9）。吻合开始前，必须仔细评估血供是否良好。如果没有血肿，回肠末端血供一般没有问题。通过触诊检查边缘动脉搏动情况，测试结肠横断处血供是否充分。为得到关于血供良好的确切证据，分离结肠横断处的一个小动脉分支，观察动脉有无搏动性出血。如果血供有问题，则需切除更多的横结肠。

（十）回结肠双层端端手工吻合

（1）将回肠和横结肠切断处相对，并保证肠系膜不扭曲。因为回肠直径比结肠直径小，用Metzenbaum剪在对系膜缘剪开长约1～2cm的回肠（Cheatle技术），使待吻合的两肠管直径相等（图2-10）。无须把剪开回肠的拐角处修剪平滑。

（2）第一层缝合采用无损伤缝合针、4-0丝线间断浆肌层缝合。首先Lembert缝合对系膜缘，其次缝合肠系膜缘，两条缝合线作为固定线，止血钳钳夹悬吊之。将止血钳向两侧牵拉，可方便使用连续

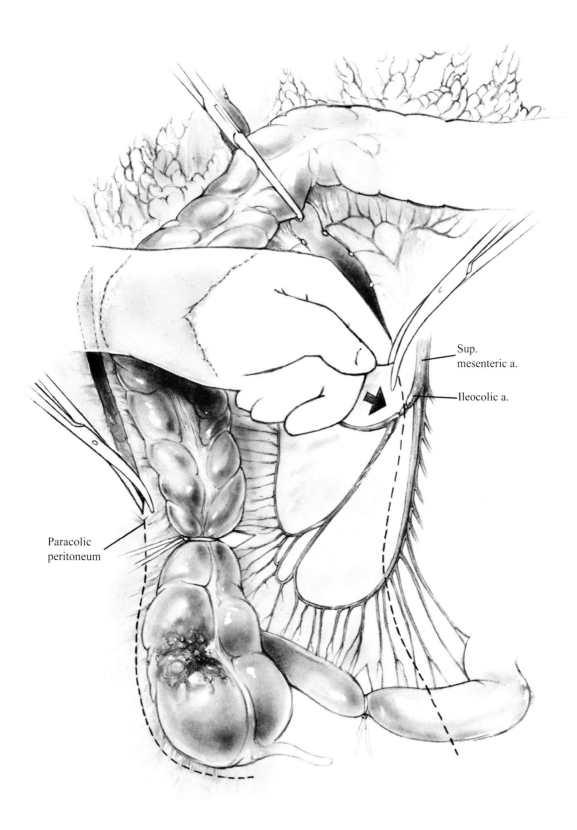

Sup. mesenteric a.

Ileocolic a.

Paracolic peritoneum

图2-8　离断右半结肠系膜

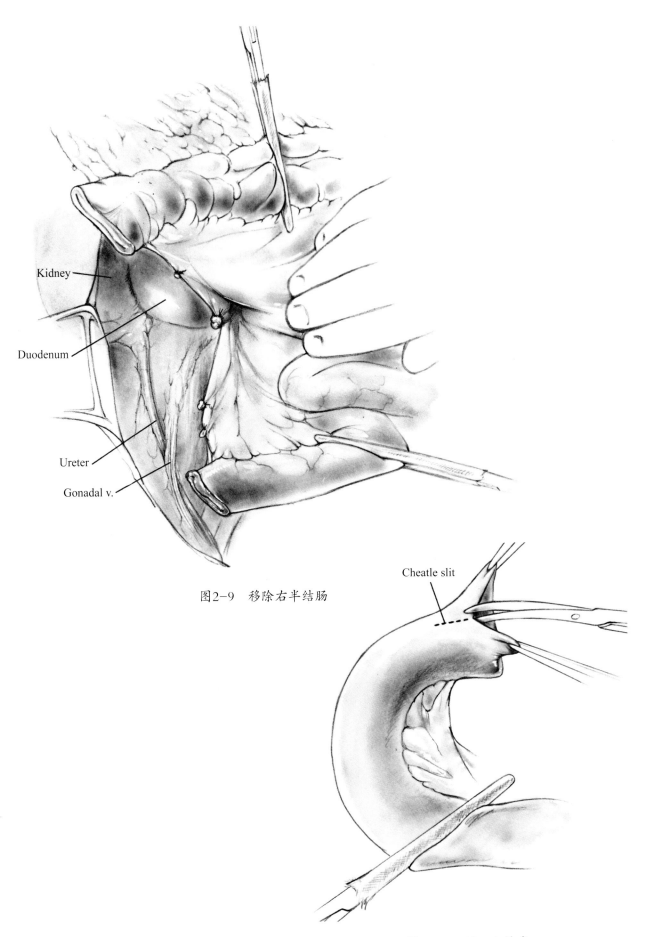

Kidney

Duodenum

Ureter

Gonadal v.

图2-9　移除右半结肠

Cheatle slit

图2-10　Cheatle技术

对等分法缝置其他缝线（图2-11）。间断Lembert法完成前壁浆肌层缝合（图2-12）。缝合整个前层后，除两条固定线外，切断其余缝合线。

（3）为暴露黏膜层，通过肠系膜裂孔，将止血钳自吻合口深面绕至吻合口头侧，夹持对系膜缘固定线，向背侧下方翻转吻合口（图2-13 a点），同时将肠系膜固定缝线拉向相反的方向（图2-13 b点），即可充分显露前壁黏膜层，以便于第一层吻合（图2-14）。

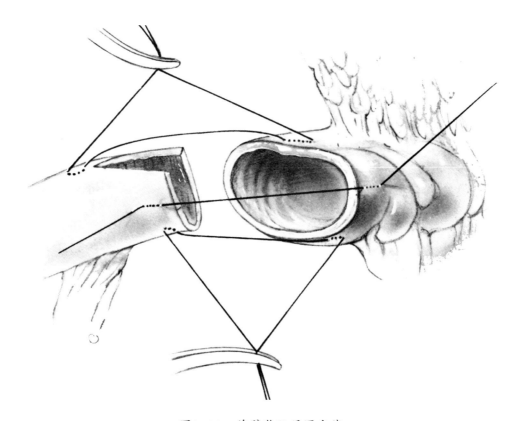

图2-11　前壁浆肌层固定线

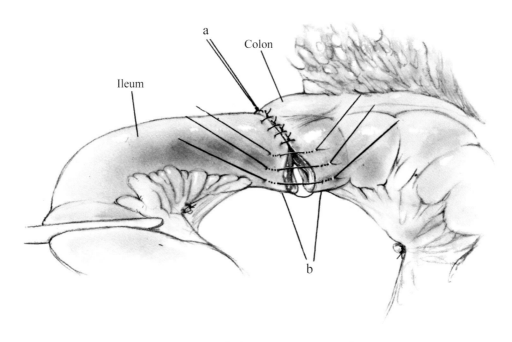

图2-12　前壁浆肌层Lembert缝合

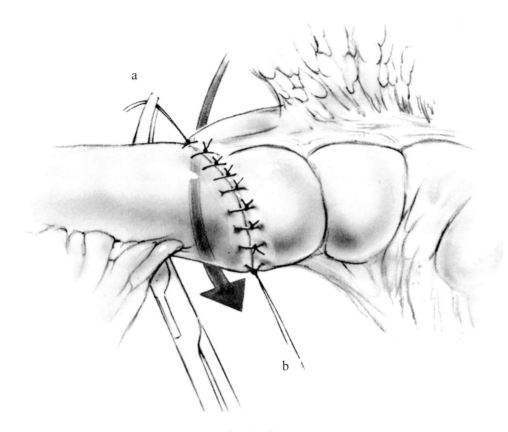

图2-13　血管钳夹持对系膜侧固定线

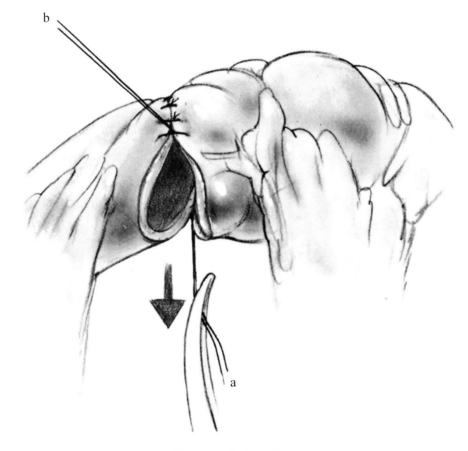

图2-14　翻转吻合口

（4）使用带双针的5-0 PG线从中点开始缝合吻合口前壁第一层（图2-15A）。连续缝合，向患者右侧方向（译者注：系膜缘）连续锁边缝合，边距约4mm。当缝合到边缘后，拉紧缝线，止血钳钳夹之。第二针缝合黏膜层的其余部分，从吻合口中点向患者左侧方向（译者注：对系膜缘）连续缝合关闭（图2-15B）。当缝合完这一层（图2-15C）后，在吻合两端用连续Connell或Cushing法缝合关闭后壁黏膜层至中点处汇合并打结，完成整个吻合口的黏膜层缝合（图2-16）。

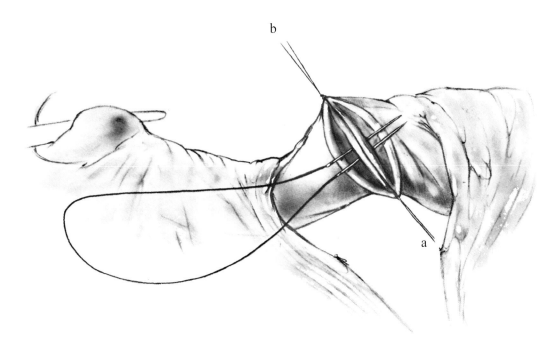

A. 吻合口前壁黏膜层中点缝合

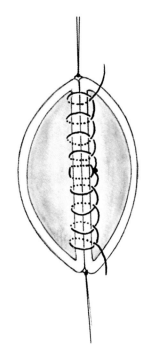

B. 吻合口前壁黏膜层连续锁边缝合

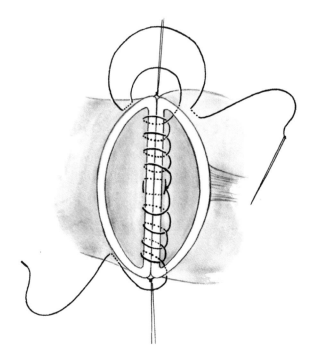

C. 吻合口后壁黏膜层缝合

图2-15　吻合口缝合

（5）用4-0丝线间断Lembert缝合吻合口后壁浆肌层（图2-17）。需要特别注意确保肠系膜边缘安全闭合。剪除所有的缝合线，用拇指和示指测量管腔，衡量吻合孔宽度，大小应可通过拇指指尖。

（6）用2-0 PG线连续缝合关闭肠系膜裂孔。连续缝合过程中，小心避免缝扎肠系膜内的重要血管。如果愿意，可以用上面描述的技术进行单层全层吻合，仅仅省略了黏膜层缝合。如果正确操作，可获得和两层缝合同样的效果。

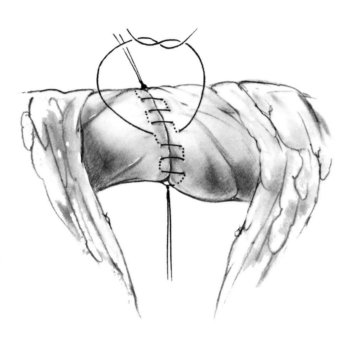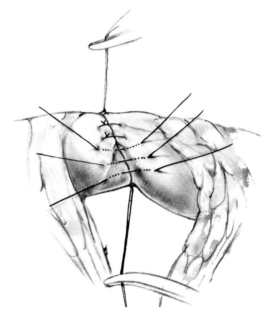

图2-16　吻合口后壁黏膜层缝合至中点打结　　　　图2-17　吻合口后壁浆肌层包埋

（十一）功能性端端器械吻合

（1）为进行器械吻合，需清除肠管周围的系膜组织，应用55/3.5 mm线性缝合器横向夹持结肠，缝合器闭合结肠，用手术刀切断之。在回肠所选位置进行相同操作。另外，缝合肠道也可使用直线型切割吻合器。除去缝合器两臂，应该可以明显地看到渗血。小心应用电凝或铬肠线缝合，控制大出血。将回肠和结肠并排，用钝剪刀从回肠和结肠的对系膜缘切除一个边缘8mm的三角区（图2-18）。在回肠插入直线型切割吻合器一臂，将另一臂插入结肠中，将二者对肠系膜缘紧紧夹持在一起（图2-19）。两段肠管都不应该拉伸，因为拉伸肠道会导致肠壁变薄，剩余部分不够吻合钉抓持。确定两肠管靠近缝合器轴心，击发，即完成侧侧端端吻合，吻合口大小约4～5cm。打开移走切割闭合器，检查击发缝合器时，吻合口有无出血和可能的技术故障。使用Allis钳钳夹剩余未吻合的部分，并用55/3.5mm线性缝合器关闭吻合口（图2-20）。在最后应用缝合器时，应包括所有先前缝合线。当使用Allis钳时，无需将x点和y点精确相对排列（图2-21），因为这将导致6条吻合线汇聚于一点而影响吻合口愈合。图2-22所示的两点排列方法将获得最好的结果。通过结肠侧壁检查吻合口的通畅性，这取决于两根手指的技巧。然后用电刀轻轻地电凝外翻的肠道黏膜。关闭肠系膜时，用相邻肠系膜或者如果有可能用网膜覆盖外翻的吻合线。

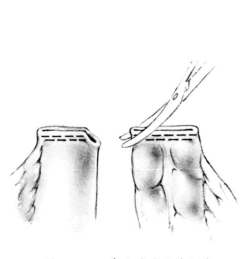

图2-18　剪除对系膜缘侧角

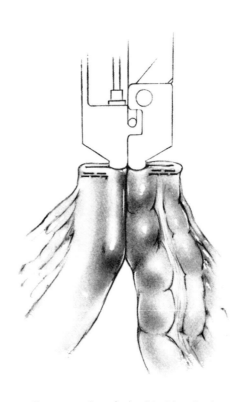

图2-19　置入直线型切割闭合器

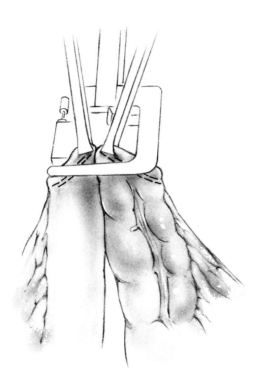

图2-20　关闭残余切口

x　y

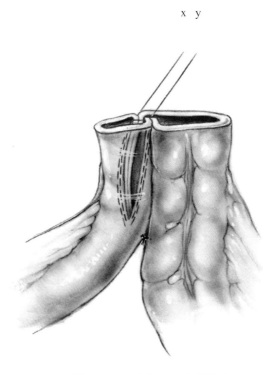

图2-21　x点与y点适度错开

（2）笔者用改良的Steichen法来吻合回结肠，通过减少两次缝合器的使用简化程序。第一步是插入直线型切割吻合器，一臂放入回肠，另一臂放入结肠。击发吻合器，在回肠和结肠对肠系膜缘间形成侧侧吻合。使用4~5把Allis钳夹持回肠和结肠末端，注意x点和y点应错开少许。在Allis钳下面上持90/3.5mm线性缝合器，击发，图2-23显示最终结果。基于笔者的经验，这是创建回结肠吻合最可靠的方法。

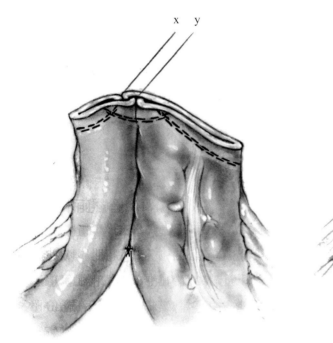

图2-22　最佳吻合示意图

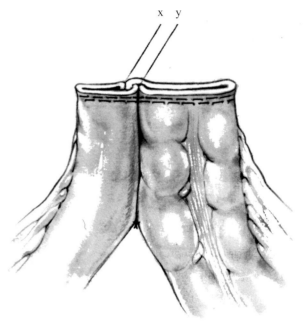

图2-23　改良的端端吻合术

（十二）切口缝合

手术组成员更换手套，弃用已使用过的所有手术器械。用生理盐水冲洗术野。如果可能，用大网膜覆盖吻合口。不放置引流管，常规方法缝合关闭腹部切口。

六、术后处理

（1）持续放置鼻胃管1~3天。

（2）延迟口服液体和食物，直到术后第5~6天。

（3）如果存在持续肠梗阻，则进一步延迟进食，进行腹部CT检查以排除脓肿、梗阻或吻合漏。

（4）如术前没有腹部感染（sepsis），术后则停止使用抗生素。

七、术后并发症

（1）回结肠或结肠结肠吻合漏可能表现为腹膜炎、结肠皮肤瘘或腹腔局部脓肿。如果出现局限性或弥漫性腹膜炎，则应急症剖腹探查，行两吻合肠管造口术。

（2）肝下、膈下或盆腔感染（sepesis）是结肠吻合术后偶发的并发症，甚至在没有吻合漏的情况下也可发生。腹部CT检查通常协助诊断，经皮穿刺置管引流术多可获得成功。

（3）切口感染需要及时拆除感染灶上方的全部缝线，以实现感染区域的充分引流。

参考文献

1. Furstenberg S，Goldman S，Machado M，et al. Minilaparotomy approach to tumors of the right colon ［J］. Dis Colon Rectum，1998，41：997.

2. Heili MJ，Flowers SA，Fowler DL. Laparoscopic-assisted colectomy：a comparison of dissection techniques ［J］. J Soc Laparoendosc Surg，1999，3：27.

3. Leung KL，Meng WC，Lee JP，et al. Laparoscopic-assisted resection of right-sided colonic carcinoma：a case control study ［J］. J Surg Oncol，1999，71：97.

4. Metcalf AM. Laparoscopic colectomy ［J］. Surg Clin North Am，2000，80：1321.

5. Schirmer BD. Laparoscopic colon resection ［J］. Surg Clin North Am，1996，76：571.

6. Young-Fadok TM，Nelson H. Laparoscopic right colectomy：five-step procedure ［J］. Dis Colon Rectum，2000，2：267.

7. Young-Fadok TM，Radice E，Nelson H，et al. Benefits of laparoscopic-assisted colectomy for colon polyps：a case-matched series ［J］. Mayo Clinic Proc，2000，75：344.

（作者：Danny M. Takanisbi and Fabrizio Micbelassi；译者：牛兆健　王天宝）

第三章　腹腔镜右半结肠切除术

一、适应证

（1）回结肠克罗恩病。

（2）内镜下无法切除的腺瘤性息肉。

（3）动静脉畸形。

（4）盲肠扭转。

（5）局部结肠缺血。

（6）癌症。

（7）右侧憩室炎。

二、术前准备

（1）对患者进行术前评估。术前影像学检查，包括CT扫描、钡剂造影检查和结肠镜检查，判断病变位置，检查相关并发症，鉴别有无共存病。

（2）术前对息肉予以内镜下墨水标记是必要的，以利于术中识别，避免术中行结肠镜检查。

（3）对复发的克罗恩病或有多次剖腹手术的患者，影像学检查尤为重要，以明确之前切除范围、残留肠管长度和各种肠曲的游离情况。

（4）术前机械肠道准备采用45mL磷酸钠溶液（Fleets phosphosoda，美国弗吉尼亚州林奇堡，C.B. Fleet有限公司），术前1天下午4点和晚上9点口服，每次口服后再饮水3～8盎司（90~240mL）。抗生素准备方案为术前1天，1g新霉素联合500mg甲硝唑，早7点和晚11点各给予一次。

（5）手术开始时，静脉注射2g头孢替坦，皮下注射5 000U肝素。

三、手术陷阱与风险

（1）肝脏、十二指肠或肝十二指肠韧带相关组织损伤。

（2）上腹部血管、肠系膜血管、髂血管或性腺血管损伤出血。

（3）小肠或结肠意外切开。

（4）意外损伤腹膜后肾脏。

（5）吻合不良或扭转。

四、手术策略

（1）腹腔镜辅助下进行选择性右半结肠切除术，回肠、盲肠和结肠肝曲在体内向十二指肠和中结肠血管方向游离。从长约4cm上腹正中切口取出肠管。切除肠管后，建立一个功能性端端回结肠侧侧吻合。肠管最后放回腹腔，再次充气，检查腹腔内脏器。

（2）对原发或复发克罗恩病回肠炎患者，可能遇到严重的炎症或粘连。于没有炎症的部分开始解剖，确定合适的平面。使用两把Babcock钳从回盲瓣到空肠十二指肠连接处对小肠进行检查，这对评估共存病的位置至关重要，而这些病变在通过腹腔镜完成最大解离后可予以相应处理。切除、吻合、肠切开修复和狭窄成形术易于通过有限的切口在体外完成，最好是正中切口，以保护可能的造口部位。

五、手术技巧

（一）手术体位和套管放置

（1）全身诱导麻醉后，将患者置于改良截石位，下肢放置在低位的加垫脚蹬上，以保证器械顺利操作。患者两臂放在躯体两侧，采取特别的处理措施，确保患者不因手术过程中体位旋转和倾斜而掉下手术床。至少需要两个显示器，患者床头两侧各放置一个（图3-1）。泌尿科医师放置输尿管支架，随后插入导尿管和鼻胃管。剃净患者腹部体毛，聚维酮碘消毒，正确铺单。

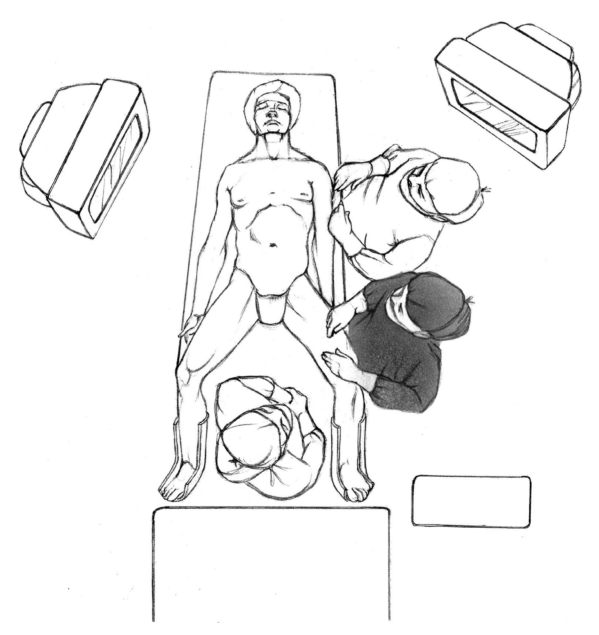

图3-1　手术体位

（2）为放置穿刺套管，助手应站于患者右边，而手术医生站于患者左边。放置3～4个10mm的套管，这些套管在大多数手术步骤中都发挥作用（图3-2A、图3-2B）。首先在脐上采用直接切开法置入一个10mm的套管，并插入摄像头。对再次手术患者，第一个套管可以选在远离疤痕的左上腹。向腹内充气，使腹内压达到15mmHg。沿左腹直肌外侧边缘放置另外两个套管，相距8～10cm，分别位于中腹部和左髂窝的位置。这种穿刺布局形成足够大的三角形结构，利于手术操作。所有穿刺应考虑到可能的造口或引流部位。肥胖或腹部粘连较重的患者，可在左上腹放置备选套管，在肝曲解离时便于牵拉相应的组织器官。一旦所有套管放置完毕，助手移位到患者左侧，以便操控摄像头。

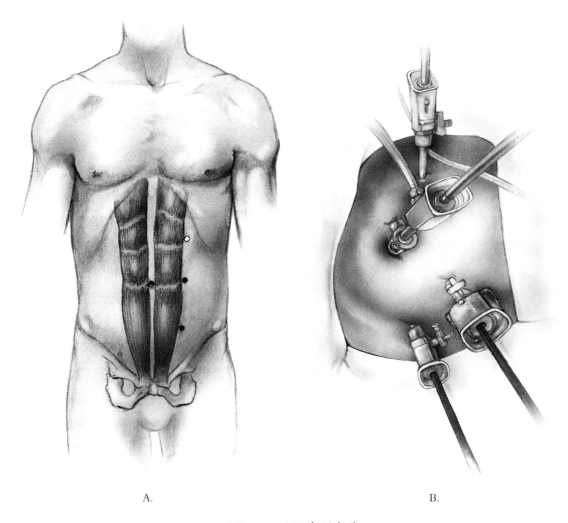

A. B.

图3-2 放置穿刺套管

（二）探查

进行探查以评估粘连和意外的病变，判断疾病程度。肿瘤患者，检查腹膜表面和肝脏有无转移。广泛粘连需要早期中转开腹手术，大块的蜂窝织炎或肿块需要长切口才能切除，腹腔镜难以胜任。炎症性肠病的意外并发症需要高超的腹腔镜技术，甚至可能需要中转剖腹手术。使用两把Babcock钳从回盲瓣开始到空肠十二指肠连接处彻底检查小肠，对评估解剖和鉴别病变至关重要。任何疾病的同时跳跃病灶，例如炎症或狭窄，都应用缝线及时标记，以便于后续切除或切除后狭窄成形术。上述操作均通过中线切口于体外完成。

（三）游离盲肠

操作台向患者左侧倾斜，使用Trendelenberg体位，促使右半结肠移向中线，防止小肠进入手术区。通过左上套管放置Babcock钳，轻轻地抓住盲肠系膜并向内侧牵拉。左下套管放置10mm超声刀，打开回肠末端肠系膜底部和盲肠周围的腹膜，从而暴露腹膜后间隙（图3-3A）。在没有炎症和粘连的位置开始解剖，沿盲肠后的无血管区域行进至十二指肠和结肠肝曲之间（图3-3B）。切开盲肠外侧腹膜（图3-4）。在腹膜后间隙识别输尿管，输尿管跨过右髂血管，与性腺血管平行。应格外注意识别Gerota筋膜前方的正确解剖平面，因为过多的侧方切除将导致肾脏向内侧移位，而导致后续肝曲解离困难。小血管出血妥善处理，这对手术过程中能否清楚判断正确的解剖平面十分重要。早期识别十二指肠，防止损伤和无意的电烧伤。对可能发生广泛的腹腔粘连和（或）腹腔、盆腔或腹膜后炎症的患者，术前放置输尿管支架颇有裨益。

（四）肝曲游离

处理肝曲和横结肠时，手术医生经常需移到患者两腿之间的位置。现将患者置于陡直的反Trendelenberg体位，继续解剖肝曲附近的侧腹膜，分离肝结肠韧带（图3-4B）。向尾侧牵拉横结肠，向头侧牵拉大网膜，用超声刀或剪刀剪开网膜与横结肠连接处，从横结肠中段到肝曲分离网膜（图3-5A、图3-5B）。备选的第四个左上腹套管可用来放置抓钳，便于将大网膜向上牵引，尤其在特别肥胖、有炎症或粘连存在时（图3-2A、图3-2B）。总体而言解离右侧半横结肠到中结肠血管水平，以确保游离至中线的最佳长度。完成游离后，右半结肠悬吊在肠系膜上，后者内含回结肠、右结肠和中结肠动脉。

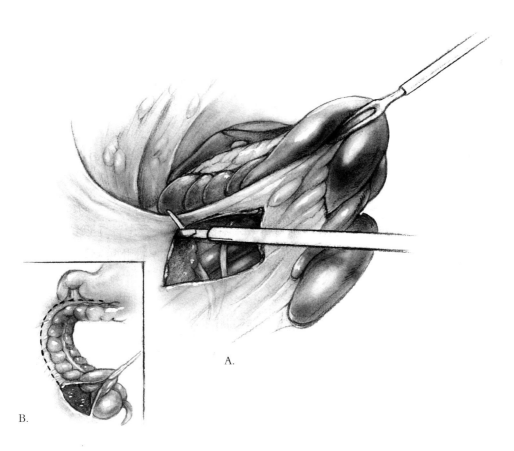

A.

B.

图3-3　剪开盲肠周围腹膜

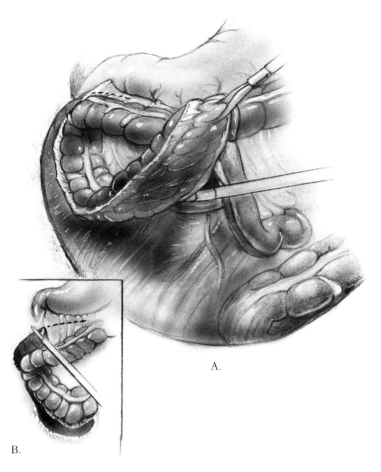

图3-4　游离升结肠

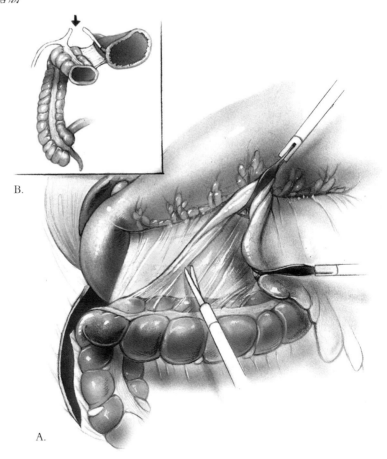

图3-5　剪开胃结肠韧带

（五）体外切除和吻合

一旦实现适当游离，则将脐上套管穿刺部位扩展为长约4cm的正中切口。用不透水的塑料套保护切口，轻轻抓住盲肠，从切口很容易递出右半结肠（图3-6）。选择标记回肠和结肠横断点。在肠切除前，分离、钳夹、离断、结扎相应的肠系膜，同时防止肠及其系膜发生扭曲。分离肠系膜后，用可吸收的缝线缝合肠系膜，暂不打结。使用直线性切割闭合器离断回肠和横结肠，随后行回结肠端侧吻合。吻合口应没有张力、密封、血供良好。然后肠系膜裂孔缝线打结。任何共存病、狭窄或蜂窝织炎都在此时予以相应处理。对有炎症性肠病的患者，通过此切口可以检查全部小肠。

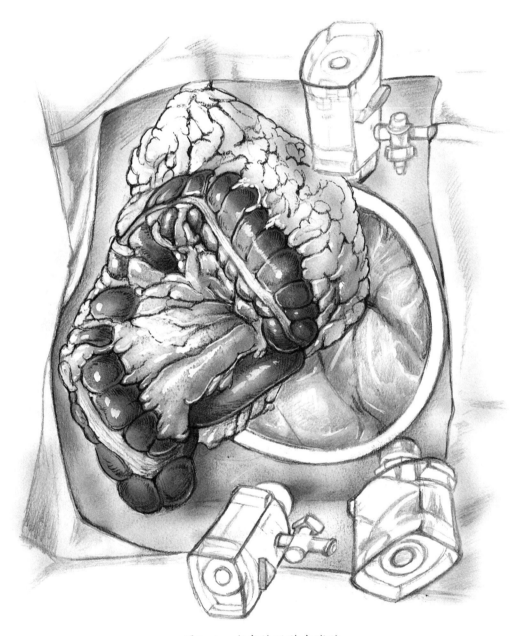

图3-6　右半结肠移出腹腔

（六）重新充气和检查

从两端开始，用可吸收的缝线缝合中线切口的筋膜，但在中部留下开口。插入10mm插管，腹部再次充气。检查腹内脏器确保肠系膜没有扭曲，术野没有出血。直视下移除套管，缝合中线筋膜。用可吸收线缝合中线切口和各套管戳孔，覆盖粘胶带和纱布敷料（图3-7）。

六、术后处理

患者术后开始清流质，使用自控镇痛泵。术后第1天，拔除导尿管，口服药物控制疼痛。肠功能恢复后开始饮食，患者不久即可出院。

七、术后并发症

（1）吻合漏。

（2）小肠梗阻。

（3）切口感染。

（4）戳孔疝。

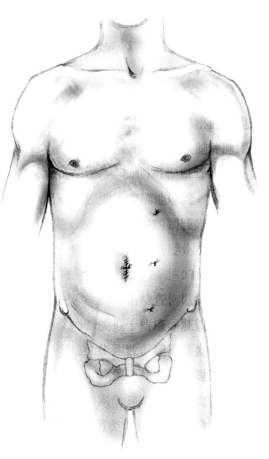

图3-7 缝合腹部切口及戳孔

参考文献

1. Wexner SD，Moscovitz ID. Laparoscopic colectomy in diverticular and Crohn's disease：minimal access surgery，Part 1［J］. Surg Clin North Am，2000，80（4）：1299-1319.

2. Miranda JA，Singh JJ. Laparoscopic right hemicolectomy.In MacFayden B，Wexner SDW（eds）Laparoscopic Surgery of the Abdomen［M］. New York：Springer-Verlag，2004：359-363.

3. Cera C，Wexner SD. Diverticulitis. In Advanced Therapy of Minimally Invasive Surgery［M］. New York：B.C. Decker（in press）.

4. Wexner SD（Guest Ed）. Laparoscopy for benign disease.Seminars in Laparoscopic Surgery［M］. New York：Westmin-ster Publications，2003.

5. Wexner SD（Guest Ed）. Laparoscopy for malignant disease. Seminars in Laparoscopic Surgery［M］. New York：Westmin-ster Publications，2004.

（作者：Steven D. Wexner and Susan M. Cera；译者：牛兆健　胡宝光）

第四章　左半结肠切除术

一、适应证

鉴于大约3/4的恶性肿瘤位于横结肠近端范围内，其治疗需要切除右侧半结肠和横结肠，而远端横结肠、结肠脾曲、降结肠、乙状结肠部位的恶性肿瘤则需采用左半结肠切除术（图4-1、图4-2）。

二、术前准备

见第二章。

三、术中陷阱与风险

（1）脾损伤。

（2）输尿管损伤。

（3）吻合失败。

四、手术策略

（一）分离范围

左半结肠恶性肿瘤的淋巴引流经左结肠静脉或乙状结肠静脉到肠系膜下血管。通常，肠系膜下动脉由主动脉发出，而肠系膜下静脉则在胰腺下方汇入脾静脉。除治疗位于乙状结肠远端的病灶外，结肠的下方切断线位于直肠上端，距骶骨岬上方2～3cm处（图4-1、图4-2）。直肠残端位于骶骨前部分无须切除，但吻合口应在腹腔内。这一段直肠残端的血供来源于直肠上动脉与直肠中动脉，血供几乎恒定良好。结肠近段部分的血供来自中结肠动脉，血供通常亦良好。在手术过程中的任何情况下，都不能损伤吻合口周围的血管。

（二）游离结肠脾曲

如果外科医师能够精确辨认解剖层次，结肠脾曲就有可能在不分离单个血管的情况下被完全游离。结肠的唯一血供来源于肠系膜。分离过程中的出血原因有以下3个方面。

（1）结肠和附着于其上的网膜向下的牵引力可能经常撕脱少许与网膜相连的脾被膜。在分离结肠脾曲时，探查脾下极和在用力牵引之前，应在直视下用Metzenbaum剪分离此附着区域。

（2）出血是由于外科医师没有辨认出网膜和附着于远端横结肠上的肠脂垂之间的解剖层次。肠脂垂可能向横结肠边缘延伸1～3cm，当这些部位被不经意的分离，就会发生出血。注意大网膜中的脂肪形态与肠脂垂中的脂肪有相当大的不同，前者呈多个小叶分隔状外观，每个小叶的直径为4～6mm，而肠脂垂所包含的脂肪看上去表面完全光滑。如果能够辨认出大网膜和肠脂垂之间的解剖层次，结肠脾曲的分离就不会出血。

（3）出血可由于分离肾结肠韧带时的钝性游离导致。这会撕裂一些贯穿于被覆在肾脏表面Gerota

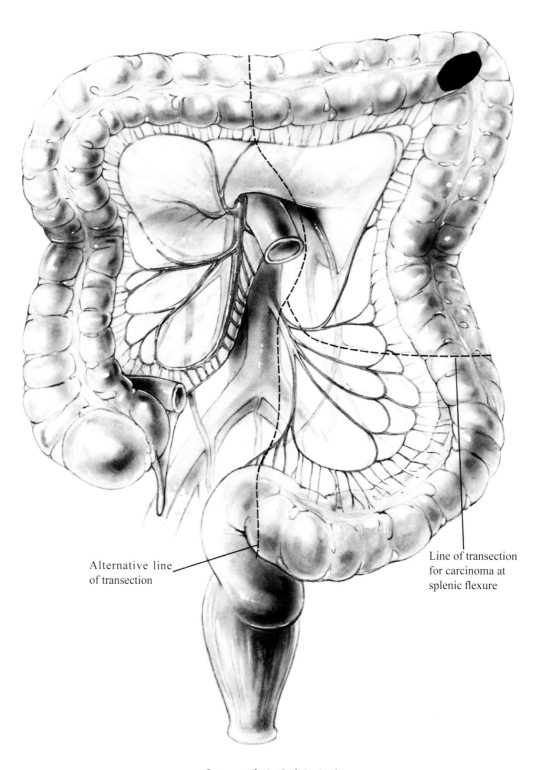

Alternative line
of transection

Line of transection
for carcinoma at
splenic flexure

图4-1 脾曲肿瘤切断线

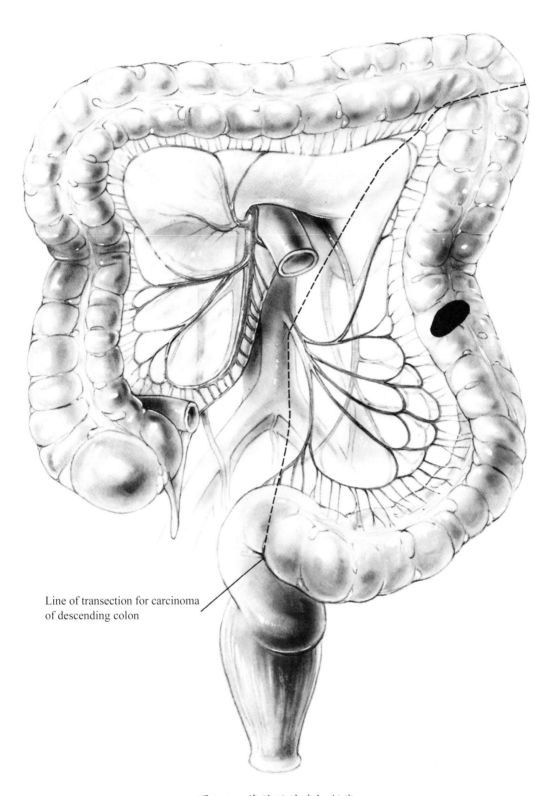

Line of transection for carcinoma
of descending colon

图4-2　降结肠肿瘤切断线

筋膜中的静脉。精确地辨认肾结肠韧带并且仔细地将它的轮廓勾勒出来，然后沿着肾被膜内侧缘用Metzenbaum剪将之分离，这样能够防止出血的发生。虽然经典的解剖学书籍通常不会描述肾结肠韧带，但这一结构通常表现为由肾被膜前表面延伸到结肠系膜后表面的纤细结构（图4-4、图4-5）。

安全游离结肠脾曲有3个必要步骤：首先，最明确的一步是切开位于左结肠旁沟内的向结肠脾曲走行的壁层腹膜；其次，分离来源于远端横结肠和来源于近脾下极处左侧腹壁（有此附着处的患者）的大网膜左侧缘；最后，一个需要仔细理解的步骤，就是辨认并且分离肾被膜和前方结肠系膜之间的肾结肠韧带。然后将示指通过位于结肠脾曲的肾结肠韧带的深处（图4-5），自这一平面通向脾结肠韧带，此韧带同样无血管，并且可通过手指从下层脂肪组织将其分离，用Metzenbaum剪开之。这部分脂肪组织有可能包含一个带血管的肠脂垂。在脾结肠韧带被分离之后，示指就能触及另一个无血管的由胰腺延伸至横结肠的韧带，这条胰结肠韧带包含横结肠系膜的上部。分离这条韧带可使除肠系膜之外的远端横结肠和结肠脾曲完全游离。事实上，肾结肠韧带、脾结肠韧带和胰结肠韧带形成一个包含多个连续无血管薄层组织的联合体。

（三）无瘤技术

无瘤技术应用于左半结肠病灶比应用于右半结肠病灶更加困难。在许多情况下，通过早期游离乙状结肠，辨认并结扎肠系膜下血管并且分离结肠系膜可以实现这项技术。所有这些都需要在处理肿瘤之前进行，必须采取辨认并保护输尿管的相关措施。

与右半结肠的解剖结构可使无瘤技术易于实现而成为一种常规操作不同，有些情况下肿瘤位置或结肠系膜过度肥厚，使外科医师更难完成这一操作。大部分外科医师习惯于先游离左半结肠再结扎其血管及其附着物，这种对肿瘤的最低限度的干扰处理方法令人满意。

（四）吻合技术

因为吻合口通常位于腹腔内并且直肠残端大部分由腹膜覆盖，吻合口漏发生率在2%以下。吻合口可根据外科医师的个人偏好选择端端吻合术或Baker法端侧吻合术。

吻合时，笔者更倾向于选择功能性端端吻合术（图4-35至图4-38）。可能也会用到圆形吻合器（图6-26至图6-33），但是这项技术形成的吻合口内径略微偏小。

五、手术技巧

（一）切开与暴露

自剑突下约4cm至耻骨做腹正中切口，打开并探查腹腔（图4-3A）。用Thompson牵引器提起左肋缘，这有利于暴露将要游离的结肠脾曲。将小肠从腹腔中取出并放至患者右侧。应用纱布条结扎阻断肿瘤近端及远端的结肠。

（二）游离降结肠及乙状结肠

手术医生站在患者左侧，沿降结肠和Toldt白线之间，在左结肠旁沟中的腹膜上做一长切线（图4-3B）。用左手示指提起这层腹膜，然后继续用Metzenbaum剪向上剪开直到触及结肠脾曲的直角弯曲处。此时腹膜切口应沿靠近结肠的方向剪开，否则侧腹膜切口会向脾上方和外侧扩展。与此相似，用示指导向并用Metzenbaum剪完成侧腹膜切口下部的剪开，沿乙状结肠系膜附着处向下至直肠乙状结肠区域，游离乙状结肠。

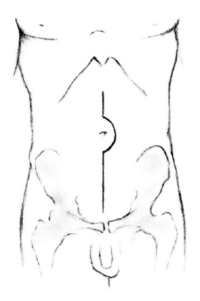

A. 腹部切口

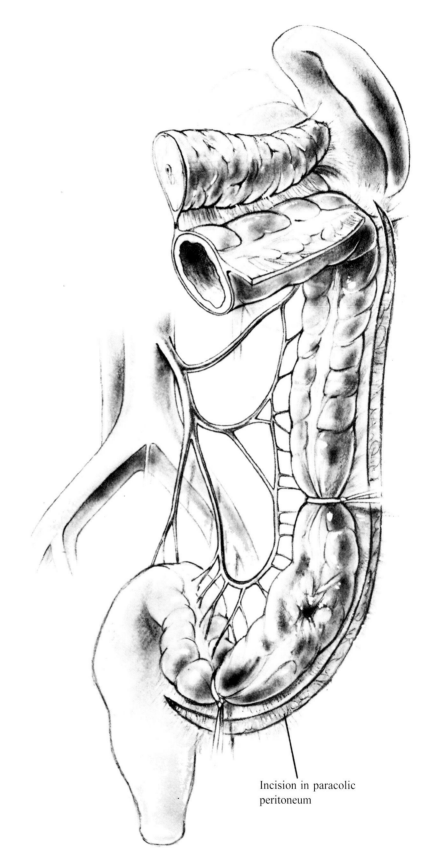

Incision in paracolic peritoneum

B. 结肠旁沟切口

图4-3　游离降结肠及乙状结肠

（三）切断肾结肠韧带

在将降结肠牵拉到患者右侧的同时，可以发现，覆盖在肾筋膜表面菲薄的韧带状结构向内侧延伸并附着于结肠系膜的后表面（图4-4）。多数外科医生会选择利用海绵钳夹持纱布垫钝性分离这一构成韧带的肾结肠之间的附着物，但这一操作方法常会撕裂肾筋膜表面的小静脉而致不必要的出血。取而代之的是利用Metzenbaum剪在肾筋膜内侧缘和其邻近结肠之间的连接点附近分离这一结构。一旦切开结肠旁腹膜，应用示指易于提起这一纤维性结构以暴露其轮廓（图4-5）。上段输尿管和性腺静脉会在肾结肠韧带被分离之后显露出来，沿输尿管向下追踪至其骨盆入口处并用硅胶管悬吊标记以利于术中随时辨认。

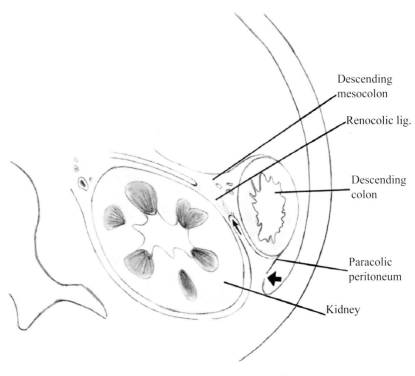

图4-4　肾结肠韧带

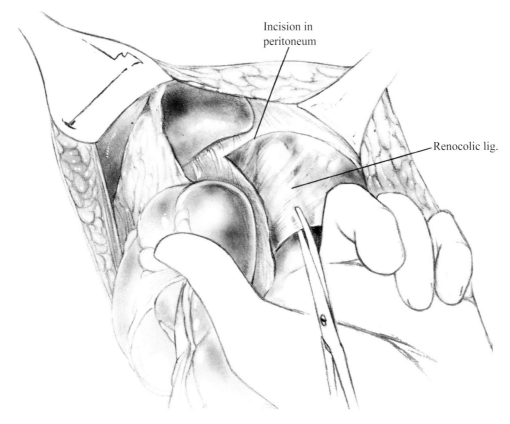

图4-5　切断肾结肠韧带

（四）游离结肠脾曲

现在可以看到脾下极。锐性分离任何位于大网膜与脾被膜之间的附着物以避免不经意地撕裂脾被膜（由于对大网膜的牵拉）。通常应用局部止血剂可以控制脾被膜撕裂引起的出血。有时利用无损伤缝针缝合会有帮助。

这一阶段需要辨认并分离大网膜与横结肠侧方之间的附着结构。牢记要仔细区分肠脂垂脂肪与呈分叶状的大网膜脂肪（见上文手术策略）。从横结肠远端10～12cm处游离大网膜（图4-6）。如果肿瘤位于横结肠远端，大网膜与肿瘤无须分离，应于胃网膜血管弓之外分离大网膜。

现在回到之前肾结肠韧带已被分离的阶段。将右手示指伸到肾结肠韧带上部之下并将其捏在示指与拇指之间，这一方法可定位脾结肠韧带（图4-7）。这一韧带需在外科医生的右手示指引导下由第一助手切断。再将示指向内侧伸入5～6cm会触及一无血管的胰结肠韧带（图4-7、图4-8），这是横结肠系膜向上的延伸。当这一结构被切断后，远端横结肠和结肠脾曲与其后侧所有的附着组织分离。需利用缝合结扎术或电凝控制此区域的任何出血。

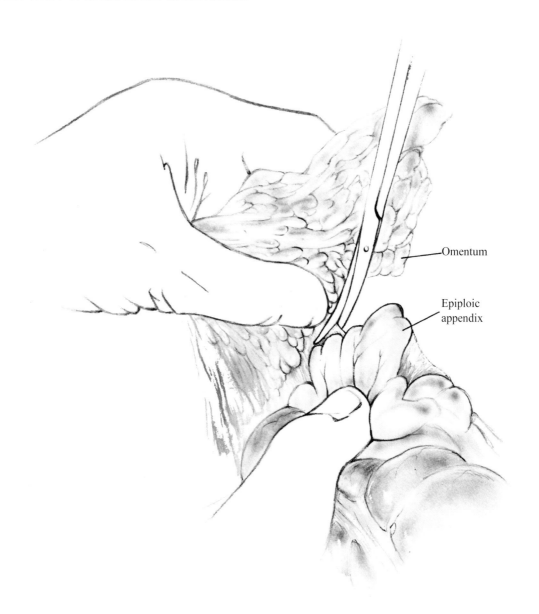

图4-6　切除左侧半大网膜

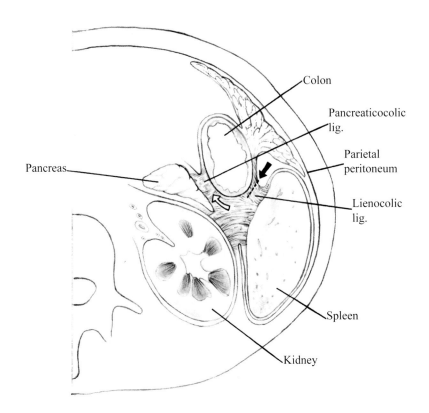

图4-7 切断脾结肠韧带

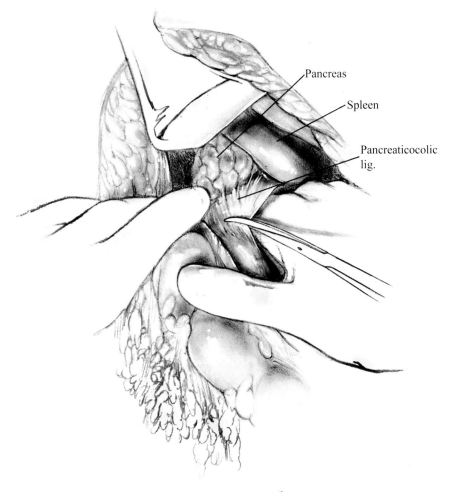

图4-8 切断胰结肠韧带

（五）结扎并切断肠系膜下动脉

从十二指肠水平部向下至骶骨岬在结肠系膜内侧作一切口。通过触摸肠系膜下动脉从主动脉发出的区域可轻易辨认这一动脉。向下清扫邻近的淋巴组织，游离肠系膜下动脉，用2-0丝线距主动脉1.5cm处双重结扎（图4-9），然后将其切断。向标本方向清扫主动脉前的结缔组织和淋巴结。因切断主动脉前方的交感神经会导致男性患者性功能障碍，所以没有必要游离主动脉的前壁。如果通过轻柔的手法游离侧方淋巴结来完成对主动脉前方的清扫，交感神经就不会被无意切断。此时可以于胰腺下缘切断经过十二指肠空肠曲外侧的肠系膜下静脉。

（六）切断结肠系膜

根据肿瘤所在的位置，切断钳夹之间的包括边缘动脉的结肠系膜（图4-10）。

图4-9　切断肠系膜下动脉

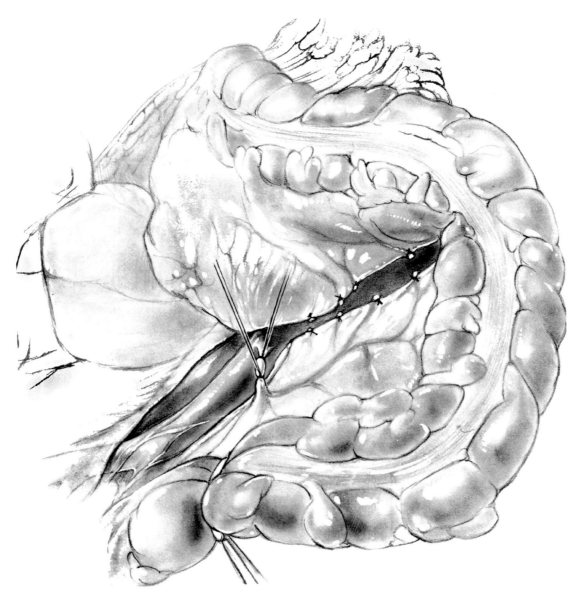

图4-10　切断结肠系膜

（七）结扎并切断直肠系膜

向直肠预切断处，切断远端已结扎的肠系膜下动脉的血管蒂，从主动脉和髂血管向下至骶骨岬水平。依次切断成对止血钳之间直肠周围的脉管组织直至显露上段直肠壁，然后清除吻合口周围的脂肪和结缔组织，游离直肠残端。吻合口处要在距离骶骨岬上方2～3cm处，在此区域，3/4的直肠前方和侧方被腹膜覆盖。

（八）置入切口保护器

在腹腔内置入切口环形保护器或湿剖腹垫，隔离切口与结肠，以防止结肠切开时污染皮下组织。

（九）切断结肠和直肠

暴露选择切断的结肠近端。用Allen钳夹闭标本侧。在应用Doyen钳或其他类型无创伤钳钳夹之后切断结肠，防止污染。完全清除末端1cm结肠周围的结缔组织和脂肪，以利于浆膜环周暴露。像用Allen钳夹闭结肠近端标本侧一样处理标本侧远端。此时切断直肠上段并取出标本，清除直肠内容物。无须止血钳钳夹，用PD或PDS缝线就能有效控制直肠壁的任何出血。完全清除直肠切缘1cm之内的周围脂肪和结缔组织，以利于准确的浆膜层缝合。

（十）旋转法端端双层吻合术

旋转法端端双层吻合术步骤：

（1）检查两肠管断端的血供是否良好，确定其浆膜周围至少1cm之内的结缔组织和血管被清除干净。

（2）下移结肠近断端，使其肠系膜位于吻合口右侧缘，不翻动直肠（图4-11）。

（3）如果其中一段肠道的直径明显比另一段狭窄，可以在狭窄肠段的对系膜侧作一长1～2cm的纵行切口（Cheatle技术）（图2-10、图2-11）。

（4）缝置第一层浆肌层缝合线。如果直肠残端不连于骶骨之上并且可以轻易旋转180°，作为吻合的第一步，缝合吻合口前壁的浆肌层会变得更加容易。

（5）4-0无创伤缝线Lambert法缝合浆肌层，先缝合吻合口外侧缘再缝合内侧缘。利用间断缝合技术，将第三针缝于前两个缝线中间处（图4-11）。每一针包含直肠和结肠上5mm的组织（包括黏膜下层）。

（6）继续对等分法完成全部浆肌层缝合，将其打结，剪去除两侧牵引线之外的所有缝线。两侧的缝线用止血钳钳夹（图4-12）。将一把止血钳穿过缝合处下方（图4-13），夹住并牵拉右侧固定线线，将吻合口旋转180°（图4-14）。

（7）将双针5-0 Vicryl或PG缝线于中间全层缝合吻合口前壁（图4-15A）。打结后，继续用连续锁边缝合完成肠道全层的缝合（图4-15B）。然后利用这两个缝针行Connell或Cushing法缝合吻合口后壁（图4-16）。

（8）4-0无创伤线，Lambert法缝合吻合口后壁浆肌层（图4-17）。当剪掉所有线尾之后，再将吻合口回旋180°，使其回到正常位置。

（十一）端端吻合的替换技术

当直肠与结肠无法旋转180°的情况下，必须利用另一项技术，这项技术要求首先缝合后方的浆肌层。将直肠和近端结肠的左侧浆肌层用4-0丝线缝合，暂不打结，用止血钳钳夹牵拉用作左侧牵引线。同样将第二条缝合线缝合直肠和近端结肠的右侧缘并同样用止血钳钳夹（图4-18）。

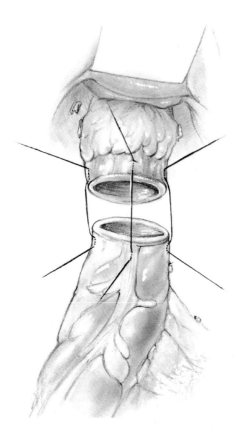

图4-11　吻合口两侧固定线

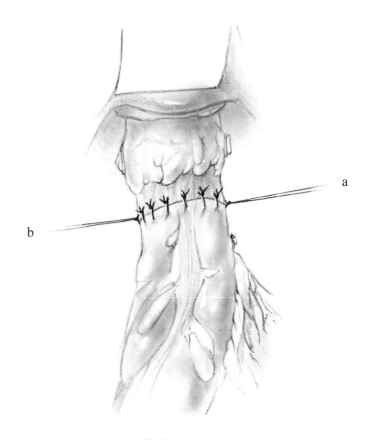

图4-12　前壁浆肌层Lambert法缝合

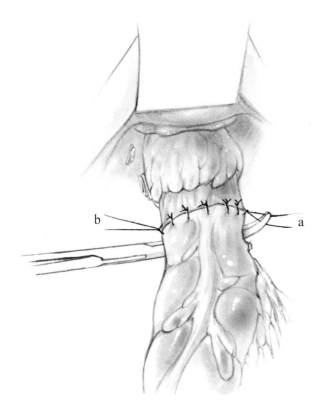

图4-13　钳夹右侧固定线

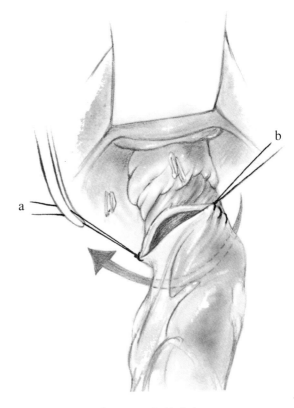

图4-14　翻转吻合口

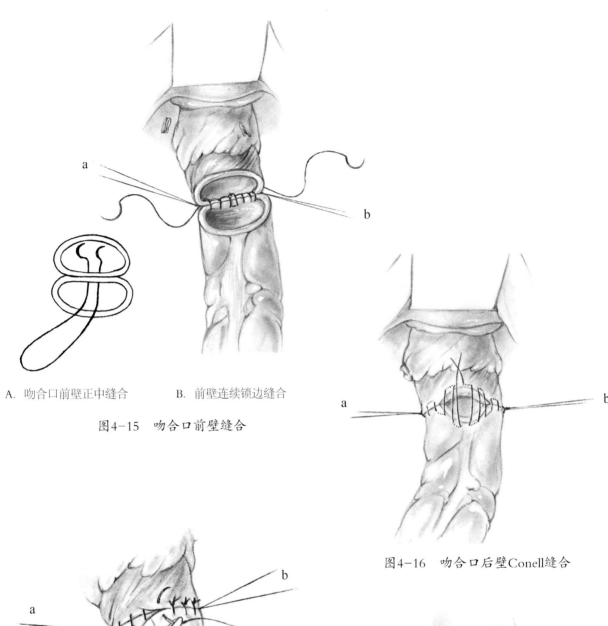

A. 吻合口前壁正中缝合 B. 前壁连续锁边缝合

图4-15 吻合口前壁缝合

图4-16 吻合口后壁Conell缝合

图4-17 吻合口后壁浆肌层包埋

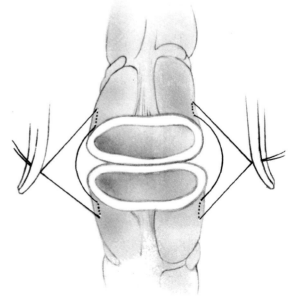

图4-18 缝置两侧牵引线

4-0丝线Lambert法缝合吻合口后壁浆肌层，完成外层缝合（图4-19）。每逢一针都要用止血钳钳夹直到缝合完毕。缝合完毕后，将所有缝线打结并且剪除两侧牵引线之外的所有线尾。用双针无创伤5-0 Vicryl线开始缝合吻合口后壁全层，于后壁中点行褥式缝合并打结（图4-20）。用其中一根缝针作连续锁边缝合，针距5mm，贯穿肠壁全层（图4-21）。继续锁边缝合直达吻合口左缘。此时将缝合针从直肠内穿出至直肠外并暂时用止血钳钳夹（图4-22）。

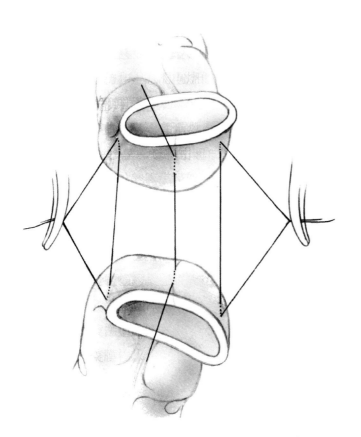

图4-19　吻合口后壁浆肌层Lambert法缝合

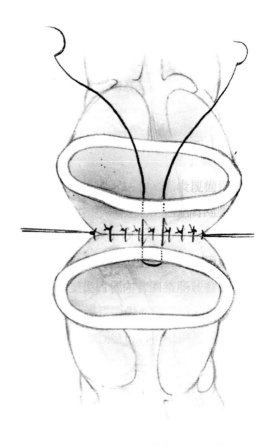

图4-20　吻合口后壁中点褥式缝合

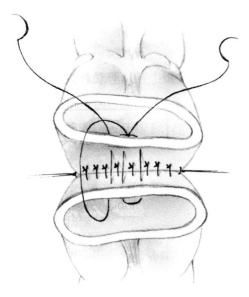

图4-21　采用锁边缝合

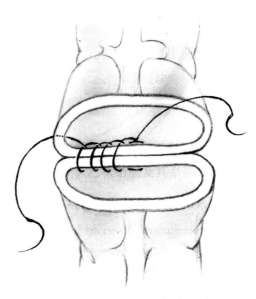

图4-22　左侧缝针穿出肠壁

夹住另一根缝针用同样方法从中点至吻合口右侧缘作连续锁边缝合，缝至右侧缘后同样将缝针由内向外穿出肠壁（图4-23）。

手术医生移位至患者右侧，用吻合口右侧缘的缝合针开始缝合吻合口前壁。按Cushing或Connell法缝合直到吻合口前壁中点。同法用吻合口左缘的缝针，向吻合口前壁的中点缝合。两针相遇后，打结并剪去线尾，完成吻合口前壁的全层缝合（图4-24、图4-25）。

采用Lambert法，应用4-0无创伤线完成吻合口前壁的浆肌层缝合（图4-26）。此时，小心旋转吻合口，检查后壁吻合的完整性。在关闭肠系膜之前，应用拇指和示指将结肠套入直肠，检查吻合口直径，然后用2-0 PG缝合线连续缝合关闭肠系膜裂孔（图4-27），而左结肠旁沟的腹膜切口无须缝合。

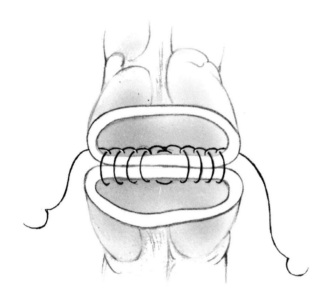

图4-23　右侧缝针穿出肠壁

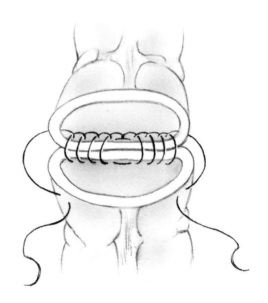

图4-24　吻合口前壁Connell缝合

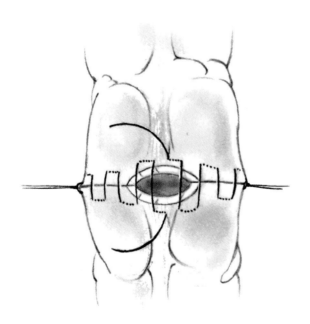

图4-25　前壁缝线中点打结

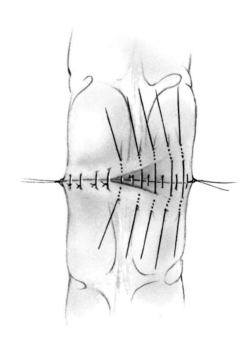

图4-26　吻合口前壁Lambert法浆肌层包埋

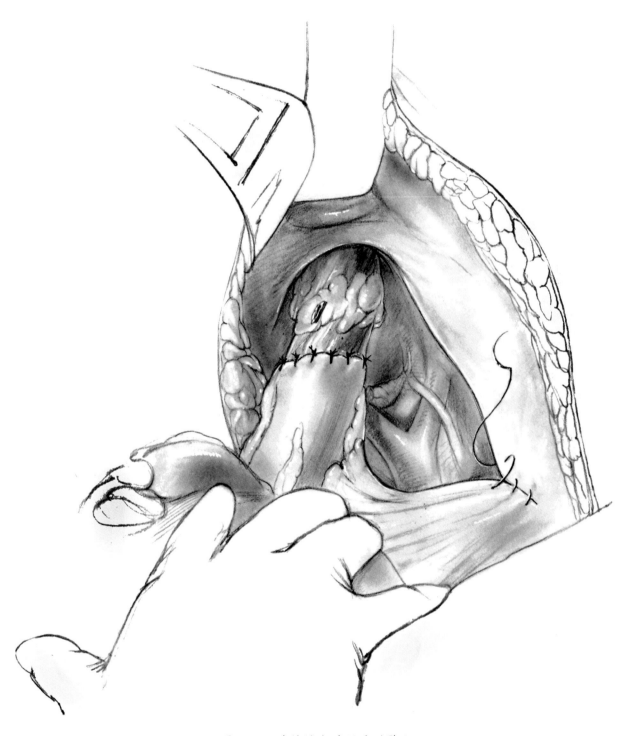

图4-27　连续缝合关闭系膜裂孔

（十二）闭合器结直肠吻合术

闭合器结直肠吻合术需要利用55/3.5mm的线性闭合器，应用Allen钳夹闭标本侧并用闭合器横断结肠（图4-28）。移除闭合器（图4-29）并用一个无菌橡胶手套包裹结肠断端，纱布带结扎之（图4-30，图4-31），或者用直线型切割闭合器切断结肠。注意提前清理直肠周围脂肪和脉管组织。利用55/3.5mm直线型闭合器钳口夹持直肠并击发，暂不要移除标本（图4-28）。保留直肠为在后续应用闭合器过程中向上轻柔牵拉提供方便。

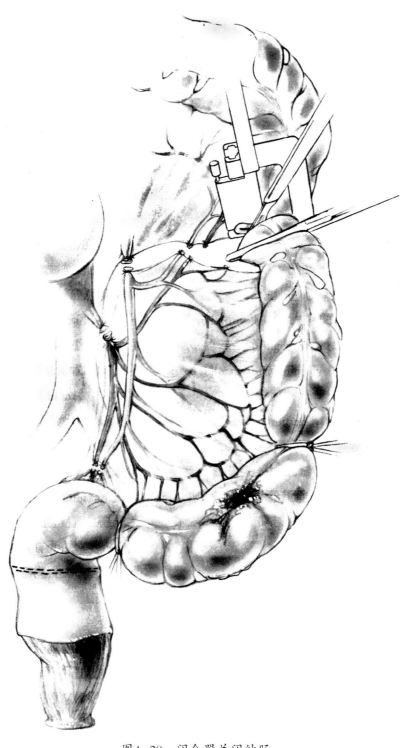

图4-28　闭合器关闭结肠

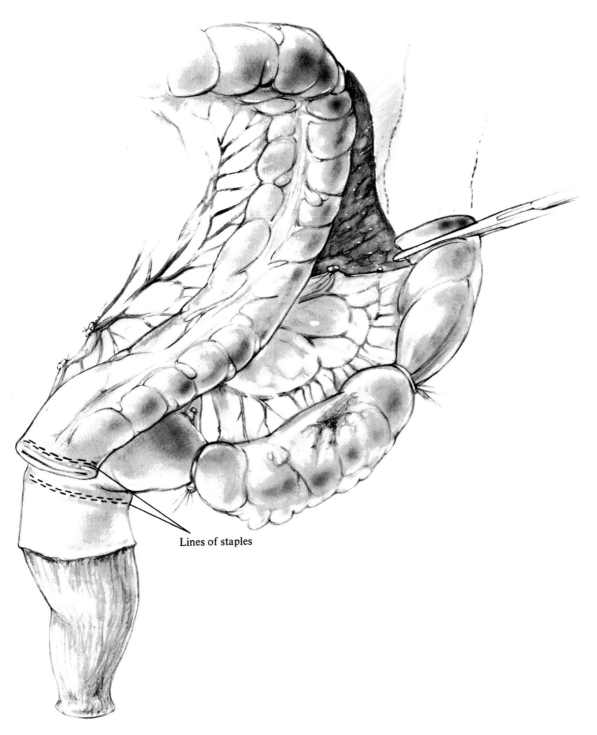

Lines of staples

图4-29 结肠、直肠闭合线

　　在距离钉合线近端5～6cm处的结肠对系膜缘作一戳孔，可使用手术刀或电刀完成。在距离原有钉合线远端1cm的直肠残端的前壁上做第二个戳孔（图4-32），靠近缝合两个相对的戳孔，将近端结肠置于直肠残端前方。置入直线型切割闭合器的两臂，一个置于直肠残端而另一个置于结肠（图4-33）。

　　吻合直肠和结肠时，可用Allis钳和牵引线适度牵引。击发后打开闭合器，将其移除，然后仔细检查钉合线是否有缺损或出血。用4-0 PG无创伤线连续内翻缝合关闭戳孔处，再用4-0无创伤线行浆肌层Lambert缝合，以加固吻合口（图4-34）。仔细检查所有钉合线以确定吻合钉关闭成大写字母B的形状。出血点需要仔细的电凝或者稳妥的缝合结扎。靠近直肠钉合线上离断直肠乙状结肠，移除肿瘤标本。

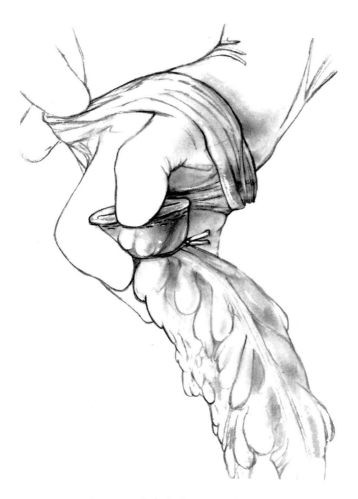

图4-30　手套包裹结肠标本断端

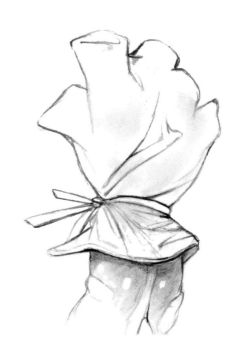

图4-31　纱布条结扎

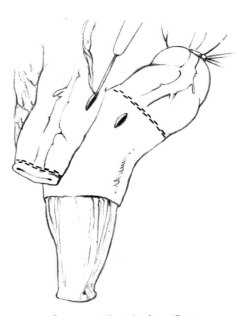

图4-32　结肠与直肠戳孔

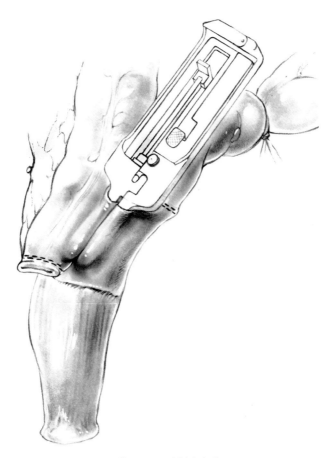

图4-33 侧侧吻合

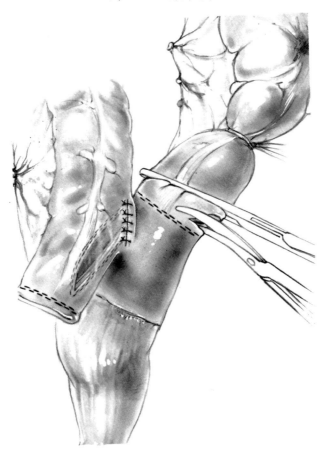

图4-34 移除标本

（十三）闭合器结肠功能性端端吻合术：Chassin法

当一段待吻合肠管的管腔比另一段明显狭窄时，如同许多回结肠吻合术，图2-21和图2-23所示的技术是最简单的方法。当在骶骨岬远侧采用钉合吻合术时，环形吻合技术是首选方法（第六章）。然而，对于所有其他腹腔内的大、小肠之间的吻合，笔者提出一个端端吻合术的改进方法。这个将在下文描述，改进方法可以避免六排钉合线重叠的可能性，重叠在Steichen法中经常发生。

（1）使待吻合肠管对系膜缘紧靠在一起，呈一条直线。

（2）置入直线型切割闭合器（图4-35）。将肠管的系膜缘置于与闭合器相对的位置。避免闭合器的两臂夹持额外组织，关闭并击发。

（3）打开切割闭合器，将其移除，用Allis钳夹住GIA钉合线的末端侧角（图4-36，a点示第一个末端侧角）。

（4）将90mm直线型闭合器放在适宜位置，关闭并击发（图4-37）。用Mayo剪剪去多余肠管，电凝外翻的肠黏膜。

（5）移去闭合器并仔细检查全部吻合钉是否呈大写字母B形结构。

（6）最后，在吻合口肛侧基部，4-0无创伤线Lambert法浆肌层缝合（图4-38），以防止任何过度牵拉力对吻合口造成不利的影响。

（十四）关闭系膜裂孔

弃用污染的手套和手术器械。冲洗腹腔。多数外科医生倾向于闭合结肠系膜裂孔（图4-27）。裂孔通常较大以至于即使遗漏这一缝合似乎并不导致内疝，2-0缝合线连续缝合可关闭此裂孔。无需放置任何腹腔引流，常规关闭腹部切口。

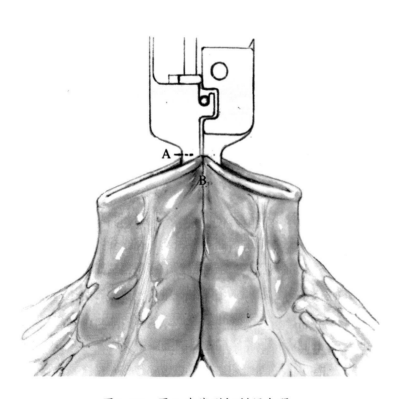

图4-35　置入直线型切割闭合器

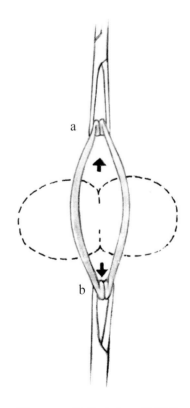

图4-36　拉开吻合口两侧角

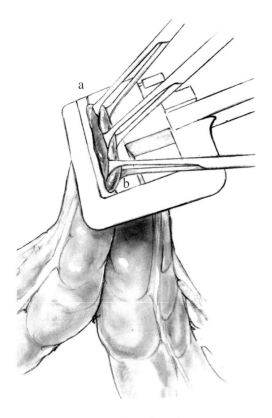

图4-37　闭合器关闭共同开口

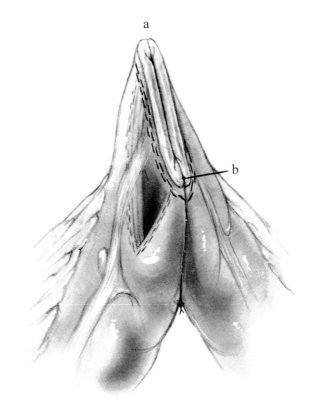

图4-38　Chassin吻合示意图

六、术后处理

见第二章。

七、术后并发症

见第二章。

参考文献

1. Bergamaschi R，Arnaud JP．Intracorporeal colorectal anastomosis following laparoscopic left colon resection［J］．Surg Endosc，1997，11：800．

2. Weiss EG，Wexner SD．Laparoscopic segmental colectomies，anterior resection，and abdominoperneal resection．In Scott-Conner CEH（ed）The SAGES Manual．Fundamentals of Laparoscopy and GI Endoscopy［M］．New York：Springer-Verlag，1999，286-299．

（作者：Steven D．Wexner and Susan M．Cera；译者：牛洪欣　王天宝　董文广）

第五章　腹腔镜左半结肠切除术

一、适应证

（1）经内镜无法切除的左半结肠息肉。

（2）克罗恩病结肠炎（选择局限于节段肠管之内的患者）。

（3）憩室病。

（4）肠扭转。

（5）结肠癌。

二、术前准备

（一）机械性肠道准备

手术前1天口服90mL磷酸钠。

（二）预防性使用抗生素

手术前1天口服抗生素（新霉素和甲硝唑），诱导麻醉前静脉应用抗生素。

（三）其他术前准备

应用循序减压的弹力袜和皮下注射肝素或低分子量肝素，预防静脉栓塞。

三、手术陷阱与风险

（1）损伤腹壁下血管、左侧输尿管和脾。

（2）结肠与切缘松解不足。

（3）远侧与近侧结肠切缘血供不足。

（4）吻合口狭窄。

四、手术策略

（1）腹腔镜左半结肠癌切除术是一项具有挑战性的技术，因技术层面的问题，掌握它需要较长的学习曲线，不但学习操作技术和方法，而且包括患者的选择标准。

（2）一些术前评估对手术过程具有参考价值。尤其是计算机断层扫描对评估病变的范围有重要作用，水溶性造影剂灌肠和（或）小肠序列检查对炎症性肠病并发狭窄或瘘管的解剖定位颇有帮助。即使不一定查出病变精确的解剖部位，结肠镜下的活检亦可确定病变的病理类型。

（3）肠镜下不能切除的腺瘤和微小癌，手术中定位既困难又消耗时间。因此，应用内镜下注射印度墨水标记，在腔外辨认这些患者肿瘤部位是合理的。术前内镜下标记可以简化定位并指引肠管切开部位和切除方法。

（4）在某些情况下，比如憩室炎或节段性克罗恩病结肠炎，水溶性造影剂灌肠可能会提供更多有用的信息。

（5）如存在严重的骨盆和（或）腹膜后炎症，术前置入输尿管支架便于术中辨别输尿管。

五、手术技巧

（一）手术室设备和患者体位

视频监视器应置于靠近患者左肩和右膝附近，这是因为在手术开始时一个惯用右手的手术医生通常会站在患者的右侧，而助手站在其对侧，扶镜手站在与外科医师同侧的患者头侧。

照明设备、电手术器械、摄像系统、注气器、血压监测器在患者右侧。在手术过程中应确保患者可以在手术床上实现各种体位，包括Trendelenburg位和外旋位。

患者应被固定在有利于暴露会阴部但不影响手术器械传递的改良截石位。患者双上肢需固定在身体两侧（内收），手术医生可在手术台周围灵活移动。固定好患者体位并仔细为患者垫上Allen马镫支架，以防会阴神经损伤。患者内收的手臂同样需要仔细衬垫，防止导致任何臂丛神经及其他末梢神经丛病变或压伤。

如不能应用膀胱镜置入双侧输尿管支架，应在直肠灌注之后置入无菌导尿管。直肠灌注需置入蘑菇头导管，先灌注生理盐水，再灌注聚维酮碘。

（二）套管放置

Hasson（开放式）技术通常是通过脐上方切口做一个12mm的戳孔。当腹腔内气体压力达到15mmHg（注：1mmHg=0.133kpa）后，将一个30° 直径10mm的腹腔镜经此戳孔置入。戳孔两侧用缝合材料与绷带固定以利于保护。而后将摄像头插入腹腔开始对整个腹腔进行探查工作，评估解剖情况、能否切除、粘连轻重与有无伴随其他病变。

将两个套管置于入腹直肌右侧缘，直视下将套管放入腹直肌右侧缘是为了避免无意中损伤腹壁血管，确保这些辅助套管之间的距离至少有一横掌宽度，以避免器械间的碰触干扰。如需保证结肠脾曲的充分解离，还需经左侧脐旁或耻骨上和耻骨上中线处再置入1～2个套管。图5-1示预计戳孔位置。在建立气腹和确定套管位置之后，可行结肠镜检查，以定位病变。

（三）游离左半结肠并辨认左输尿管

通常应用"由侧方到中间"的技术时，使患者向右下倾斜，开始沿Toldt白线由左侧腹壁松解左半结肠（图5-2）。手术医生自两个右侧戳孔放入手术器械，用无损伤钳（最好用Babcock钳）轻轻抓住肠管并向内侧牵拉。这种方法通常从乙状结肠开始应用电刀或超声刀。由于在切割血管和组织时不产生烟雾，超声刀在提

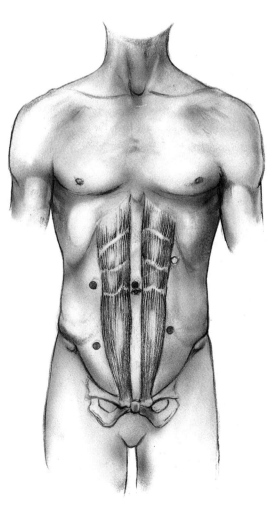

图5-1　戳孔位置

高手术可视性方面具有一定优势。而后可按计划在结肠系膜后方和Gerota筋膜之间（译者注：Toldt间隙）实施游离。

由于乙状结肠和远端降结肠被牵向内侧，在切断血管前辨认左输尿管非常关键。左输尿管通常位于左髂窝内走行于髂血管前方。尤其针对处于炎症过程的患者，留置输尿管支架有助于帮助手术医生在视觉和触觉上辨认输尿管。如果手术医生在这时无法通过腹腔镜辨认出左输尿管，可以考虑中转剖腹手术。

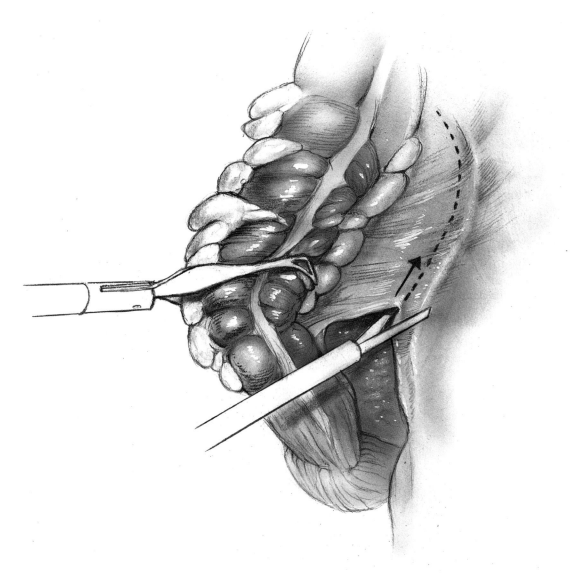

图5-2　切开侧腹膜

（四）游离结肠脾曲和横结肠系膜

将手术台置于反Trendelenburg位并向右侧倾斜。从乙状结肠到降结肠近端，自结肠脾曲至横结肠中段，切割分离侧腹膜和相连系膜韧带。手术医生必须要保证吻合口两侧有足够的切割边缘和充分的活动性以使吻合口无张力。此时要求手术医生高度集中注意力，以防止脾脏损伤（图5-3）。

手术医生可以移位至患者两腿之间，相信这一位置在技术上更有利于松解结肠脾曲。手术医生可以如前所述于耻骨上中线处或左侧脐旁另置套管，使其与结肠脾曲和患者肩部的监视器处于一条直线。分离应于Gerota筋膜和肠系膜之间，尽可能靠近肠管进一步延伸。

　　一旦结肠脾曲最头侧的附着处已经松解，大网膜就可以与横结肠分离。如果切断线靠近横结肠中部，可能有必要切断胃结肠韧带（图5-4）。这一方法需要电刀、血管钳或超声刀（图5-5）。向足侧和内侧牵拉横结肠有助于分离横结肠系膜。一定要仔细操作，避免任何胰体尾的损伤。

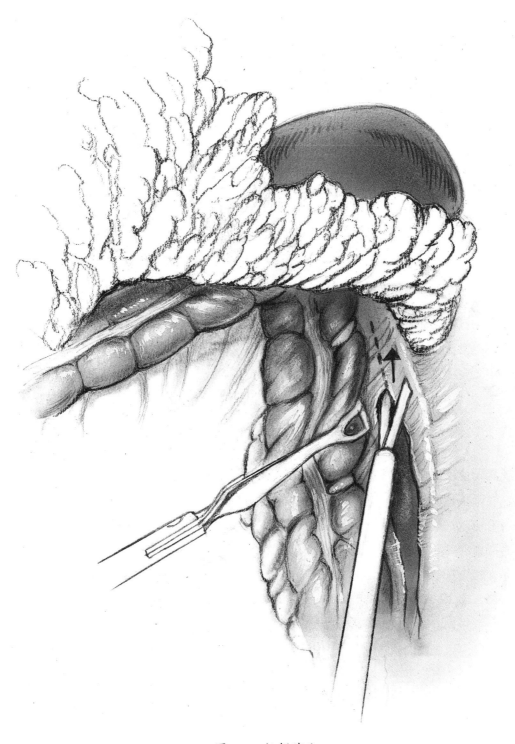

图5-3　松解脾曲

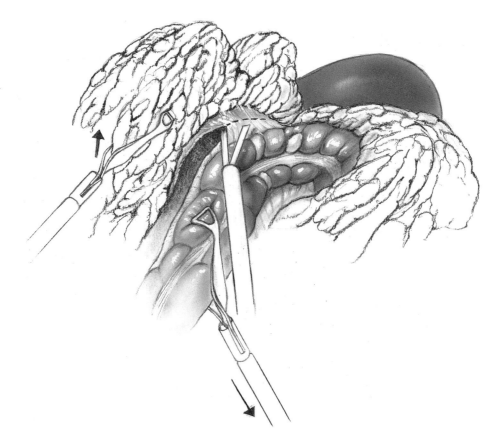

图5-4 切断胃结肠韧带

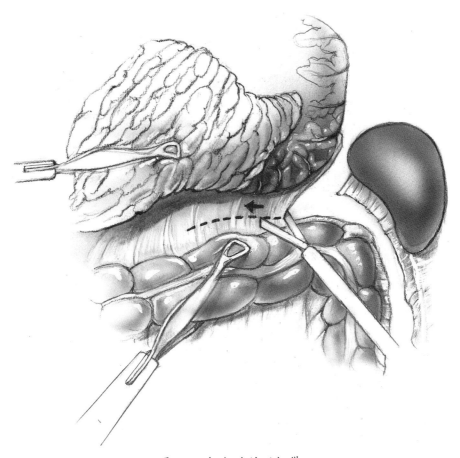

图5-5 切断胰结肠韧带

（五）辨认和切断肠系膜血管

当左半结肠完全游离之后，下一步就要辨认并切断肠系膜下血管。手术医生回到患者右侧并经右侧戳孔用Babcock钳反向牵引，就可在乙状结肠系膜之内暴露并辨认像弓弦一样的肠系膜下血管弓（图5-6）。在肠系膜内开窗并暴露肠系膜下血管，之后应用血管钉合器和血管钳。由于输尿管就位于乙状结肠系膜之后，要准确使用各种器械避免任何形式的输尿管损伤。左输尿管与性腺血管可能需要向侧方轻柔牵拉，防止将其与肠系膜下血管蒂一起切断。一旦确定左输尿管没有夹入肠系膜下血管之内，就可以击发钉合器并在靠近血管起始处切断肠系膜下血管。仔细观察钉合装置远端，确保没有将任何其他组织包含在内，同样可以切断肠系膜下静脉，以使近端结肠可以到达更远侧的骨盆之内。根据肿瘤的病理类型和病变肠段的位置，可以将血管切断的范围延伸到中结肠动脉的左侧分支，同样反向牵拉横结肠使横结肠系膜有充足张力，便于将其切断。

接着应用血管钳、电刀、超声刀或交流电源从切断的血管蒂处开始切除剩余的肠系膜。可以根据手术指征靠近肠管或沿肠系膜根进行切除。

完成肠系膜切除之后，抓住拟切除结肠的近侧边缘并轻柔地将其向下拉至骨盆之内，确保其具有足够的可移动长度，以杜绝吻合口张力。同样需要评估结肠近侧边缘的血供状况。

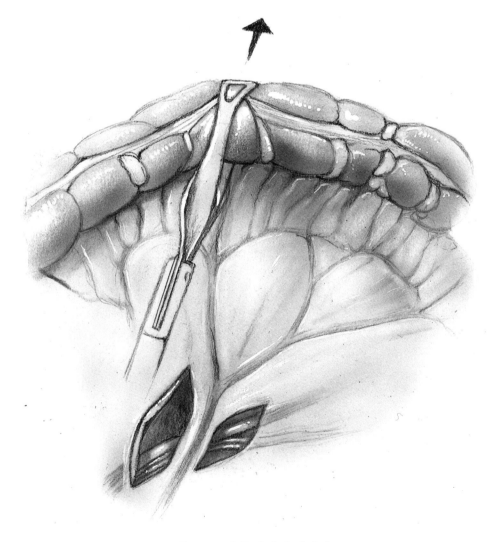

图5-6　显露肠系膜下动脉

（六）切断远端结肠或直肠乙状结肠连接处

为获得充足的远侧边缘，肠管的切除范围可能需要延伸到骶骨岬之上和骶前间隙（译者注：直肠后间隙）之内。结肠带融合消失和骶骨岬是直肠和乙状结肠连接处的标志。后方直肠系膜的血管有时需要用血管夹或血管钉合器控制出血以获得理想的止血效果。必须在应用直线型切割闭合器之前确定肠道远端的切断水平，可用Babcock钳封闭结肠近端，同时通过柔韧的内镜检查直肠来明确定位。

利用Seldinger技术将右下象限10～12mm直径的戳孔变成直径18mm的戳孔。然后经此戳孔将45～60mm的切割闭合器引入，在确定没有任何其他组织包含在内之后，于之前选择的切缘处切断肠管（图5-7）。可能有必要用到一个以上的切割闭合器来完成对肠管的横断。接下来估计肠系膜的长度，确保吻合口无张力。如果需更长的长度，我们可能需要进一步估计覆于肠系膜表面的腹膜或者切断肠系膜下静脉，后者分离完成后，通常应用血管夹或钉合器在临近十二指肠部位结扎切断。

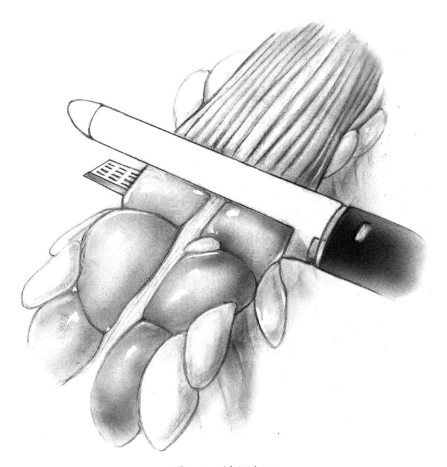

图5-7　横断直肠

（七）左半结肠外置

一旦左半结肠完全游离，就可以试着在预计吻合口水平进行吻合。可利用多个血管夹标记术前拟切除肠段的近侧边缘，使手术的体外过程更加容易。经患者左外侧或耻骨上中线的切口可将肠管从腹腔取出，具体方法为：左下象限做一个10～12mm戳孔（如果此戳孔之前没有建立），利用Babcock钳轻柔地夹住近端结肠，沿套管的范围扩大戳孔，通常长约5cm的切口已经足够。切口保护器可能有助于将切口潜在污染概率降到最低。

当病变肠段从腹腔中完全取出（图5-8），就可应用传统手术器械将结肠近端切断。在取得足够的切除边缘之后，用荷包缝合钳缝合近端正常肠道，然后切断病变肠段（图5-9）。移除荷包缝合钳之后，评估确定切缘的血供情况。

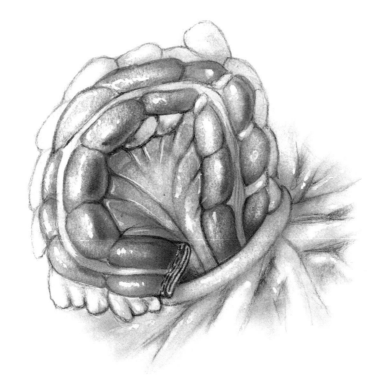

图5-8　结肠外置

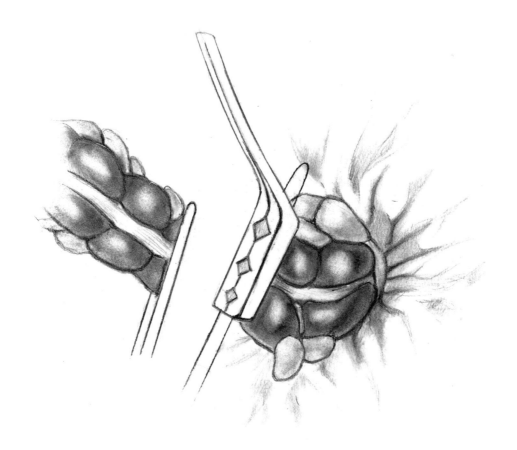

图5-9　移除标本，结肠近断端荷包缝合

（八）建立吻合口

如果远侧切缘位于降结肠，就可以应用闭合器行功能性端端吻合术或应用手工缝合技术构建吻合口，之后将肠管放回腹腔内。更多情况下，远侧切缘位于直肠与结肠的连接处，这种情况下应在体内完成吻合。将29mm或33mm环形吻合器的钉砧放入结肠近切缘的肠腔内，然后荷包缝合线打结（图5-10）。切除近端肠管边缘附着的肠脂垂，适当修剪，然后将已置入钉砧的近端肠管放回腹腔内，重建气腹之后，关闭切口。当手术医生于患者两腿之间将29mm或33mm环形吻合器放入直肠时，就要再次利用腹腔镜。

经右下象限的戳孔放入一把Babcock钳固定位于钉合线附近的远侧肠道残端，轻压残端顶部，穿刺锥尖端从中穿出（图5-11）。钉砧夹持器是用来将钉砧引入骨盆内，并使其靠近并套入环形吻合器的穿刺锥（图5-12）。将腹腔镜的位置调整到右下象限的戳孔，使手术团队可以环周观察吻合口的近端和远端。关闭钉合器时手术医生必须使所有其他组织远离钉合器，在击发吻合器之前，再次确定吻合口无张力地适当对齐。确定肠系膜与肠道都处于合适的解剖位置，击发吻合器。再次用无损伤血管钳轻柔夹闭吻合口近侧肠管，盆腔内充满水，同时经肛门内镜向直肠内注入空气，以检查吻合口的完整性，由腹部手术组确认有无气体自吻合口漏出。

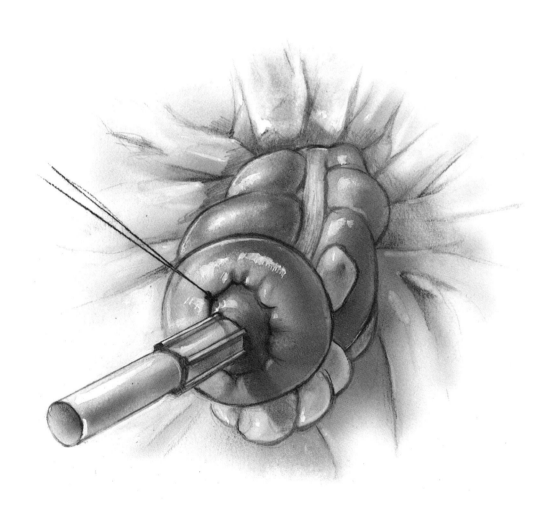

图5-10　置入钉砧

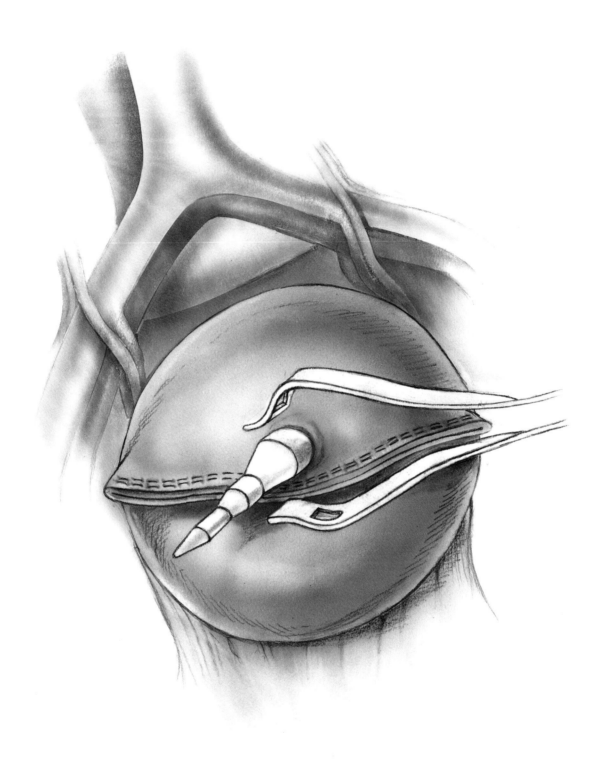

图5-11　穿刺锥自直肠残端穿出

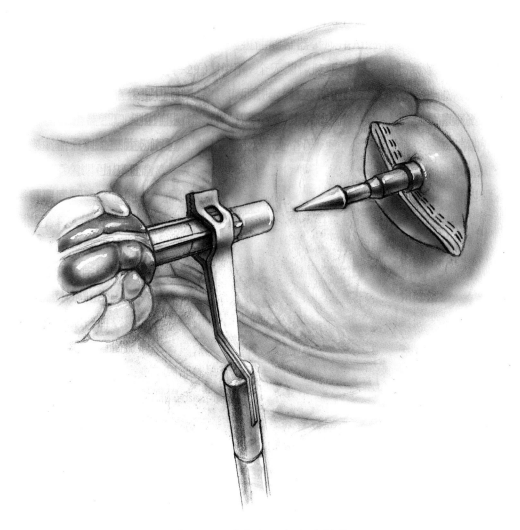

图5-12 对合中心杆和穿刺锥

（九）关闭切口

冲洗创面之后，关闭每个切口的筋膜，然后，可用皮肤钉合器或皮内缝合关闭皮肤切口。

六、术后处理

除非存在明显的粪便污染或术中发现脓肿，术后继续静脉滴注3次抗生素即已足够。手术当天患者可以经口进食，随着患者对食物的耐受，可以增加普通饮食。患者的饮食计划通常是先进食清流质，然后逐渐增加固体食物。

七、术后并发症

（1）术后肠梗阻或小肠梗阻。

（2）切口感染。

（3）吻合口漏。

（4）吻合口狭窄。

（5）戳孔疝。

参考文献

1. Zucker KA. Laparoscopic left hemicolectomy and sigmoidectomy.In：Bruce MacFadyen BV，Jr. （ed） Laparoscopic Surgery of the Abdomen［M］. New York：Springer-Verlag，2003：369-379.

2. Milsom JW，Bohm B. Proctosigmoidectomy. In：Laparoscopic Colorectal Surgery［M］. New York：Springer-Verlag，1995：148-166.

3. Resimann P，Salky BA，Pfeifer J，Edye M，Jagleman DG，Wexner SD：Laparoscopic surgery in the management of inflflammatory bowel disease［J］. Am J Surg，1996，171：41-51.

4. Coller JA，Bruce CJ. Laparoscopic sigmoid resection for diverticular disease. In：Wexner SD （ed） Laparoscopic Colorectal Surgery［M］. New York：Wiley-Liss，1999：141-157.

5. Wexner SD，Moscovitz ID. Laparoscopic colectomy in diverticular and Crohn's disease［J］. Surg Clin North Am，2000，80（4）：1299-1319.

6. Jacobs M. Laparoscopic left colectomy. In：Philips EH，Rosenthal RJ （ed） Operative Strategy in Laparoscopic Colorectal Surgery［M］. New York：Springer-Verlag，1995：230-235.

（作者：Steven D. wexner；译者：牛洪欣　胡宝光）

第六章 直肠癌低位前切除术

一、适应证

低位前切除术适用于距肛缘6～14cm（直肠中、上1/3处）的恶性肿瘤。

二、术前准备

（1）肠道机械性准备和抗生素准备。

（2）腹部和盆腔计算机断层扫描（CT）。

（3）直肠腔内超声检查。

（4）其他术前准备见第一章。

三、手术陷阱与风险

（1）吻合失败。

（2）骶前出血。

（3）骶前切开时对直肠残端造成损伤。

（4）输尿管损伤。

四、手术策略

（一）吻合口并发症的预防

在高位切除和腹腔内吻合时，吻合口并发症是很少见的（参见第四章）。相反，在腹膜反折以下，对结直肠低位前切除术后吻合口并发症的临床诊断和放射检查均易漏诊。结直肠低位吻合的困难归于以下几个原因：

（1）组织暴露困难：在那些盆腔狭窄肥胖的男性患者尤为常见。在组织暴露困难时，手术医生的手处在一个不恰当的位置，所以当进行缝合时，很容易造成小的直肠撕裂伤。

（2）由于在腹膜后直肠无浆膜层，很容易把黏膜层错认为肌层。如果在手工缝合或器械吻合过程中，误将黏膜缝合而没有缝合下方的黏膜下层和肌层，由于黏膜层本身抗张力有限，则会造成吻合口漏。术中应确认覆盖于直肠的纵形肌，确保吻合口包括直肠纵形肌层。

（3）经多次测量，直肠壶腹的直径＞5～6cm，在正常的肠道准备以后，近侧结肠的管腔通常是这个长度的一半，所使用的吻合技术必须纠正这种差异。

（4）当手术医生在盆腔里不能够完善止血时，在骶前间隙里会形成血肿。血肿会频繁的感染，进一步形成脓肿，很可能会侵蚀结直肠吻合口。

（5）如果在结直肠吻合口之上的盆腔腹膜被缝合关闭，死腔可能环绕吻合口，易于造成吻合口漏。在结直肠吻合手术以后，盆底腹膜不能缝合关闭。

（6）在低位吻合之后，骶前间隙（译者注：直肠后间隙）处不要留太多的空间。我们游离脾曲的附着处，使降结肠有足够的冗余，以至于游离后的结肠可以填满吻合口后面的骶前间隙（图4-4至图4-8）。如果这一步不能完成，需要延长足够的网膜来填充盆腔内的空隙，这些网膜可以延伸到骶前间隙。

（7）实际上可以通过结直肠侧端吻合术（Baker术）来减少吻合口漏的发生。要求结肠吻合部位的直径要准确地和宽敞的直肠壶腹相等。可用缝线均匀缝合组织，保持恰当的针距，没有术后狭窄的危险。事实上，在吻合之后，直肠壶腹已陷入近侧结肠的侧面（图6-23）。在结肠闭合末端1cm以内进行吻合可以预防发生盲襻综合征的风险。

（8）低位吻合术之后，常规将一个引流管置入到直肠后间隙，从左下腹戳孔引出，术后予以负压吸引。

（9）虽然较多的研究表明，对于低位结直肠吻合，使用吻合器是安全的，但是仍应注意后述这些检查，以确保吻合口良好愈合。

（二）选择哪一种结直肠吻合术：手工缝合、管型吻合器吻合或双吻合器吻合？

如下所述，当一名熟练的手术医生用精巧的技术去吻合健康组织时，结直肠的手工缝合是安全的。通常离肛缘9~10cm的病灶切除后，可通过手工缝合来完成结直肠的吻合，但是如果切除的病变部位离肛缘<10cm，手术医生用手工缝合结直肠则是困难的。在直肠内置入管型吻合器对手术医生而言可轻松完成，能更加安全地行结直肠吻合手术，与手工缝合相比更为准确。

如果肿瘤切除后留下的直肠残端在盆腔的位置较低（病变距肛缘6~8cm处），会使荷包缝合变得困难。可用Roticulator 55mm的线性闭合器（U.S. Surgical Corp）去闭合直肠残端的近侧边缘，而不是用荷包缝合。将管型吻合器放入直肠内，然后从靠近直肠残端切缘闭合线处，完成结直肠管型吻合，此方法适合低位结直肠吻合。

（三）扩大淋巴血管切除范围

Goligher（1975）主张，常规在肠系膜下动脉根部结扎不仅适用于降结肠病变，也适用于直肠癌。当结扎以后，近侧结肠的全部血供主要来自中结肠动脉发出的结肠边缘动脉（图6-1）。虽然这种方案适合于大部分患者，但手术医生并不能鉴别那些吻合口血供欠佳的患者，这种风险确实存在。笔者认为，常规在距主动脉3cm处较在其根部结扎切断肠系膜系下动脉，安全性更高。

近侧结肠在用于低位吻合术之前，要有良好而且充足的血供，此点极为重要。因此，在一般情况下行直肠癌手术时，仅仅结扎左结肠动脉根部以远的肠系膜下动脉（图6-2）。即使在肠系膜下动脉的血管分支只保存有左结肠动脉的上升支，也会存在明显的搏动，吻合口血供良好。对于那些肥胖的患者，可应用肠系膜透视来判断肠系膜下动脉与左结肠动脉的连接部。

如果靠近左结肠动脉上方结扎肠系膜下动脉，除非能够保证最低水平血供，否则可能需要游离脾曲和切除降结肠的大部。结直肠横断部位的动脉分支切断，如可见搏动性出血，则证实血供良好。血供的缺乏会导致吻合口愈合不良。

在一般的直肠肿瘤手术中，要将乙状结肠切除，用降结肠进行吻合。这需要游离脾曲，只要手术医生掌握这种技术，仅仅在几分钟之内就可以完成。

（四）临时性结肠造口术或回肠襻式造口术的手术指征

当进行低位结直肠吻合有困难或手术医生对吻合不满意时，可以构建临时性横结肠造口或回肠襻式造口。如果钡剂灌肠显示吻合口愈合正常，在低位前切除以后最早2周内即可关闭（译者注：一般推荐12周）。

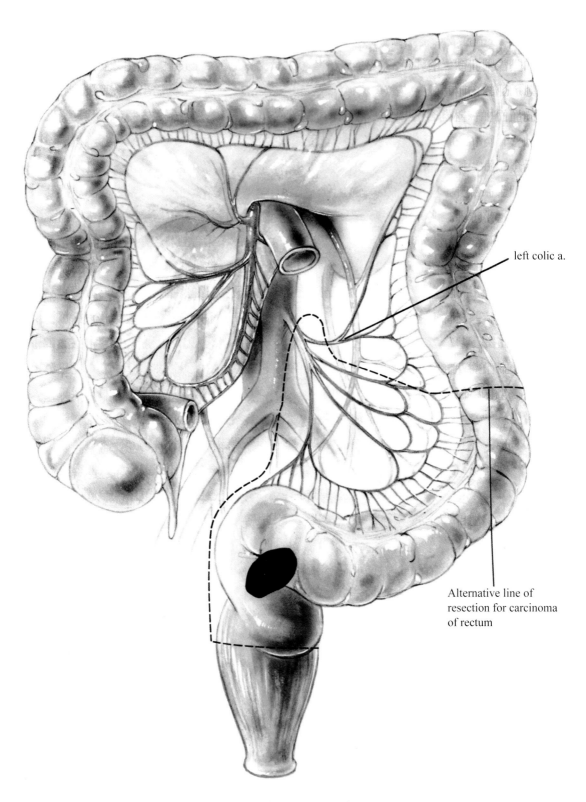

left colic a.

Alternative line of
resection for carcinoma
of rectum

图6-1　肠系膜下动脉根部结扎

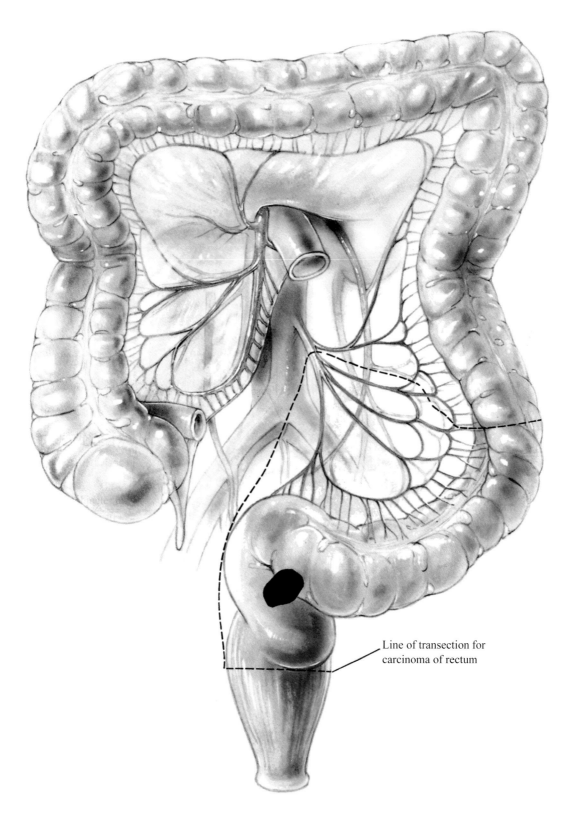

Line of transection for
carcinoma of rectum

图6-2 左结肠动脉根部以远结扎肠系膜下动脉

（五）骶前分离：出血的预防

与人们既往普遍持有的观点相反，直肠癌根治术不要求切除骶骨膜前方组织。切除靠近肿瘤的直肠周围组织（译者注：直肠系膜），必须清除淋巴结和淋巴管中的癌栓。如果肿瘤广泛侵犯直肠系膜和骶骨前组织，一般来说，行根治性切除手术已不可能。

在骶骨膜上覆盖着进入骶孔的静脉网（图6-8B），当钝性分离时，可导致这些静脉撕裂，用钳夹或结扎血管的方式难以止血，因为这些撕裂的血管会收缩至骶孔之内。大的静脉出血通过结扎下腹部动脉难以奏效。在直肠切除手术中，大部分医疗事故与骶前静脉出血有关。

Nivatvongs和Fang（1986）提出一个方法控制来自椎静脉骶前分支撕裂导致的大出血。因为这些血液是从单个骶孔涌出，所以他们提出，可以用一个钛钉去封闭这个小孔（Hemorrhage Occluder Pin；Surgin，Placentia，CA，USA），这枚钛钉将永久性地留在孔中。前提是首先证明血液是来自一个单独的骶孔。如果用指尖堵住小孔可以控制出血，那么使用钛钉将是有效的。在某种情况下，在钉入钛钉之前塞入一些氧化纤维素（cottonoid oxycel）可能是有益的。

如果手术医生不能迅速地用缝合、钛钉或骨蜡去阻止骶前静脉撕裂导致的出血，可以在大块纱布垫上涂上一层氧化纤维素，来填压骶前间隙处的出血区域，这种方法几乎均能奏效。

除非骶前血管被中段直肠的巨大肿瘤所侵犯，否则骶前静脉大出血是可以避免的。用手钝性分离骶前间隙不是一种理想的技术。在直视下用剪刀和电凝游离骶前筋膜和直肠固有筋膜之间的组织，在这个区域（译者注：直肠后间隙），手术医生不能用手分离。用Metzenbaum长剪结合向上轻柔地提起直肠来完成。当剪刀伸入到中线旁时，无需切除覆盖在骶前血管表面的骶前筋膜，即可切除直肠系膜的部分或全部。当直肠后间隙游离达一定平面时，可因筋膜阻挡而无法清楚显示骶前血管（图6-8a）。有时骶正中血管的分支从后面进入直肠系膜组织，可以用电凝法予以分离。

这种分离要向下直至尾椎区域，因为Waldeyer筋膜走行于尾椎表面，附着于直肠与肛管交界处，结合比较紧密（图6-10）。当用手指去钝性分离该筋膜时，很可能会损伤直肠而不是韧性大的筋膜。显示肛提肌之后，必须用剪刀或手术刀锐性分离筋膜层。当后侧切开大部分完成时，用手插入到骶前间隙朝着盆腔侧壁方向清扫剥离。这种方法可以协助确定侧韧带，而不会造成出血。

盆腔游离的其他出血点可能位于侧壁之上，可以很容易地发现这些出血点并通过结扎止血。手术过程中还应多注意左侧髂静脉，在进行分离时有可能损伤。在盆腔分离时，严重的出血大多数来自静脉的根部，结扎下腹部动脉罕见奏效。

（六）骶前分离：下腹部神经的保护

当直肠从骶前间隙提起时，可以清楚地辨认出主动脉表面一些纤细的淋巴管组织及位于骶前的交感神经。它们加入到双侧下腹下神经丛（盆丛），是该丛交感神经的来源。保留上腹下丛对维持男性患者的射精功能是必需的。在它们横过腹主动脉分叉处和骶岬后，合并为两个重要的神经束，称为腹下神经。每条神经可有1~3条分支，走行于下腹部动脉附近的盆腔后侧壁（图6-4至图6-6）。大多数近端直肠恶性肿瘤周围的神经是可以保留的，并不影响患者的治疗效果。

将肠系膜下动、静脉切断之后，从主动脉分叉处钝性提起乙状结肠系膜，轻柔地锐性分离淋巴组织，交感神经紧贴于主动脉，不会被损伤。直肠切除后，在骶骨岬处，可以看到切开位置后方左、右两侧的腹下神经。如果有充足的空间能将它们从肿瘤上分开，左、右腹下神经便可以保留。这些神经的保留可降低膀胱功能紊乱的发生率。

（七）输尿管的分离

为了防止输尿管损伤，必须确认这一精细的器官，并探查到盆腔。正常的输尿管一般跨过髂动脉，后者在此处分为髂内、外分支。因为在分离过程中，输尿管和切开的后腹膜通常可以移动，如果输尿管不在正常位置，应该探查切开的腹膜外侧叶和靠近中线系膜切缘的下表面。用血管钳轻夹或触碰这些管状结构，会诱发其出现典型的蠕动波，那么就可以确认输尿管。

如果仍然怀疑，麻醉医师静脉注射靛胭脂注射液，在注射这段时间内，如果患者不是少尿状态，那么输尿管会被染成蓝色。输尿管应该探查到盆腔，超过直肠侧韧带被切开的位置。

五、手术技巧

（一）切开和体位

病变离肛门缘在14cm之内的患者，应该使用Lloyd-Davies或Allen腿架，使其处于同样的改良结石位，正如第七章经腹会阴切除术所述（图6-3A、图6-3B）。助手站在患者被绑束的双腿之间，协助盆腔部分的手术，手术医生从患者的左侧开始操作。在肿瘤切除以后，手术医生可以在这个位置进行吻合方式的选择，无论是直肠前吻合术、经腹会阴直肠切除术还是EEA端端吻合术都是适用的。患者处于的这个位置，最方便手术医生操作。沿着正中线切开，从剑突下6cm处开始延伸到耻骨联合。

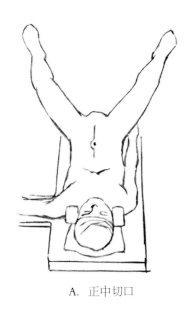

A. 正中切口　　　　　　　　　　　　　　　B. 改良截石位

图6-3　腹会阴手术

（二）小肠的取出和探查

触诊检查肝脏，对于常规的前切除术来说，中等数量的转移不属于禁忌证。探查腹腔内器官并将小肠取出放入塑料肠袋中，或用湿纱布包裹小肠后推向上腹部。

（三）游离乙状结肠

暴露乙状结肠旁沟左侧腹膜，纱布带结扎乙状结肠的末端，以闭合肠腔。牵拉乙状结肠的中间部分使其暴露，用剪刀分离乙状结肠系膜和后外侧腹膜之间固有的结缔组织（图6-4）。从腹膜切口上端开始向头侧延长直达脾曲。

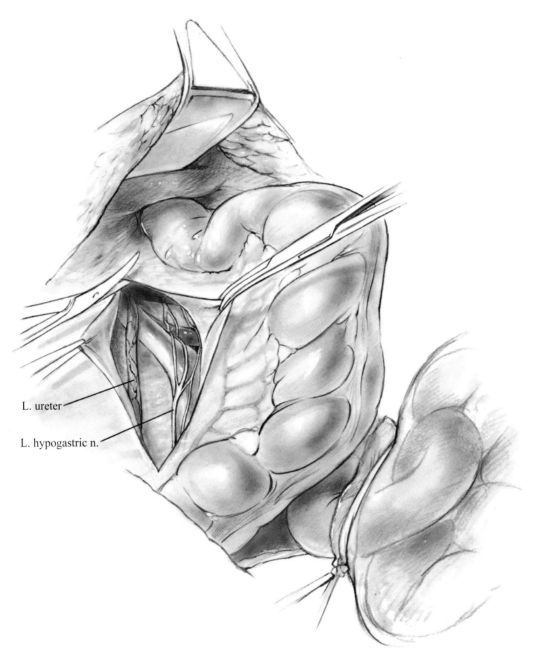

L. ureter

L. hypogastric n.

图6-4　打开乙状结肠系膜

（四）确认左侧输尿管

为了便于后期的识别，用硅胶套圈标记。用剪刀沿着直肠系膜左侧缘向下延长腹膜切口至直肠膀胱陷凹。确认输尿管的走行，向下解剖游离正常位置的输尿管直达盆腔。将乙状结肠拉向患者左侧，在乙状结肠系膜根部的右侧做一切口。从主动脉分叉处的上端开始，沿乙状结肠系膜和右侧壁层腹膜交界线向盆腔方向进行切开。确认右侧输尿管以后，延长切口到膀胱直肠陷窝处（图6-5、图6-6）。

如果手术操作方便暴露，可以切开直肠膀胱陷凹（女性患者为直肠子宫陷凹）处腹膜（图6-5）。如果不方便暴露，可以暂不切开，直到直肠后间隙游离完毕后，充分提起直肠，此时可使直肠膀胱陷凹得以充分地暴露。

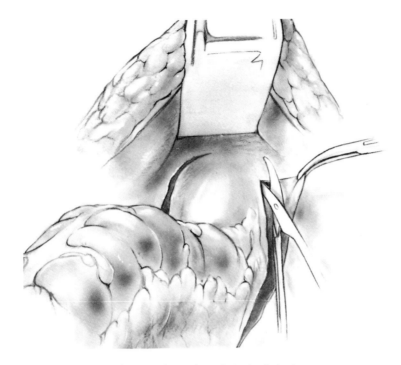

图6-5　切开直肠右侧盆壁腹膜

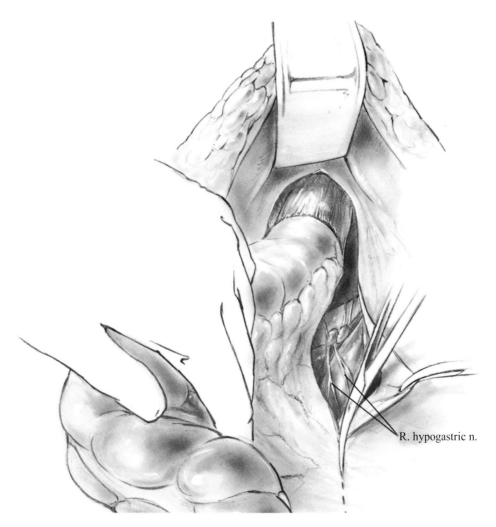

R. hypogastric n.

图6-6　切开乙状结肠系膜内侧叶

（五）淋巴组织的清扫

向上提起乙状结肠，轻轻地分离位于结肠系膜外侧叶后方的性腺血管，然后让它自然地落在后腹壁。将示指插入到乙状结肠系膜和腹主动脉分叉处，用示指去轻轻触摸感觉肠系膜下动脉的搏动。对于肥胖的患者，可在腹主动脉分叉处的同一水平分离和结扎没有被分离的血管。然而，对于大部分患者来说，可以简单地通过切开覆盖在肠系膜下动脉表面的腹膜，仔细清扫下方微小间隙内的淋巴组织，直到可以看清肠系膜下动脉发出左结肠动脉为止（图6-7）。常规情况下，在靠近左结肠动脉发出点远侧行两道2-0丝线结扎，于后两者之间将其切断。从分离的肠系膜下血管开始一直到降结肠或乙状结肠预切断处，在结肠系膜的表面做一个表浅切口，沿着此切口两侧安置Kelly止血钳，于二者中间切开，然后用2-0丝线或PG线结扎，完成肠系膜的游离（图6-7）。在不肥胖的患者身上，可以一直向肠管预切断处切开腹膜，直到可见血管处，然后使用止血钳钳夹遇到的每条血管。使用这项操作技术，手术医生往往仅会遇到结肠边缘动脉的一条或两条血管。

清扫主动脉和髂总动脉表面的乙状结肠系膜和淋巴血管束。保留主动脉前交感神经的完整性。为减少患者腹腔被粪便污染的机会，在这个阶段不要切断降结肠。

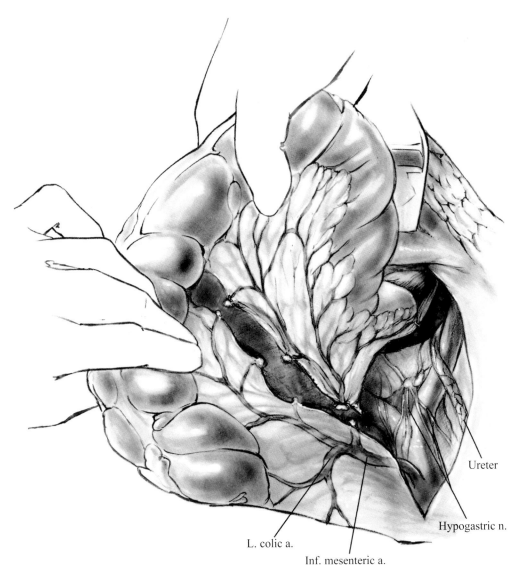

图6-7　切断结扎结肠血管及其系膜

（六）骶前分离

（1）随着低位乙状结肠依次被向上拉起，从骶骨区域延伸到盆腔后方的直肠和一段直肠系膜会显露出来。在这些组织的两侧有疏松的结缔组织，此时禁忌将手插入到骶前间隙行钝性分离。与此相反，分离时应该用长的闭合Metzenbaum剪刀。首先将剪刀插入到直肠后中线的右侧，然后轻轻地挑起直肠系膜，从而进入到适当的骶前平面，在骶骨中线的左侧重复这种操作。注意含有骶正中动脉分支的组织，可用电凝予以分离（图6-8A）。这时，手术医生可以看到一层疏松的结缔组织覆盖在骶骨上。如果看到一层有光泽的骶骨骨膜、韧带或裸露的骶前静脉，提示剥离面太深，存在静脉大出血的风险（图6-8B）。

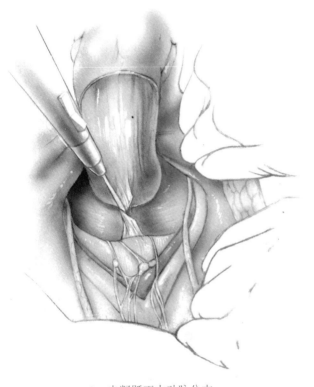
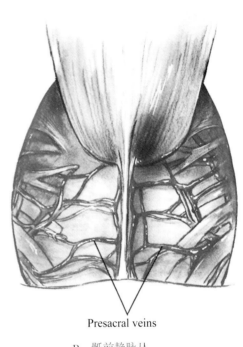

Presacral veins

A. 电凝骶正中动脉分支　　　　　　　　　　B. 骶前静脉丛

图6-8　骶前分离

（2）于低位骶骨处，用纱布提起近端直肠，正如前所述，如果分离顺利完成，要注意在骶骨及主动脉前的上腹下神经丛发出的两支主干，然后从侧面持续延伸到盆腔的左、右两侧壁上（图6-4至图6-6）。如果神经没有被肿瘤侵犯，可以轻轻地从标本的后侧壁上分离保留这些神经。

此时将手插入到骶前间隙，目的不是插入到更深的尾骨位置，而是从侧面延伸骶前盆腔腹膜切口到左、右两侧，将标本的后面从骶骨处提起，一直到直肠侧韧带。通过向右侧牵引直肠，自左侧韧带下方绕过直角钳，电刀分离切断（图6-9）。

用同样的方法分离右侧韧带。在分离每侧的直肠侧韧带之前，反复检查两侧的输尿管和下腹下神经，确定它们远离切断点的位置。然后分离Waldeyer筋膜，从尾骨延伸到后侧直肠壁（图6-10）。

（3）此时注意直肠前面的切开，用Lloyd-Davies膀胱拉钩向前方和尾部方向牵引膀胱（在女性为子宫）。如果直肠膀胱陷凹处腹膜尚没有切开，可在直肠左、右两侧盆腔腹膜明显的区域，向直肠膀胱陷凹处用电刀切开，汇合两侧腹膜切口（图6-11A）。在直肠膀胱陷凹内切开后，用多个长止血钳或鼠齿钳牵拉腹膜后切缘，将腹膜和Denonvilliers筋膜拉向头部和后方，用Metzenbaum长剪自精囊和前列腺后方分离直肠（图6-11B）。用手钝性分离可进一步从前列腺的后壁游离直肠。最后，在此手术平面用电刀烧灼出血点以达到安全止血之目的。

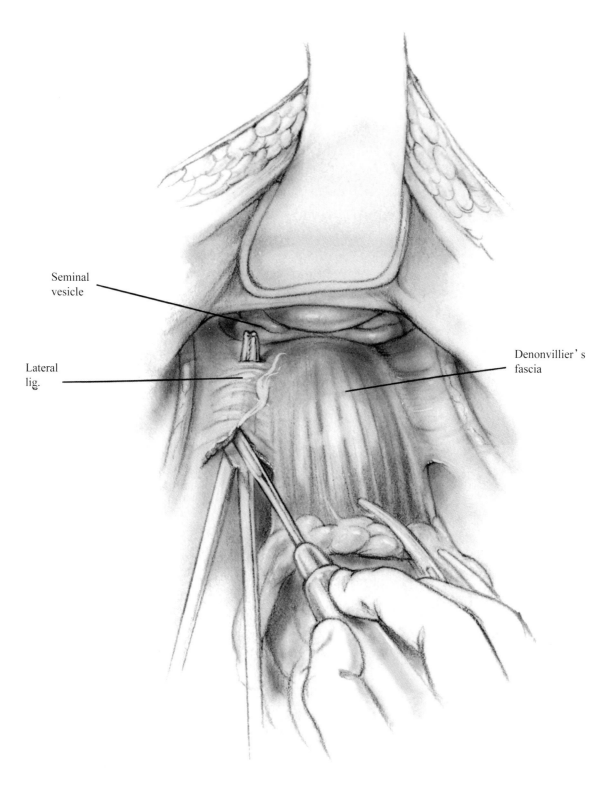

图6-9　切断左直肠侧韧带

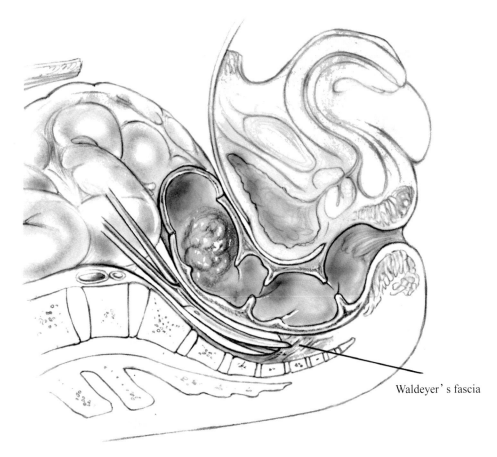

Waldeyer's fascia

图6-10　切断Waldeyer筋膜

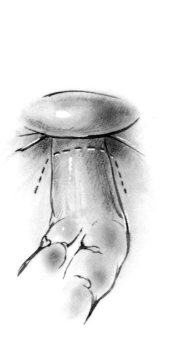

A. 两侧腹膜切口汇合

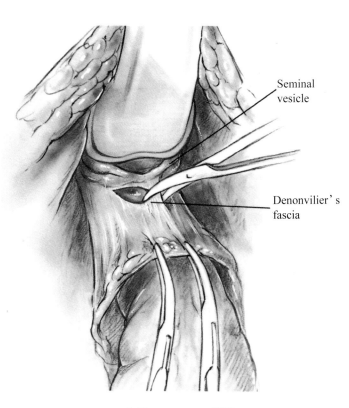

Seminal vesicle

Denonvilier's fascia

B. 切除Denonvilliers筋膜

图6-11　分离直肠

（4）对女性患者，直肠前壁的游离在某种程度上而言相对简单。用Harrington 拉钩提起输尿管，用手术刀开始剥离，从子宫颈的后缘到已经显露的近端阴道，分离腹膜和Denonvilliers筋膜。手术医生时常会对患有直肠癌或乙状结肠癌的女性患者实施双侧输卵管卵巢切除术，因为卵巢是一个容易发生转移的地方。双侧输卵管卵巢切除术是否改善预后尚未明确，没有可见的转移时，不行卵巢切除术。

（七）盆腔止血

如果能顺利完成整个盆腔的分离，很少会有出血。虽然在盆腔侧壁上止血夹能确切控制出血点，但是在骶骨前的区域它是无效的。在骶前的区域有许多薄壁静脉，当使用金属夹或在后续擦拭时，很容易造成静脉撕裂。

止血钳可以控制那些明确的小出血点，除此之外，电凝止血可能很危险，因为电凝刀头相当于一个手术刀，它可以使出血处变成严重的撕裂伤。电刀头端为球状较刀片状或突出尖状更为安全。

按我们上面探讨的手术方案及策略，可以使用图钉去控制集中在骶孔的骶前大出血。骶前出血主要来自于进入骶孔的一条或多条静脉的撕裂，这几乎不容置疑。当发生出血时，出血的区域应该用一层止血的介质保护，可在上面用纱布垫压住，在纱布垫和吻合口之间以大网膜间隔。如果出血的区域直径只有1～2cm，在手术的最后一阶段，可以考虑去除纱布垫，留下一小片止血介质。除非这种方法可以完全止血，否则要更换在骶前间隙内的纱布垫，并且要留置24～48h，然后在全身麻醉的状态下，再次手术将其取出。

（八）游离近侧结肠

如果先前在降结肠选择的切断点不能容易地下降到盆腔，首先可通过切开结肠旁沟侧方腹膜和肾结肠韧带来游离降结肠剩余的部分。根据第四章讲述的方法游离整个脾曲。通过切断左结肠动脉的横向分支也可获得相当大的额外长度（图6-1）。清除降结肠吻合口长约1cm肠壁周围的脂肪和肠系膜。

（九）直肠残端手术准备

直肠在低位离断时，需注意走行于直肠后表面的直肠系膜并没有单独的蒂。相反，多表现为散开的几个分支状。选择定位一个距离肿瘤边缘4～5cm的切断点，探查直肠肌层和系膜的分离平面。有时此平面可用手指触摸分辨；手指触摸难以区别时，可用大的钝头直角钳插入此平面间隙。在大部分患者，在直肠系膜和肠壁之间通过上置直角钳钳夹之后，可用电凝术来离断这些血管组织（译者注：保留侧可予以结扎止血）。这时应该看到低位吻合口直肠纵行肌，在肿瘤下面横过全部直肠，夹持一把大直角钳。

（十）直肠残端的灌洗

直肠管腔应充分准备，如果有疑问，可放置一个带有5mL球囊的Foley导尿管在直肠内，将导尿管和塑料输液管连接后，用500mL生理盐水进行冲洗和引流。如此不仅可以去除剩余的粪便，而且还可以清除脱落的肿瘤细胞。在灌洗完成，直肠清洁后，取出导尿管，靠近肿瘤处可放置一把大直角钳，以夹闭直肠。

（十一）吻合技术的选择

在腹膜反折或以下平面行低位结直肠吻合时，可使用侧端缝合技术。此外，也可以使用管型吻合器。在高位吻合时，也可以使用第四章描述的技术，参见前述手术策略讨论部分。

1. 低位结直肠侧端吻合术（Baker技术）

（1）将先前清理过的降结肠区域用来吻合。用一个55/3.5mm的线性闭合器跨过吻合口，击发闭合器（图6-12）。在邻近缝合器1cm处放置一个Allen钳以闭合标本侧。用手术刀切断降结肠，修整切缘以使残端与吻合器相齐平，轻轻烧灼外翻黏膜（图6-13）。

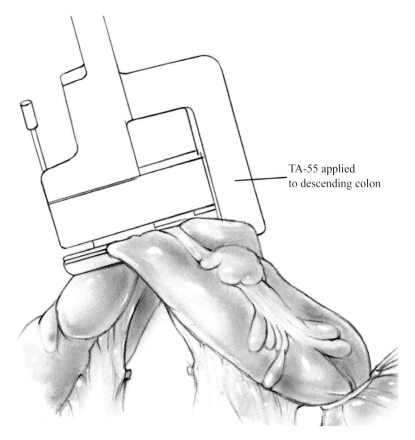

TA-55 applied
to descending colon

图6-12　闭合器钉合结肠

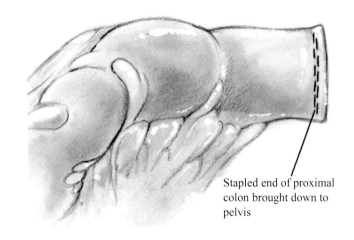

Stapled end of proximal
colon brought down to
pelvis

图6-13　将近侧结肠断端引至盆腔

（2）用纱布条结扎标本侧，在去除Allen钳后，在标本末端套上一个无菌橡胶手套，并用另一条纱布条结扎之（图6-14A、图6-14B）。此外，可用直线型切割闭合器离断结肠。暂时保留这段包括标本的结肠用来牵引直肠。将缝合的近侧结肠末端放入到盆腔中（末端位于右侧），与离肿瘤下缘4~5cm的直肠残端排列在一起。

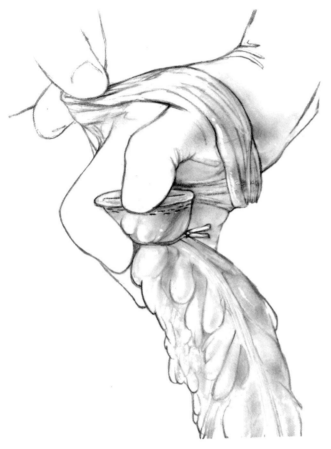

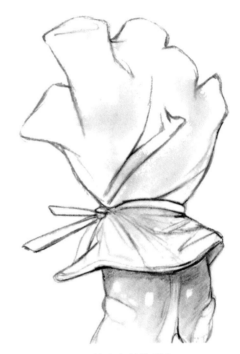

A. 手套包裹标本残端   B. 纱布条结扎手套

图6-14 结扎

（3）4-0丝线Lambert缝合直肠残端和近侧结肠左侧缘，用止血钳钳夹作为固定线。在直肠右侧缘和距离闭合线1cm的结肠对系膜缘缝置第二条牵引线（图6-15）。用4-0丝线间断Cushing法（译者注：Halsted法，下同）缝合后侧浆肌层（译者注：直肠侧实为肌层和黏膜下层，下同），直肠和结肠缝针咬合宽度约5mm。当在盆腔中做位置较深的吻合时，可用Stratte持针器或Finochietto直角持针器，可方便顺利地推动弧形针在距离结直肠吻合口约6～7mm处进针缝合，采用对等分法成功予以间断缝合（图6-16）。在缝合完成之前，暂不打结。当低位吻合时，在所有的浆肌层缝线被缝入之前，一直保持近侧结肠位于骶骨岬之上，并确定这些缝线缝在直肠纵形肌上。如黏膜层也被缝合，则可能导致吻合失败。

（4）距离浆肌层缝线约6～7mm，在近侧结肠壁和直肠壁划痕，结肠壁切口右侧端距闭合缘约1cm，用手术刀或Metzenbaum剪刀沿划痕切开结肠和直肠，安尔碘消毒肠腔（图6-17、图6-18）。如果吻合显露困难，间断Cushing缝线暂不剪除，当吻合时，牵拉Cushing缝线，利于显露待缝合组织。一针全层缝线完成后，剪断相应的Cushing缝线，否则，应同时剪断所有的Cushing缝合线，但是此时应保留两侧牵引线。用双针无创3-0 PG缝线在吻合口后壁中点行褥式缝合并打结，然后用一根针向右侧连续锁边缝合，至边缘时，将此针穿出结肠壁，然后用第二根针以同样的方式缝合后壁左侧半并将缝针穿出结肠壁（图6-19）。在大直角钳下切断直肠前壁，并移除标本。标本切缘行速冻病理组织学检查，以排除肿瘤残留。如果切缘见肿瘤细胞，则需要切除更多的直肠。

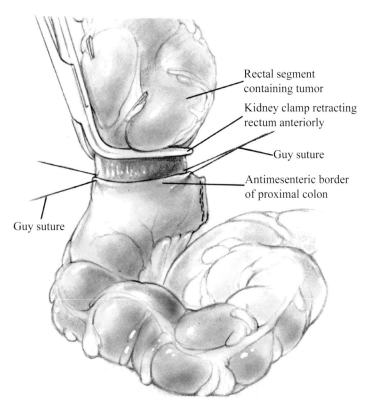

图6-15　缝合固定线

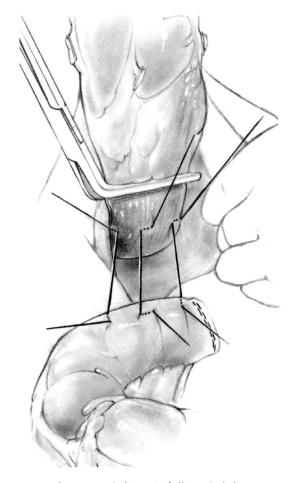

图6-16　吻合口后壁浆肌层缝合

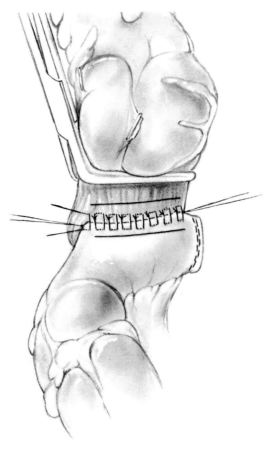

图6-17　结直肠壁划痕

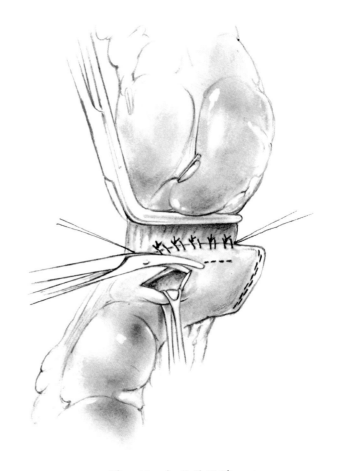

图6-18　切开结肠壁

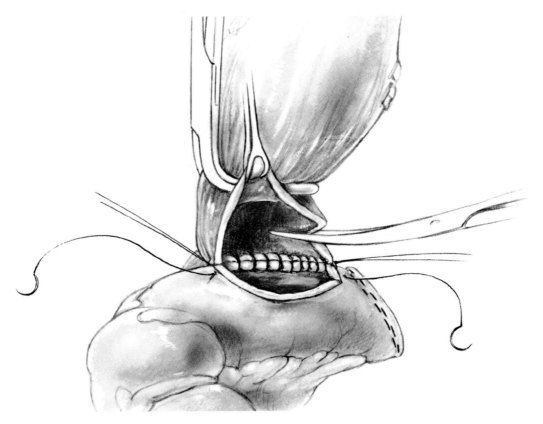

图6-19　后壁连续锁边缝合

（5）用Connell或Cushing法连续缝合吻合口前壁，可先使用前述第一针，从右侧边缘一直到前壁的中点。然后使用第二个针，从左侧的边缘一直缝合到与第一针相遇，剪除缝针，两线尾打结（图6-20）。

（6）远离此吻合口缝线约6mm处，用4-0无创伤丝线间断Lembert或Cushing法缝合吻合口前壁浆肌层，从而使直肠残端埋入结肠内（图6-21，图6-22）。因为侧端吻合口径较大，不会发生吻合口狭窄。在图6-23中，吻合部位的矢状切面说明了这一点。吻合完成以后，仔细检查后层缝线可能存在的缺损，如果存在，应予以修正。剪断所有缝线，用稀释的抗生素溶液彻底地冲洗盆腔。在腹腔中大的缺损不需要闭合。这些缺损不会造成显著的并发症，这可能是因为缺损大，不会使小肠发生永久性内疝。做最后的检查确定结直肠吻合没有张力。如果吻合口有张力，需要另外游离近侧结肠。必须充分松解近侧结肠，以使结肠填满骶前间隙，消灭任何死腔。

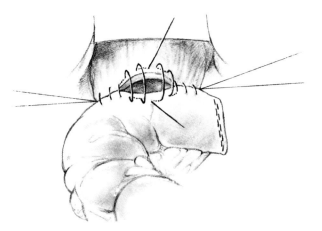

图6-20　吻合口前壁缝合

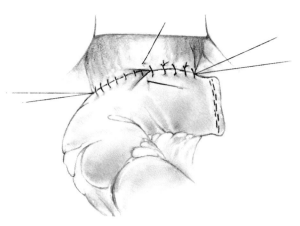

图6-21　前壁浆肌层包埋

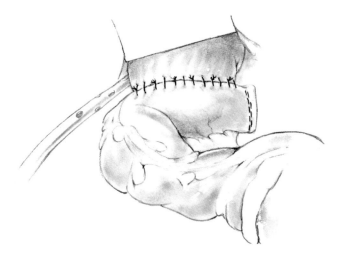

图6-22　放置引流管

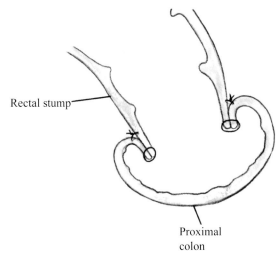

图6-23　吻合口剖面图

2. 结直肠侧端吻合的另一种方法

当手术医生找不到可行的办法牵拉出预先留在靠近直肠残端的标本时（上面描述的优选技术），还有一个可选择的办法用于吻合。用Baker方法（图6-12）完成第一步之后，可用手术刀在靠近直角钳钳夹的直肠远端横行切除标本，这样留下的直肠残端周围即有较广泛的空间。为防止较短的直肠残端回缩入前列腺平面，可在直肠残端的左、右两角处用长（30mm）Allis钳夹。然后将一个Lloyd-Davies膀胱拉钩深入到前列腺处并牵拉，使直肠残端充分暴露。

将先前准备好的降结肠缓缓下移至骶骨岬，这段结肠的末端已经用线性闭合器闭合。从距离缝合末端1cm处，开始在结肠对系膜缘处做一个切口，一直延续到近侧4~5cm，这个长度相当于直肠壶腹的直径。

将结肠末端及其系膜朝向患者右侧。直肠残端的左侧壁和结肠切口的左侧端行4-0无创伤丝线缝合，将缝合线固定在止血钳上但不要打结。同法在直肠残端和结肠切口的右侧壁上做一个相同的缝合。

用4-0无创伤丝线间断水平褥式缝合吻合口后壁。第一根缝线位于后壁中点，用一个弧形针，在近侧结肠的黏膜层开始进针，从内向外穿过结肠的全层，然后从直肠壁外进针穿入到直肠内。缝合时应将直肠肌层包含在内，此点极其重要。直肠肌层往往回缩超过1cm或更多，位于突出的黏膜层下方。

用同一根弧形针在直肠残端从内向外，然后在近侧结肠从外向内缝合，留置的缝合线不打结，但要固定在止血钳上。在手术过程中的最后一阶段打结时，这个结要打在结肠黏膜一侧。

在第一根缝线和左侧牵引线之间的中点用相同的技术进行第二针水平褥式缝合，第三根缝合线放置在第一根缝线与右侧牵引线之间的中点。如此通过这种对等分法的缝合技术缝置剩余的缝线，一直到这层完全缝合（图6-24）。当助手拉紧所有缝线末端时，应该将结肠推向直肠残端。将缝合线打结并留出足够长的线尾，再一次将线尾用止血钳钳夹并适度拉紧。轻轻地向上牵引来改善组织的暴露，便于前壁的全层缝合。剩下的吻合与上面描述的Baker技术相同。

3. 管型吻合器低位结直肠吻合术

（1）对于低位结直肠吻合术可使用管型吻合器，将患者置于Lloyd-Davies体位，大腿外展，骶部放置小沙袋抬高以暴露肛门。距离肛门缘6~9cm以上的肿瘤，必须沿直肠向下切开肛提肌隔膜（译者注：盆膈上筋膜），要求后方的Waldeyer筋膜完全分离，前列腺与直肠前面完全分开达尿道平面，侧韧带的分离平面应该达肛提肌。此时可充分显露整个肛提肌隔膜，除非患者的盆腔狭小（图6-25）。

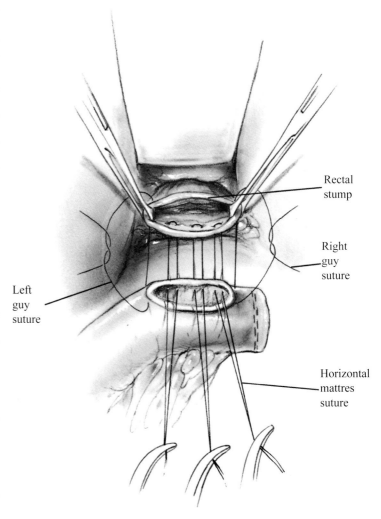

图6-24　吻合口后壁全层褥式缝合

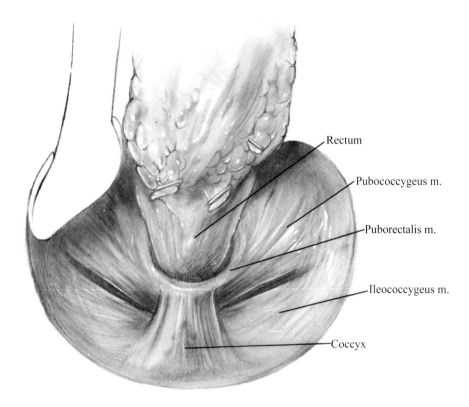

图6-25　显露肛提肌隔膜

（2）所有直肠周围的淋巴组织均可轻易地自肛提肌剥离，然后沿着直肠后壁达耻骨直肠肌处，此为肛管的头侧边缘标记。注意切勿进一步分离，以免进入肛门内、外括约肌之间，以致松解全部直肠达肛门缘。与肛管皮肤的吻合在技术上是可行的，但是它会导致内括约肌与标本一起切除，因为从上面进入时，括约肌间隙是一个自然的平面。

在超过肿瘤的下缘1cm处横跨直肠放置一个大直角肾蒂钳。在先前选择定位的Allen钳处横断降结肠。用纱布带结扎降结肠标本端，并用无菌橡胶手套保护（图6-14A、图6-14B）。将近侧结肠下降到盆腔，要充分松解更多的结肠以填充吻合口周围的骶前空隙。如果还不满意，则需要游离横结肠，使结肠充分下降来完成间隙的填充。

（3）移除Allen钳，用合适的筛选器或Foley导尿管水囊去轻柔地扩张结肠，扩张结肠可能是最麻烦的操作。在使用这种方法时，要注意不要造成浆膜撕裂，要确保肠管具有足够的管腔。然后开始在近侧结肠断端左侧边缘处，用一根2-0聚丙烯缝线行连续绕边缝合（图6-26A）。确认距离结肠断端1.5cm处的所有脂肪和肠系膜已被切除，吻合口两层肠管之间没有夹入脂肪和血管。如果血管包含在吻合口内，在直肠管腔内的吻合器击发后，可能会造成大的出血，而且很难控制。此外，荷包缝合可代替这种绕边缝合。在肛管内插入一个短的无菌直肠镜，并清除直肠内容物。用消毒水彻底地灌洗直肠，冲掉脱落的肿瘤细胞，移除直肠镜。下一步，在直肠残端连续绕边缝合，具体方法为：距离肿瘤边缘超过4cm，从左前外侧的直肠壁处做一切口切开全层肠壁，持续牵拉直角钳使低位直肠暴露，在直肠残端左侧拐角处以2-0无创聚丙烯缝线开始连续绕边缝合（图6-26B）。随着缝线沿着直肠的前壁一直向患者的右侧走行的同时，切开更多的直肠壁（图6-26C）。沿着直肠的后壁用相同的方法缝合，一直到的直肠左侧壁的开始点，至此标本被完全移除（图6-26D，图6-26E）。

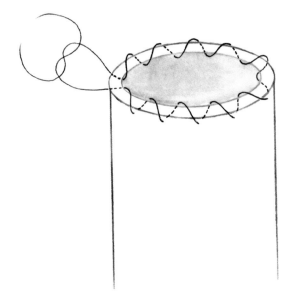

A. 降结肠断端绕边缝合

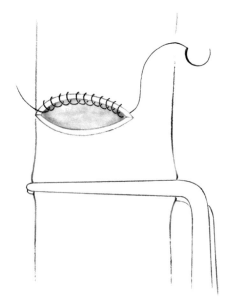

B. 直肠前壁左侧半绕边缝合

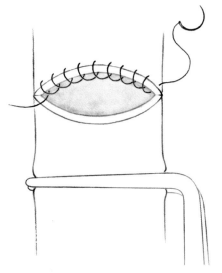

C. 直肠前壁右侧半绕边缝合

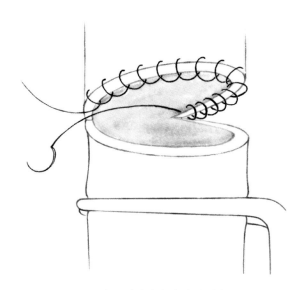

D. 直肠后壁右侧半绕边缝合

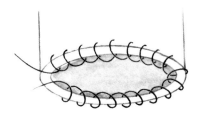

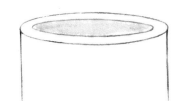

E. 直肠残端绕边缝合

图6-26 直肠残端连续绕边缝合

（4）不要试图在标本被移除后再进行连续绕边缝合，因为这样做直肠残端将会回缩，对于直肠中段的肿瘤（在肛缘以上6～10cm），如果回缩超过前列腺平面，从上面缝合直肠残端是不可能的。每一针缝合都应包括直肠壁全层，边距4mm，当缝线打结时，为了防止空隙的存在，这些缝线针距最多不超过6mm。应该清除1.5～2.0cm宽的直肠壁周围的脂肪、血管和疏松的结缔组织。当吻合器击发后，在直肠肌层和近侧结肠的浆肌层之间不应该有脂肪和肠系膜。将聚丙烯荷包缝线的末端以止血钳固定并拉紧。灌洗盆腔。

（5）到会阴手术部分，检查吻合器安装是否正确。因为来自不同生产商的吻合器其设计是不同的，使用前手术医生熟悉管型吻合器装置使用方法至关重要。用无菌的外科胶润滑吻合器的尖头部，握住手柄按操作指南将吻合器放入到肛管直肠内（图6-27）。从低位直肠的荷包缝合处慢慢地旋出吻合器的钉砧，然后逆时针转动翼形螺母一直到吻合器完全打开。将直肠的荷包缝合线打结在吻合器的中心杆上（图6-28），离线结5mm处剪断线尾。

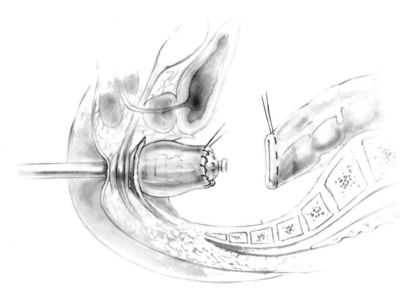

图6-27　置入吻合器

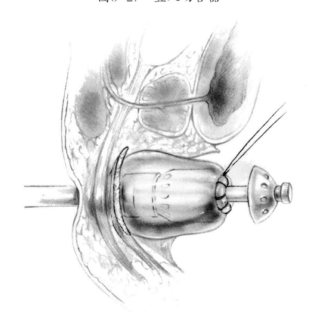

图6-28　打结于中心杆

（6）在近侧结肠的断端处使用三把Allis钳呈三角形样钳夹肠壁，因管腔已经被扩张，可以放入管型吻合器的钉砧。完成这些操作之后，将结肠的荷包缝合线打结并离打结5mm处切断线尾（图6-29）。观察两个荷包缝合的完整性是非常重要的，因为荷包缝合收拢打结闭合后的任何空隙都会造成吻合缺陷，从而导致吻合失败。现在通过顺时针旋转翼形螺母来完成管型吻合器的闭合（图6-30）。

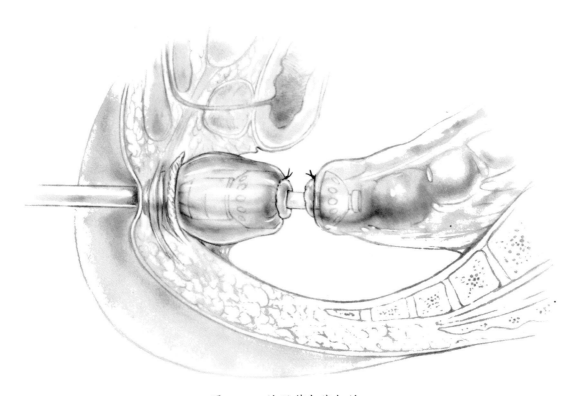

图6-29　结肠荷包线打结

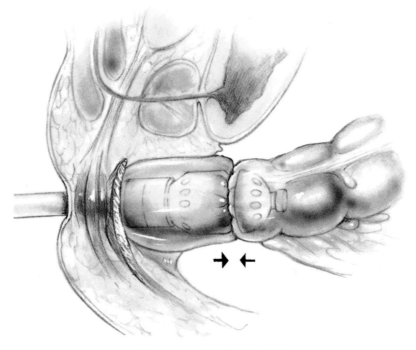

图6-30　吻合器完全闭合

（7）检查游标标记确保完全闭合。吻合器的钉砧紧靠钉仓，如果不能完全闭合，吻合器钉仓离钉砧太远，则不能关闭形成B字形状。在这一过程中，要确保阴道、膀胱和输尿管没有被夹在钉砧和钉仓之间。打开保险扳机手柄，然后抓牢击发手柄并击发（图6-31）。通过观察器械柄上的黑色游标是否在合适的位置上，来检查下压力度。如果这一步做的恰当，对着钉砧的两排管状同轴排列的吻合钉已经钉合，并且在直肠和结肠内两个荷包缝合的被压组织已由吻合器的环形刀片切开，此即环形吻合术。

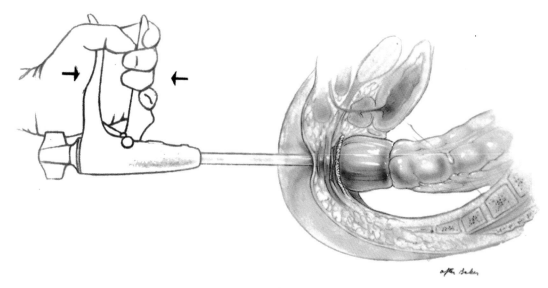

图6-31　击发吻合器

（8）现在逆时针旋转翼形螺母，根据建议的旋转圈数去打开器械，并从钉仓中取出钉砧。至少向右旋转吻合器180°，然后再向左旋转以摆脱附着的组织。记住，钉砧的直径比吻合口内部的直径要大，向下方按吻合器的手柄，先取出钉砧的前唇，然后再提起手柄取出钉砧后唇，从而将钉砧取出。如果助手用纱布垫抓住直肠残端的前方，或于吻合口前壁行Lembert法缝两针牵引线，可使吻合口保持稳定，这些办法有时对取出钉砧颇有裨益（图6-32、图6-33）。

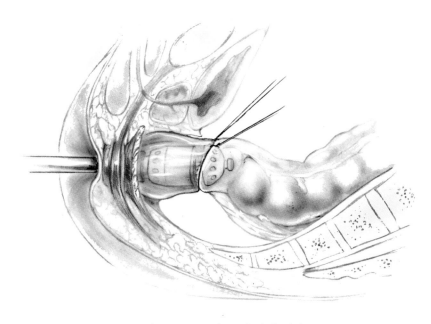

图6-32　吻合口前壁牵引线

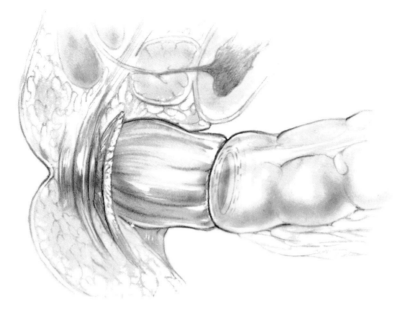

图6-33　管形吻合示意图

（9）器械移出以后，逆时针转动在钉砧帽上的螺丝，将此帽移除，显露出被切割下的直肠和结肠组织（译者注：目前使用的吻合器钉砧，此帽不能拆下）。这个钉仓包括两个完整的环，每个环都类似一个小环状的油炸圈饼。一个为直肠的近切缘，另一个为近侧结肠的末端切缘。在吻合术中，两个环状切缘任何一个存在间隙则说明存在吻合缺损，这可能是在吻合之前，肠管的荷包缝合线退出肠壁组织造成的。查找并修补这些缺损，这时可以考虑加行结肠造口术或回肠襻式造口术。

（10）现在用直肠指诊来检查吻合口的完整性，附加一个吻合口完整性的测验，可用无菌生理盐水冲洗盆腔，等到气泡消失，在吻合口处以上的结肠放置一个无创Doyen钳夹闭肠腔。当手术医生触摸结肠时，助手可将注射器或一个Foley导尿管插入到肛管中，将空气注入直肠内。当灌注气体的结肠达到中等压力时，观察盆腔内的生理盐水中有无气泡。没有气泡是吻合完整的可靠证据。如果发现气泡，应该去寻找泄露点并缝合修补。如果找不到泄漏点，或缝合修补无效时，可做一个横结肠造口术。另一个检查吻合口完整性的方法是将Foley导尿管插入到直肠内，通过导尿管注入无菌的亚甲蓝溶液，检查蓝色泄漏的部位，用一个无菌成角的口腔镜可以帮助观察吻合口后壁。

4. 超低位结直肠双吻合技术

（1）在几种情况下，双吻合器是有优势的。①当直肠特别厚或特别大时，即使是大的管型吻合器，由于钉砧太小也不能容纳大块组织，将大块组织强行压入钉仓时，会导致结直肠许多组织折叠挤压（图6-34）。因为这些组织是失活的，这可能会干扰愈合和导致吻合口漏。当直肠粗大时，可用Roticulator-55闭合器来代替荷包缝合，用线性闭合器来闭合直肠，然后切除标本。如果插入到直

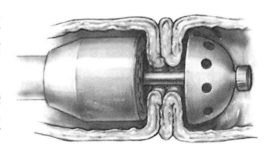

图6-34　过多组织嵌入吻合口

肠内的管状吻合器不能包含直肠大部，则仅能形成一个相对较小的吻合口（图6-38）。②在一个相当低位水平用闭合器去闭合直肠残端是可能的，因为在这个位置使用一个闭合器比使用荷包缝合要简单

的多。③对于已经做过Hartmann手术的患者，当应用直肠残端做结直肠吻合时，可将管状吻合器插入直肠，吻合结直肠操作较手工缝合简单得多。

（2）直肠前切除术也可使用上面描述的方法，但不同的是需要进一步向肛提肌方向游离标本，因为插入的Roticculator-55可以比其他切除直肠的方法更容易靠近肛管。向下全周游离直肠达直肠纵肌。在游离完成以后，用普通的拉钩拉起膀胱或子宫，用Roticulator-55容纳整个低位直肠，周围没有相邻的盆腔组织（图6-35）。击发闭合器以后，用长

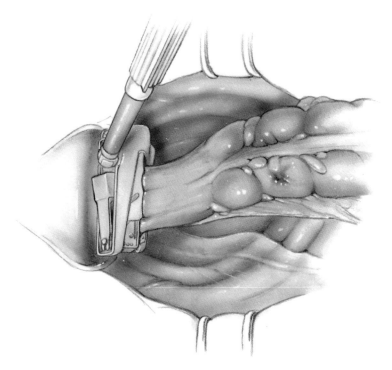

图6-35 闭合器夹闭直肠

直角钳夹闭近端直肠，然后用手术刀切断直肠，切缘处应齐平（图6-36）。定位标本的上端，切断结肠，移除标本，用2-0的聚丙烯线于结肠断端缝置荷包，然后将拆下的钉砧放入结肠，收拢荷包缝线并打结（图6-37）。

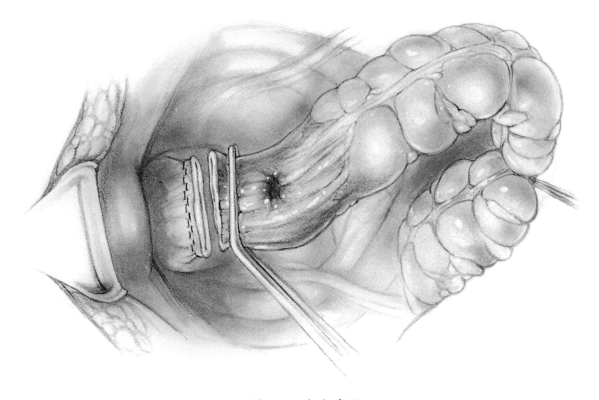

图6-36 切断直肠

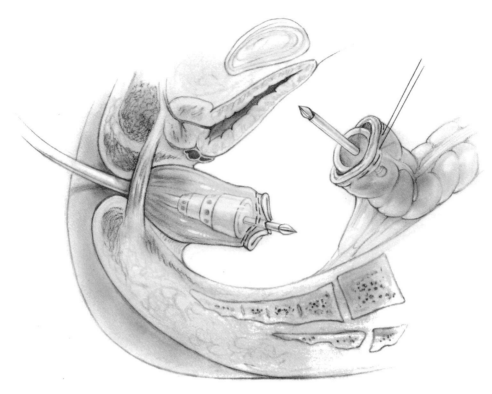

图6-37 钉砧置入近侧结肠断端

（3）将带有嵌入式穿刺锥的环形吻合器从肛门放入直肠。先将器械小心地推入到直肠残端的闭合线处，旋转吻合器尾部的翼形螺母，从直肠残端旋出穿刺锥，对准闭合线中点穿出，移除穿刺锥。将钉砧与钉仓对合，在直视下，适当地拧紧翼形螺母，使二者慢慢地靠紧，然后击发（图6-38、图6-39）。此时，像先前描述的一样，打开吻合器并移除之，仔细地检查吻合部位，方法同前所述。

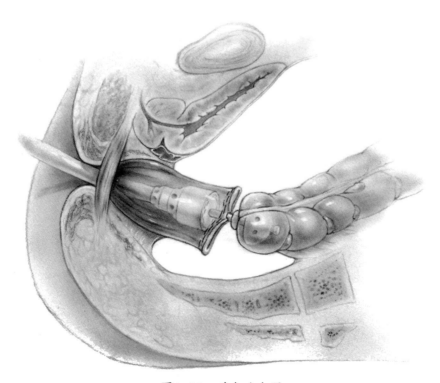

图6-38 对合吻合器

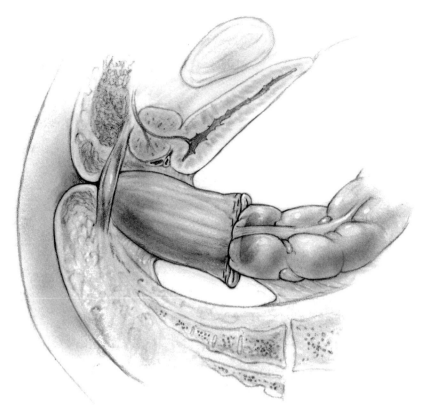

图6-39　吻合完毕

5. 结直肠管状吻合术的缺陷和危险

吻合口的缺损大部分是由于不完美的荷包缝合造成的。如果吻合器不能将整个肠管断端固定在吻合器的中心杆上，吻合器将不能完全闭合结肠或直肠的全周，这将会导致吻合口缺损和术后的吻合口漏。如果击发吻合器完成结直肠全层吻合以后，能够确定切除肠端均为环形，说明这个吻合器已经通过环形肠管，吻合是没有缺陷的。

荷包缝合时如果有太多的组织被缝入，低位结直肠环形吻合可能会失败。当有较多的组织进入到钉仓时，超过了钉仓的容量。当这个钉仓压入到与其相对钉砧时，这些失活的组织在吻合的管腔两壁之间被挤出后，会干扰愈合。清除待吻合两肠管壁外的脂肪组织是必要的。

一个重要的例外是在直肠口径大的地方使用绕边缝合。当用绕边缝合线收紧直径大的直肠切缘时，使整个直肠壁边缘都固定在吻合器中心杆周围是不可能的。在这种情况下，最好用线型闭合器和双吻合器技术行结直肠吻合。

应注意到另外的缺陷。如果这个设备的击发手柄不能够充分压入，则环形刀片不能被完全击发，此时钉合可能已经完成，而在钉砧内的多余的结直肠并未被完全切断，如果强行移除吻合器会撕裂整个吻合口。

当钉砧不能轻易地脱离吻合口时，不要强力取出。相反，在吻合口上方3～4cm处近侧结肠的对系膜缘做一切口，然后从切开处旋开并取出钉砧，再从肛门中移除吻合器是个简单的事情。从结肠切开处检查吻合口内部，如果内翻的管腔内隔膜留在环形吻合口内部，可用弯剪刀剪开，进而用55mm线性闭合器闭合结肠切口。

手术失败的一个很大的原因是错误地使用钉仓或已经被击发的吻合器，在这种情况下环形刀片可以工作，但是无法钉合，外科手术留下的两个肠腔的断端无法完成吻合。为了避免这种错误，在将钉砧放入到钉仓之前，要仔细地检查吻合器和环形刀片装载是否恰当。

除非这个吻合器已经被充分敞开，否则在击发吻合器之后，不能将它从直肠内移出。这是因为此时在钉砧和钉仓之间吻合的肠管已经被固定，强制性的移除吻合器会撕裂吻合口。

正如以上描述，如果钉砧帽未完全拧紧，或吻合器击发之前，翼形螺母未完全收紧，那么在钉砧和钉仓之间就存在多余的空间，它会阻碍吻合钉正确闭合。这种情况下，吻合处很小的拉力就会把吻合口撕开。包含在吻合口区域内的直肠和结肠的任何部分都不能使用止血夹，因为这些金属夹可阻挡吻合器和刀片的正常运转。

如果肠系膜血管陷入吻合口或被刀片横断，吻合后会发生肠腔内出血。通过直肠镜小心地使用电凝或在近侧结肠切开行缝扎都可控制出血。

当吻合口位置处在肛门括约肌或紧靠其头侧时（即在耻骨直肠肌组成的肛提肌上或肛提肌上端），则有较好的粪便控制能力。但是，因为近侧结肠失去了储存粪便的作用，所以在术后的前几个月，患者的排便次数较多。结肠每一次蠕动收缩多会排出成形的小块粪便，但是不会有不经意的液体和粪便的排出。另外，如果这个吻合口位置处在齿状线或肛管，内括约肌的损伤将会导致粪便无法控制，这会持续3～6个月甚至更久。

Goligher（1979）描述扩肛后由肛门插入一个self-retaining bivalve Parks直肠牵开器，可经肛门在直肠残端做一个荷包缝合。Goligher推荐的这种方法用于不能从腹部行荷包缝合者。遗憾的是，这种方法可导致内括约肌损伤，如果这个吻合口位于齿状线或肛管，在某种程度上将会导致大便失禁。如果使用经肛门缝合，应尽最大努力在肛管上段的直肠残端行荷包缝合或绕边缝合，以保留内括约肌。如果不适合做直肠缝合，可用Parks方法做经肛门的端端吻合，这样可以保留内括约肌。可根据第十章描述的类似回肠肛门贮袋技术来构建一个结直肠吻合口。

当直肠残端太短而不能从上面进行荷包缝合时，通常可以用Roticulator-55闭合器予以闭合（图6-35）。对于因结直肠吻合位置过低，使用缝线缝合困难的，笔者习惯于使用双吻合器技术。可以在离肛缘6cm处切除肿瘤（需要正常组织边缘长度约2cm），成功完成超低位吻合，吻合口在肛管上端水平。

和手工缝合一样，在某些情况下，在器械吻合完成以后，可能需加行结肠造口术和骶前引流。对于低位的腹膜外吻合，通常使用骶前的闭式吸引引流管。

对于盆腔上方的腹腔内结直肠吻合，笔者习惯于使用功能性端端吻合（图4-35至4-38）而不是管状吻合。后者需要大量的时间，而且技术上也比便于操作的端端吻合复杂得多。

（十二）切口的闭合与引流

取出切口保护膜。手术医生应该更换手套，弃用所有的污染设备。用抗生素溶液彻底地冲洗腹腔和创面。常规缝合关闭切口。

六、术后处理

（1）鼻胃管吸引3～5天。

（2）术后禁食4～6天。

（3）围手术期抗生素持续使用24h。

（4）Foley导尿管持续膀胱引流6～7天。

（5）骶前引流管接闭式负压吸引装置。

（6）除非引流量较多，否则术后5天可将引流管拔除。

（7）根据病情发展的不同阶段，有选择性的对患者进行放射治疗。

七、术后并发症

在低位前切除术后，膀胱功能可能会发生障碍，尤其是原先有前列腺疾病的患者，但是它比经腹会阴联合直肠切除术后膀胱功能障碍的发生率要低。一般来说，膀胱引流6～7天以后，其功能即可恢复。

低位结直肠吻合术之后，吻合口漏导致盆腔感染（sepsis）是最严重的并发症。低位前切除以后，患者出现发热、白细胞升高或肠梗阻都应该怀疑可能存在吻合口漏和盆腔脓肿。并发症发生后的临床表现一般在术后6～9天出现。手术医生可用直肠指诊检查来证实并发症的诊断，如果手指在吻合口处摸到缺陷，则可诊断为吻合口漏，这个缺陷通常位于后面。直肠镜检查也可发现吻合口的缺陷。

盆腔感染（sepsis）可行盆腔CT检查及CT引导经皮置管引流来治疗。即使吻合口没有缺损，患者也可能会存在盆腔脓肿。如果CT引导经皮置管引流不成功，发热和中毒的患者也应该引流任何感染灶。在许多情况下，患者需要行横结肠造口术或回肠襻式造口术以将粪便改道转流。

有全身轻微症状，怀疑可能并发盆腔感染的患者，可予以禁食、输注抗生素和营养支持来治疗。有时骶前脓肿可从吻合口漏处排入直肠，不会造成患者严重的症状。然而必须记住，吻合口漏和盆腔感染（sepsis）是潜在致命的并发症，必须积极治疗。

在男性患者，低位前切除术后也会存在性功能障碍，尤其是巨大肿瘤以及需要广泛切除骶前间隙、侧韧带和前列腺区域的患者。

参考文献

1. Baker JW. Low end to side rectosigmoidal anastomosis［J］. Arch Surg，1950；61：143.

2. El Pakkastie T，Luukkonen PE，Jarvinen HJ. Anastomotic leakage after anterior resection of the rectum［J］. Eur J Surg，1994，160：293.

3. Enker WE，Thaler HT，Cranor ML，et al. Total mesorectal excision in the operative treatment of carcinoma of the rectum［J］. J Am Coll Surg，1995，181：335.

4. Goligher JC. Surgery of the Anus，Rectum，and Colon，3rd ed［M］. London：Bailliere，1975，662.

5. Goligher JC. Use of circular stapling gun with peranal insertion of anorectal purse-string suture for construction of very low colorectal or colo-anal anastomoses［J］. Br J Surg，1979，66：501.

6. Longo WE，Milsom JW，Lavery IC，et al. Pelvic abscess after colon and rectal surgery：what is optimal management［J］？ Dis Colon Rectum，1993，36：936.

7. Nivatvongs S，Fang DT. The use of thumbtacks to stop massive presacral hemorrhage［J］. Dis Colon Rectum，1986，29：589.

8. Parks AG，Thomson JPS. Per-anal endorectal operative techniques. In Rob C，Smith R （eds） Operative Surgery，Colon，Rectum，and Anus，3rd ed［M］. London：Butterworths，1997：157.

9. Stolfi VM，Milson JW，Lavery IC，et al. Newly designed occluder pin for presacral hemorrhage［J］. Dis Colon Rectum，1992，35：166.

10. Surtees P，Ritchie JK，Phillips RKS. High versus low ligation of the inferior mesenteric artery in rectal cancer［J］. Br J Surg，1990，77：618.

11. Zu J，Lin J. Control of presacral hemorrhage with electrocautery through a muscle fragment pressed on the bleeding vein［J］. J Am Coll Surg，1994，179：351.

（作者：Steven D. wexner；译者：牛洪欣　王天宝）

第七章　直肠癌经腹会阴切除术

一、适应证
远端直肠或肛管恶性肿瘤不能行保留肛门括约肌手术者。

二、术前准备
（1）乙状结肠镜活检及病理检查。

（2）钡灌肠或结肠镜。

（3）腹部及盆腔CT。

（4）直肠腔内超声和其他分期手段（MRI）。

（5）纠正贫血。

（6）肠道准备（包括泻药和抗生素）。

（7）留置Foley导尿管。

（8）留置胃管。

（9）围术期应用抗生素。

三、手术陷阱与风险
（1）骶前静脉、左髂总静脉、直肠正中动脉、髂内动脉分支、胃肠道其他血管出血。

（2）游离直肠时肠管破裂。

（3）结肠造口缺血、坏死。

（4）结肠造口张力过大导致回缩甚至腹膜炎。

（5）盆腔腹膜缝合线撕裂，导致小肠疝及梗阻。

（6）盆腔腹膜游离不够，难以重建盆底，残留空腔导致脓肿形成。

（7）输尿管损伤，尤其在临近直肠侧韧带切开时易于损伤，或重建盆底时不小心结扎输尿管。男性患者会阴部手术时易损伤尿道。

四、手术策略
（一）腹部手术
腹部手术同直肠低位前切除部分，详见第六章。

（二）结肠造口
（1）结肠造口位置取左下腹，经腹直肌或腹正中切开线，如果造口经腹直肌拖出，将结肠与侧腹壁之间的3～5cm间隙缝合或行腹膜后造口，不然可能导致小肠嵌顿。另外，如果造口从腹壁中间位置拖出，因为此间隙较大，小肠可以自由出入而无须关闭此间隙。

（2）Goligher（1958）报道经脐下数厘米，腹直肌外1/3区，行腹膜后隧道式拖出结肠造口术，当盆壁腹膜可以缝合时，此方法可以用于乙状结肠造口（图7-19至图7-22）。

（3）为了防止结肠造口坏死，需确保拖出的拟造口末端结肠有良好的动脉血供，要求和吻合肠管的血供一样。即便有足够的血供，如果肥厚的结肠系膜受到过紧的造口限制，仍会发生结肠造口缺血。

（4）术后造口回缩可能在术后腹胀导致腹壁前移的情况下发生。因此，在准备缝合造口前，拖出的无张力结肠需保证高出腹壁皮肤约5cm。

（三）盆底

重建盆底腹膜时存在缺损，导致小肠疝入梗阻是一个严重的并发症，部分外科医生关闭腹膜忽略了这一点。如果不关闭盆底腹膜，小肠通常会下降至肛提肌缝合处及皮下层，此种情况下，小肠梗阻通常不会在术后早期发生。然而，如果小肠迟发性梗阻一旦发生，手术时必须游离大量与盆壁紧密粘连的小肠，容易导致小肠损伤，往往需要切除吻合受损肠管。为了防止此类并发症的发生，在保留足够的腹膜及相关组织，且没有过多的张力条件下应该关闭盆底腹膜。盆底腹膜的最底端应足够松弛，可降到重建的会阴部水平，消除盆底腹膜与会阴部其他结构之间的死腔。当手术首要目的是切除低位直肠病灶时，没有必要过多切除直肠周围的盆壁腹膜，尽量多保留此层结构。如果不可能满意地关闭盆底，宁愿完全敞开盆腔，不然盆腔底部与会阴之间的死腔会导致关闭腹膜的缝线撕裂从而造成肠疝的发生。用带血管弓的大网膜和活组织填充盆腔从而阻止小肠降入其中也是一个很好的办法。

（四）会阴部手术

（1）体位：翻转患者到俯卧位可以提供很好的显露，但对患者不利。首先，麻醉状态下翻转患者会导致循环不稳定。而且，翻转体位因腹、会阴两组手术不能同时进行而延长手术时间。

患者仰卧，骶骨用纱垫或布单垫高，取截石位，脚架支撑小腿，大腿外展轻度弯曲，此体位不影响腹部手术操作，而且方便第二助手站于两腿之间牵拉膀胱（图6-3A、图6-3B）

无论分腹、会阴两组或一组手术医生完成全部手术，截石位可以让手术医生在紧急情况下随时转换到另外一侧手术。利于侧方巨大肿瘤切除后经盆腔止血，部分血管要经会阴切口止血，而其他血管可能需要在腹部钳夹。另外，手术医生完成腹部切口缝合后，可以从下方吸引从而确定盆壁及会阴部是否存在死腔。移除标本后，易于同时关闭腹部及会阴切口。

（2）关闭会阴：目前常规一期缝合会阴部，特别是如果切除肠管过程中粪便没有污染盆腔以及止血彻底时，大多数恶性肿瘤患者在一期会阴缝合及置入密闭负压引流管后，切口均可以一期愈合。负压吸引可以将重建的盆壁腹膜引向下方会阴部，从而消灭其间的空腔。

对于骶前出血较多的患者，用覆盖片状外用止血药物的大纱布垫填塞出血区域，术后第1天或第2天，纠正凝血障碍及完全复苏后，于手术室将纱布经会阴切口取出。

如果术中盆腔受到污染，会阴部仅宜部分关闭并且放置胶管和带槽的引流管。女性患者，会阴部处理和阴道后壁是否切除有关，对于较小的直肠前方病灶，相邻的阴道后壁可与直肠前壁病灶一并切除，留下足够的阴道后壁用PG线一期进行缝合；如果肿瘤较大，阴道后壁完全切除后，可将肛提肌、皮下脂肪、皮肤缝合，而于阴道切除处留下缺损，缺损处暂时放置纱布。如果会阴切口一期愈合，肉芽生长及阴道上皮再生以修复此缺损，一般需1~3个月方可痊愈。肿瘤位于直肠后壁时，则无须切除阴道。

（3）会阴切除：会阴切除时最危险是疏忽切断男性尿道，在骨盆周围将肛提肌及前列腺分离后才进行前方切除可以避免之。注意在前列腺后方平面分离直肠尿道肌，过于靠腹侧容易损伤尿道。还要区分会阴浅横肌，分离平面位于此肌肉背侧时，尿道不易损伤（图7-11）。

（4）止血：会阴部出血电凝即可止血，和其他腹部手术一样，如果血管与周围脂肪分离清楚，往往不需要结扎血管，直接电凝出血部位或者通过电凝夹住出血点的镊子或止血钳即可完全止血。

五、手术技巧

（一）体位

患者仰卧位，用沙袋或折叠的布巾将骶骨抬高，双腿以Lloyd-Davies腿架轻度外展抬高，充分显露会阴，小腿处垫以泡沫橡胶（图6-3A、图6-3B）。腹部操作时，第二助手可以站在患者的两腿之间，留置导尿管接尿袋从腹股沟上方放至身体一侧，利用重力引出尿液且利于观察每小时尿量。男性患者可用缝线将阴囊固定于腹股沟处，7号线荷包缝合关闭肛管。

腹部、会阴及臀部常规消毒铺巾。然后手术可以同时分两组进行或一组手术医生行腹部与会阴部交替手术。

（二）切开皮肤与探查：确定是否可以手术

取正中切口，切口从脐上到耻骨联合，分离椎状肌可以更靠近耻骨约1～2cm，以提供更好的显露。打开腹腔，全面探查。

大多数病例只有在骶前平面打开后方可确定是否能够完成手术，准确的术前分期可以避免绝大多数无意义的剖腹探查术。如果肿瘤侵及后方的骶骨或前方的前列腺时，试图从肿瘤处强行游离直肠往往徒劳且危险。如果大量肿瘤残留在骶前，肿瘤侵及骶前神经可导致直肠癌最严重的症状，即剧烈的会阴部疼痛。另外，部分肿瘤虽然粘在骶骨，但可能是炎性粘连，并不一定有肿瘤侵犯，此类病例可以切除。潜在可切除肿瘤通过新辅助治疗后或许可以切除。局部侵犯输尿管并不是手术禁忌证，在此低位切除输尿管后，可以将输尿管移植至膀胱。

（三）游离乙状结肠、淋巴血管清扫及骶前分离

如前所述，腹部组手术游离至提肛肌平面（图6-4至图6-11）。腹部操作最后部分是确定近端结肠能无张力拖出腹壁外5cm，于此处切断肠管行末端结肠造口。采用GIA吻合器械，可同时切割闭合结肠（图7-1A、图7-1B）。用无菌手套套住结肠标本末端，保证无菌（图6-14A、图6-14B）。完成这一步后开始进行会阴部操作。

（四）盆腔出血

发生盆腔出血原因如前所述（见第六章）。有时候在会阴部手术完成后出血容易控制，如果碰到难以控制的大出血时，通过会阴在盆腔填塞纱布块，然后于24～48h后取出。

（五）会阴部切除

（1）此时肛管已用粗丝线荷包闭合。男性患者从肛门前方3～4cm处开始向后方椭圆形切开皮肤，后方止于尾骨尖（图7-2）。女性患者，后壁较小肿瘤可以从紧靠阴道开口后方切开至尾骨尖。肿瘤如果位于前壁，需要切开部分与直肠肿瘤邻接的阴道后壁（图7-3、图7-4）。继续切开直肠周围脂肪，用三把Allis钳钳住标本两侧皮肤切缘，当向患者右侧牵拉肛管时，助手可以用耙状拉钩将会阴部皮肤向左侧牵拉，然后切除直肠周围脂肪至提肛肌筋膜表面（图7-5）。一般而言，在直肠旁脂肪

靠近提肛肌表面有痔下血管（肛动脉）的两条分支，用电凝切断即可。同样方法处理会阴部右侧。

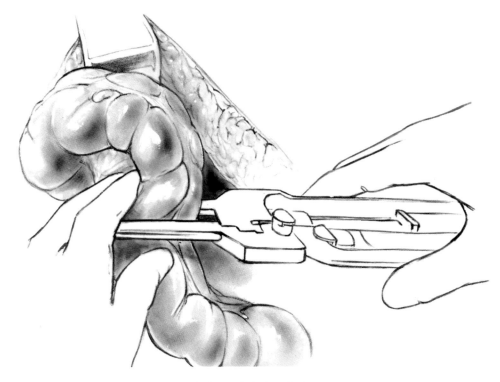

A. 直线型切割闭合器夹持结肠

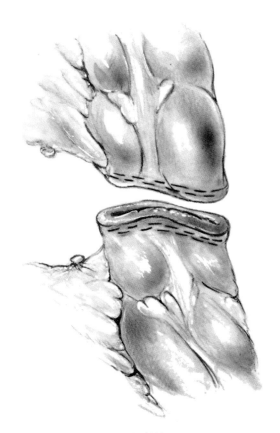

B. 切断结肠

图7-1 切割闭合器切割结肠

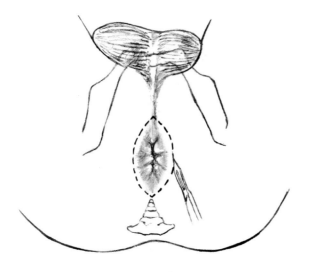

图7-2　男性会阴切口

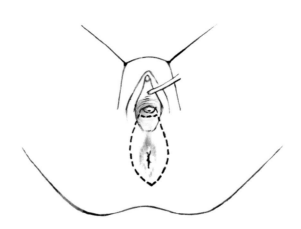

图7-3　保留阴道的会阴部切口

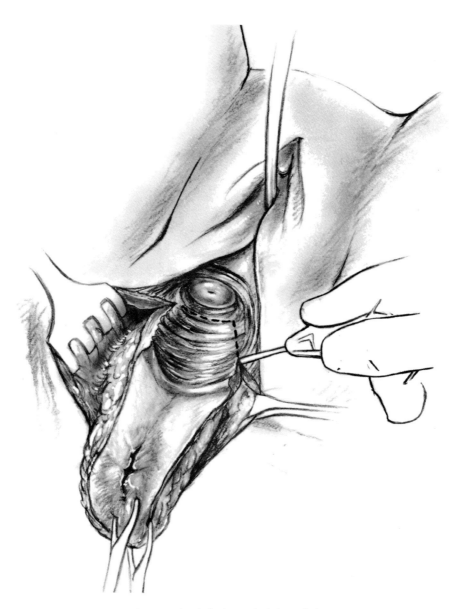

图7-4　切除部分阴道的会阴部切口

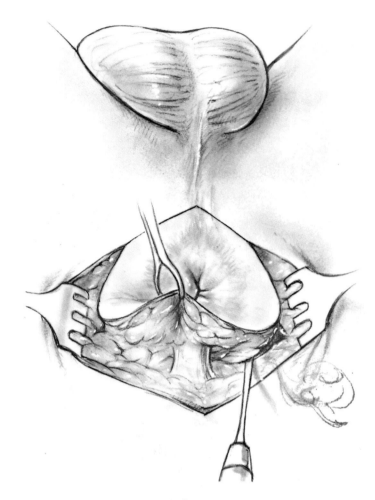

图7-5 切除直肠周围脂肪组织

（2）在尾骨尖处辨别肛尾韧带后，用电凝将其从尾骨尖附着点处横向切开（图7-6）。此时注意，如果手术医生示指放到尾骨前方可能无法进入骶前平面（译者注：应为直肠后间隙），此处有致密的Waldeyer筋膜将直肠后间隙与骶骨、尾骨前方相隔，如果暴力撕破此筋膜，可能损伤骶前静脉丛导致出血。因此，Waldeyer筋膜必须在腹部手术操作游离骶

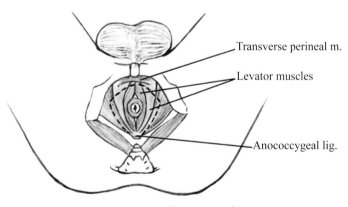

图7-6 肛提肌切除范围

前时即切开，或者在会阴部手术切断肛尾韧带后继续沿此平面向头侧用剪刀或电凝锐性分离即可（译者注：最好同时向头侧和腹侧延伸），腹部与会阴部手术成功会师。

（3）然后手术医生将左手示指置入左侧肛提肌肌膜上方，自下往上电凝切断肛提肌，部分肛提肌与标本相连（图7-7）。继续往上方切除至耻骨直肠肌平面并朝会阴部前方分离。同法分离提肛肌右侧。由于男性患者会阴部游离时最大的危险是损伤尿道，因此，应在其他部位游离完毕后，再分离前方。为了利于保护尿道，此时可以先将切除的乙状结肠标本从已经打开的后方会阴切口拖出（图7-8），示指置于耻骨直肠肌下方并电凝切断（图7-9）。前列腺在腹部手术时已经显露，此时从会阴

部可以触及，从前列腺后方做一个放射状投影平面（图7-10），此平面穿过直肠尿道肌，切断直肠尿道肌，移除标本（图7-11）。对于肥胖患者，另一个标志是会阴浅横肌，前方游离平面可在其背侧进行，最后分离与前列腺附着部分（图7-12），移除标本。

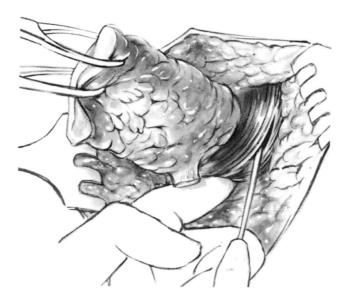

图7-7　切断左侧肛提肌

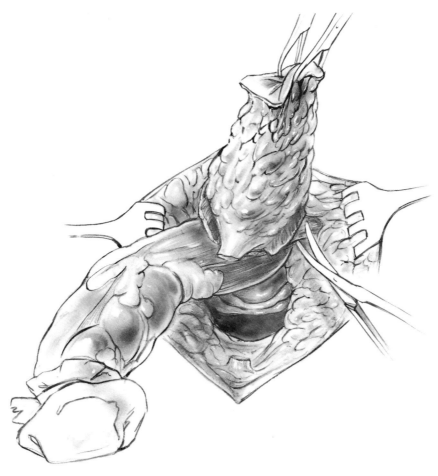

图7-8　拖出标本

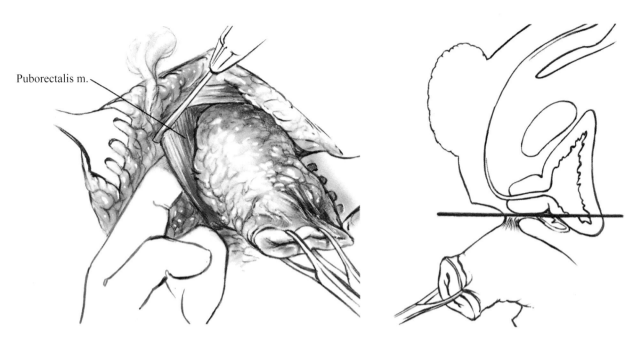

Puborectalis m.

图7-9　切断耻骨直肠肌　　　　　　　　　　图7-10　直肠前方分离平面

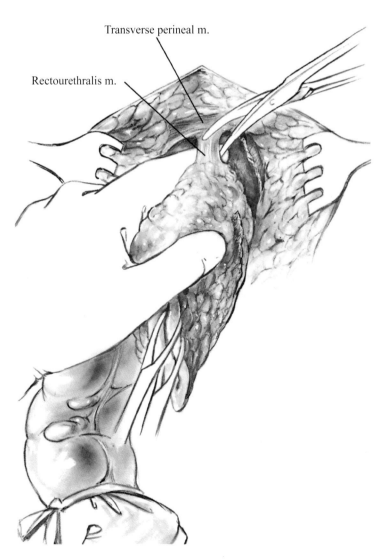

Transverse perineal m.

Rectourethralis m.

图7-11　切断直肠尿道肌

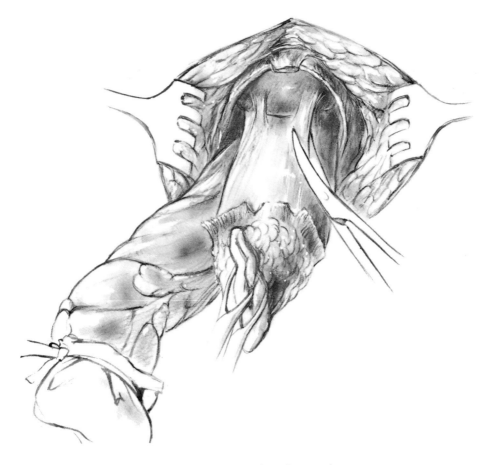

图7-12　切断与前列腺的附着处

（4）上述方法不适于女性患者，如果阴道要保留，前方分离平面应该恰好在阴道后方，要注意避免损伤阴道壁，以保证其血供，不然易导致难以处理的会阴阴道瘘。切除阴道后壁较保留部分阴道血供更好。如果阴道后壁需切除，用电刀切开会阴部皮肤，前方通过阴道口（图7-4）。电凝即可彻底止血，将肿瘤与累及的阴道后壁一起切除。稀释后的抗生素溶液冲洗骶前间隙，在腹部和会阴部用电凝辅以结扎的方法可以彻底止血。

（六）盆底处理

（1）对于男性和阴道后壁完整女性患者，如果没有粪便污染和止血彻底，会阴切口可以一期缝合。首先，骶前放置1～2条直径6mm密闭吸引引流管，于会阴切口旁约4cm戳孔，分别放置于尾骨旁，固定于皮肤（图7-13）。引流管尖端放置于骶前，部分患者可以用2-0 PG线部分重建后方肛提肌，会阴创面分1～2层用PG线间断缝合关闭，最后4-0 PG线皮内缝合皮肤。腹腔组关闭盆底腹膜后，持续负压吸引两条引流管，将腹膜吸引下降至刚重建的盆底，以便消除可能存在腹膜及盆壁间的死腔。引流管也可以通过下腹壁引出。

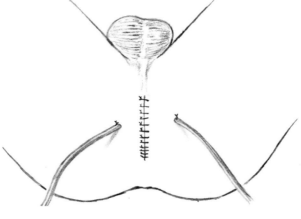

图7-13　会阴部引流管

（2）当后方阴道壁及肿瘤切除后，将后方会阴部脂肪与残留的肛提肌用PG线间断缝合，重建阴道后壁依托组织（图7-14）。几个月后阴道黏膜会在重建部分生长，恢复阴道管状结构。用消毒纱布于阴道后壁缺损处疏松填塞，如上所述，关闭会阴脂肪及皮肤后，从新建阴道口将纱布引出（图7-15）。视情况也可以从骶前放置引流管由此处引出，但不常规推荐。

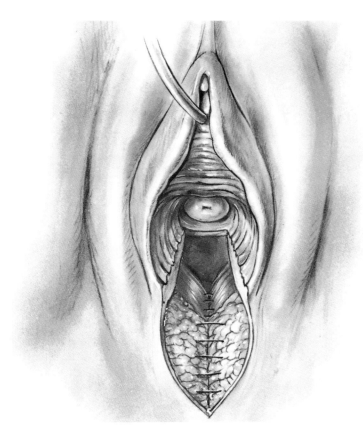

图7-14　重建阴道后壁

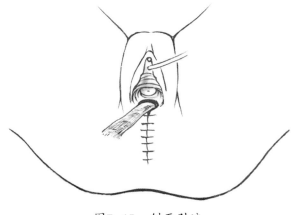

图7-15　创面引流

（3）助手缝合关闭会阴部创面，手术医生返回至腹部。游离与侧腹壁及相邻结构粘连腹膜，无张力关闭盆底腹膜（图7-16）。用2-0 PG线连续缝合，如果腹膜关闭后不足以下降至新建盆膈表面，腹膜则完全不要缝合。

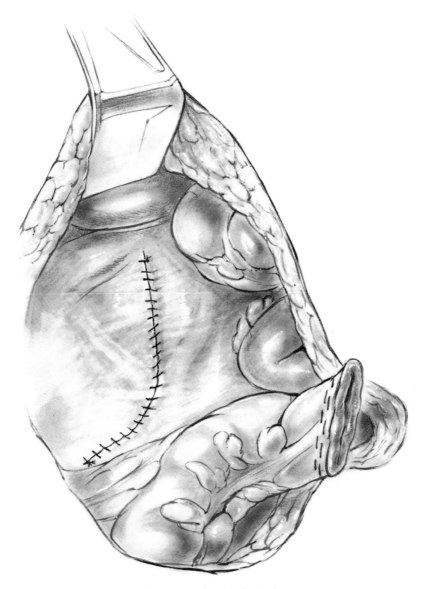

图7-16 关闭盆底腹膜

（七）结肠造口

（1）结肠造口可以从正中切口的上部拉出，此时无须关闭腹膜与造口肠管之间的裂隙。通过正中切口，将结肠无张力情况下拉出，高出腹壁皮肤表面约5cm，按预先确定点行结肠造口。如果靠近脐，将脐切除利于术后清洁。用1-0 PDS单股线全层缝合关闭造口处腹壁切口及皮下层；示指感觉造口结肠与相邻缝线间无挤压感；用4-0 PG线连续皮内缝合关闭造口上、下皮肤切口，缝合前，稀释的抗生素溶液冲洗创面。然后，切除之前吻合器关闭结肠的闭合线，随即开放结肠造口，用4-0 PG线间断或连续将结肠全层与皮肤真皮层缝合（图7-17、图7-18）。结肠与皮肤表面或其他腹壁层次均无须另外缝合。

（2）当盆底腹膜适合关闭重建时，可以行经腹膜后结肠造口，用手指从侧腹壁分离提起先前切开的结肠旁沟腹膜，向侧方游离至腹直肌先前造口定位处，通常在脐下4cm（图7-19、图7-20）。切除造口定位处圆形硬币大小的皮肤，显露左侧腹直肌筋膜，十字形切开腹直肌鞘前层，钝性分离肌纤维，切开腹直肌鞘后层（译者注：此术式腹膜层不能切开），腹壁造口通道应可容纳两指。

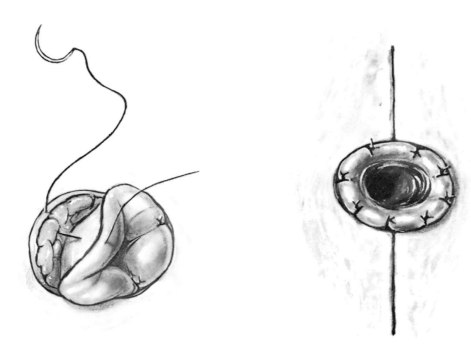

图7-17　结肠全层和皮肤真皮层缝合　　　　　图7-18　开放造口

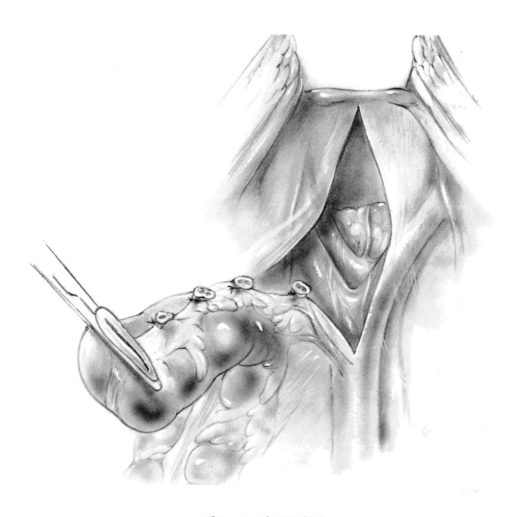

图7-19　结肠近断端

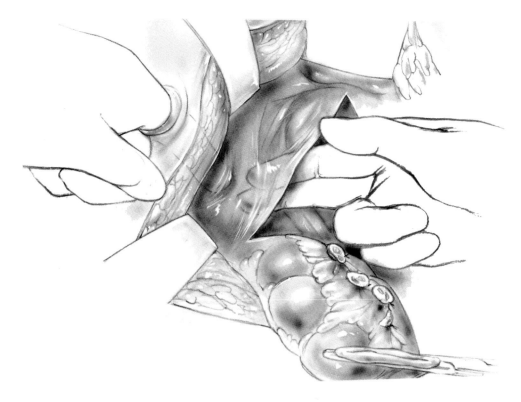

图7-20　建立腹膜外通道

（3）将结肠经腹膜后隧道拖出行结肠造口（图7-21）。由靠近膀胱处开始关闭腹膜，用2-0无损伤PG线向头侧连续缝合，将腹膜游离缘与经腹膜后隧道造口的结肠前方浆肌层缝合，关闭缺口，如上所述，将结肠断端全层与皮肤真皮层缝合，开放造口（图7-22），接人工肛袋。

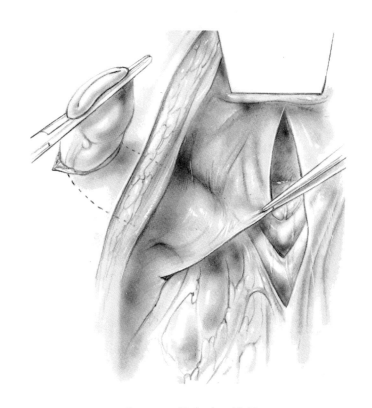

图7-21　拉出造口结肠

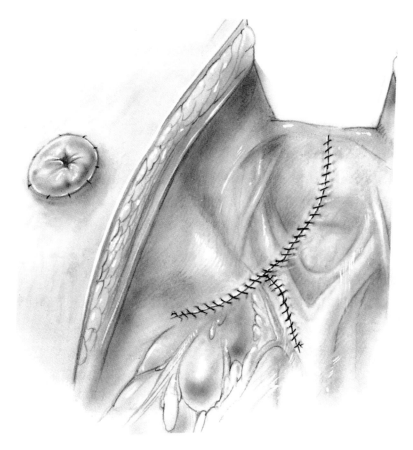

图7-22　腹膜后隧道式结肠造口

六、术后处理

（1）围术期持续应用抗生素，手术开始前1h给予初始剂量，持续到术后6h。

（2）除非患者腹胀，否则24h内拔除胃管。

（3）Foley尿管通常保留到术后7天。

（4）会阴部处理。

1）切除后方阴道壁患者常放置一条纱布自阴道缺损处经会阴引出，通常第3天拔除，然后每天盐水冲洗，患者一旦可取坐位，则停止冲洗，开始坐浴。

2）骶前放置大纱布控制出血时，在术后第1天或第2天全身麻醉下于手术室拔出。局部片状止血材料可以继续保留，必须仔细观察出血是否得到完全控制。如果腹腔内容物下降，已占据纱布填充导致的骶前间隙，会阴部创面可紧密缝合，并放置两条闭式引流管；如果存在大的死腔，置入多条引流管并松弛关闭会阴创面。

3）大多数患者一期关闭会阴，会阴部无引流液后，通常术后第5天拔除引流管。

4）每天坐浴2次可以减少会阴周围的疼痛症状。慢性会阴窦道可能发生，尤其是结肠炎患者行直肠切除术后，可能持续长达数年，病因学未明，但慢性脓肿和引流欠通畅是可能的原因。局部清创、Sohn和Weinstein（1977）推荐的脉冲式喷射水灌洗及会阴保健疗法可试用于大多数窦道。经常修剪会阴部毛发，防止松散的毛发进入瘘管深部而诱发外源性肉芽肿。

（5）造口处理。

1）每天通过透明的人工肛袋观察造口是否坏死。如果患者没有腹胀或腹部绞痛，术后6～7天没有恢复功能时可继续观察；如果超过7天，需要照腹部X线片排除是否存在小肠梗阻。

2）自第2周开始，应该教患者学会每天进行结肠造口冲洗，所有患者出院前均应掌握此方法，必须明白结肠造口灌洗不仅仅是冲洗末端部分的几英寸结肠，有时患者仅将导管置入造口几英寸，然后任由灌注水从导管周围流出，并没有起到作用。灌水的目的是扩张末端肠管以产生反射性蠕动收缩从而排空末段全部结肠。在患者感觉到痉挛之前，多数患者灌水量可超过1L。此时可以退出导管，患者尝试堵住造口几分钟，直到感觉到明显的蠕动才予以松开。

部分患者采用一个锥形的装置，导管通过其间进行灌水，以堵住肠腔。患者可以通过轻轻抓住或挤压位于管道或锥形装置四周的腹壁，防止灌注水过早流出。有许多种不同装置可以用来结肠造口管理。结肠造口冲洗失败的原因常常是患者保留灌注水的时间不够，未能让结肠末端产生足够的压力，从而不能产生反射性蠕动收缩。

所有患者必须注意置入灌注导管或其他装置时，避免造成结肠穿孔。即使有15～20年灌肠经验的患者仍有可能发生此并发症。一般开始症状为灌肠过程中出现剧烈的疼痛，一旦出现此种情况，患者应该立即就医。

七、术后并发症

（一）急性小肠梗阻

小肠往往因为粘连到盆壁缝合线或者疝入盆壁缺损导致梗阻。任何腹部手术均可能导致小肠粘连于他处而导致梗阻。如果结肠造口在术后6～7天尚未排气，需行腹部X线检查；如果尚无证据表明发生绞窄性梗阻，可以尝试放置长的小肠减压管；如果3～4天后无改善，建议二次开腹手术解除梗阻。

（二）出血

出血在临床实践中非常罕见。如果发生明显出血（通过生命体征观察和实验室检测或从会阴引流管流出新鲜血液），通常建议二次手术而不是保守观察处理。

（三）脓肿

脓肿发生在一期关闭会阴切口时，难以观察。经常会伴随发热、局部疼痛、引流管流出脓性分泌物等症状。此时需将会阴部缝线打开，至少能容纳两个手指，行凹槽引流管、几条胶片或烟卷引流。如果仍没有迅速控制感染，需将切口完全打开，放置纱布条引流，纱布条至少每天更换一次。

（四）膀胱出口梗阻

许多行直肠癌手术的男性患者年龄较大，常伴有前列腺肥大，切除直肠后膀胱失去支撑，加上神经损伤导致尿道梗阻发病率较高。如果保守治疗无效，请泌尿外科会诊，可能需行前列腺切除术。

（五）性功能障碍

尽管Goligher（1958）发现结果并不是如此糟糕，但一些研究表明几乎所有中低位直肠癌根治性手术后男性患者都会发生阳痿。此并发症在切除良性疾病并特别注意保护自主神经时很少发生（见第十一章）。

（六）造口并发症

如果造口方法不当，可导致造口缺血、回缩或脱垂等并发症。造口旁疝是少见的迟发并发症。

（七）慢性会阴窦道

尽管迁延不愈的窦道在常规的肿瘤切除术后很少发生，但在炎症性肠病患者术后颇为常见。如果所有的局部治疗都无效且窦道长达数年，Silen和glotzer（1974）建议行碟形手术，将尾骨及瘘管全部切除，通过仔细处理，让肉芽组织从创面底部开始生长。另外一种方法是局部清创清洗后，覆盖带孔的分层移植皮瓣，以促进愈合。

参考文献

1. Anderson R，Turnbull RB Jr. Grafting the unhealed perineal wound after coloproctectomy for Crohn's disease［J］. Arch Surg，1976，111：335.

2. Goligher JC. Extraperitoneal colostomy or ileostomy［J］. Br J Surg，1958，46：97.

3. Lechner P，Cesnik H. Abdominopelvic omentopexy：preparatory procedure for radiotherapy in rectal cancer［J］. Dis Colon Rectum，1992，35：1157.

4. Meade PG，Blatchford GJ，Thorson AG，et al. Preoperative chemoradiation downstages locally advanced ultrasound-staged rectal cancer［J］. Am J Surg，1995，170：609.

5. Niles B，Sugarbaker PH. Use of the bladder as an abdominopelvic partition［J］. Am Surg，1989，55：533.

6. Nivatvongs S，Fang DT. The use of thumbtacks to stop massive presacral hemorrhage［J］. Dis Colon Rectum，1986，29：589.

7. Silen W，Glotzer DJ. The prevention and treatment of the persistent perineal sinus［J］. Surgery，1974，75：535.

8. Sohn N，Weinstein MA. Unhealed perineal wound lavage with a pulsating water jet［J］. Am J Surg，1977，134：426.

9. Weiss EG，Wexner SD. Laparoscopic segmental colectomies，anterior resection，and abdominoperineal resection.In Scott-Conner CEH （ed）The SAGES Manual：Fundamentals of Laparoscopy and GI Endoscopy［M］. New York：Springer-Verlag，1999：286-299.

（作者：Steven D. wexner；译者：康亮）

第八章　腹腔镜经腹会阴切除术及全结直肠切除+回肠末端造口术

一、经腹会阴切除术

（一）适应证

低位直肠癌（距肛门缘＜5cm）没有侵犯周围器官。

（二）术前准备

术前准备同开腹手术。术前一天中午进食清淡饮食，中午后仅进食清流，晚上12点以后禁饮食。口服、静脉注射给予抗生素，灌肠行肠道准备。术前造口治疗师进行造口定位，皮下注射肝素或低分子量肝素和穿戴循序减压弹力袜均有益于防止静脉血栓。

（三）手术陷阱与风险

（1）戳孔时损伤腹壁下血管。

（2）游离结肠时损伤输尿管。

（3）手术需要游离脾曲时损伤脾脏。

（4）在主动脉及盆腔附近分离时损伤自主神经。

（5）损伤主要血管。

（6）损伤骶前血管。

（7）吻合口出血。

（四）手术技巧

1. 手术室布置和戳孔位置　患者全身麻醉，留置Foley导尿管和鼻胃管。部分患者建议放置输尿管支架，利于术中鉴别输尿管（适用于有腹部手术史、盆腔蜂窝织炎、巨大肿瘤、曾行放疗的患者）。患者取改良截石位，双上肢固定于体侧，髋关节和大腿稍稍抬高并弯曲外展，避免影响腹腔镜操作。术中取Trendelenburg（头低脚高截石位）和倾斜手术床时，一定要注意患者安全。在会阴部手术时，用双重荷包缝线缝合肛管，防止大便漏出污染切口。

图8-1显示监视器和手术人员的位置。主刀医师和扶镜助手位于患者右侧，第一助手在患者左侧，器械护士在患者左侧或两腿之间。两台监视器分别置于患者双脚两侧。

一般放置三个戳孔，可全部选择10～12mm戳孔，方便镜头和不同器械的灵活切换。镜头放在脐上或脐下位置，采取气腹针或开放方法建立气腹，余下右侧两个戳孔在直视下放置，一个位于髂窝，另一个位于脐旁区域。戳孔放置前看清楚腹壁下血管走向，防止损伤。第四个可选戳孔可以放在结肠造口定位处。

2. 探查腹腔　建立CO_2气腹，压力15mmHg。30° 镜探查腹腔和肝脏是否有转移。怀疑病灶予以活检。

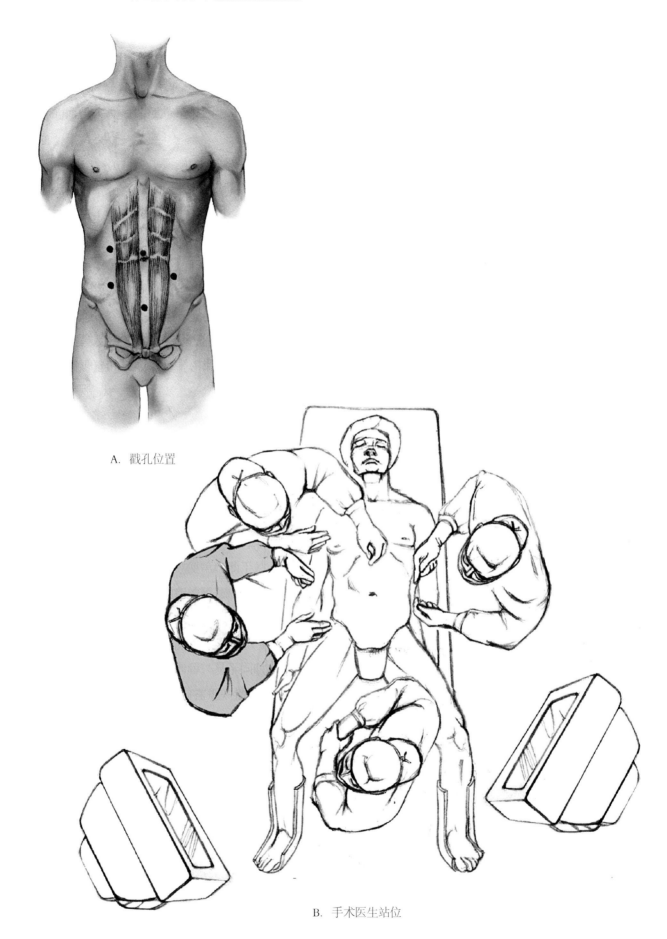

A. 戳孔位置

B. 手术医生站位

图8-1 手术室布置和戳孔位置

3. 游离乙状结肠　分离前，患者置于头低脚高的截石位，向右侧倾斜，将小肠从手术区域移开。女性患者可以经前腹壁将子宫缝合悬吊，利于盆腔分离时的显露。

分离乙状结肠时，可以采取中间入路或者外侧入路，笔者习惯与开腹手术步骤一样。通过右侧上方戳孔，手术医生用Babcock钳将乙状结肠向右上方牵拉，保持与侧腹壁张力，通过右侧下方戳孔用超声刀分离，沿Toldt白线平面进行，上达脾曲（图8-2）。超声刀可以提供更清楚的平面和更好的止血效果。通过辨别性腺血管和左输尿管，可以将腹膜后组织和结肠系膜分离，将性腺血管和左输尿管置于分离平面以下。

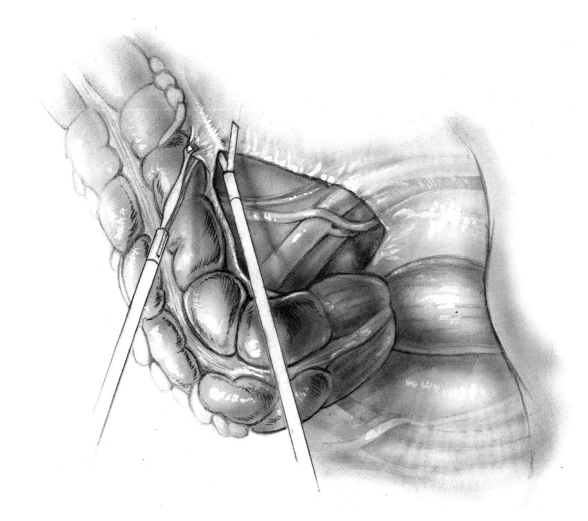

图8-2　切开结肠外侧腹膜

4. 结扎切断肠系膜下血管　将乙状结肠向左侧前方牵拉，辨别、结扎、切断肠系膜下血管。沿内侧腹膜切开线向下延伸到盆腔，向上延伸到系膜根部，打开腹主动脉与肠系膜血管右侧的界面，可以看到上腹下神经丛通常在系膜起始部背侧，用Ligasure、血管夹或30mm线性血管钉合器将肠系膜下动、静脉分别结扎切断。笔者习惯用腔镜切割闭合器处理肠系膜血管，血管夹或超声刀处理小分支（图8-3）。结扎切断血管前最好显露输尿管防止损伤，如果钉合线出血，可用血管夹止血。

5. 切断乙状结肠/降结肠　结扎肠系膜下血管后，向乙状结肠方向分离，从右下方戳孔用Endo GIA切割闭合器在合适位置切断结肠，注意闭合器顶端不要夹到其他组织（图8-4）。

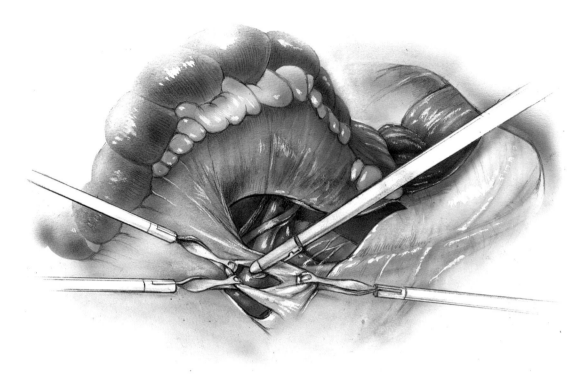

图8-3 切断肠系膜血管

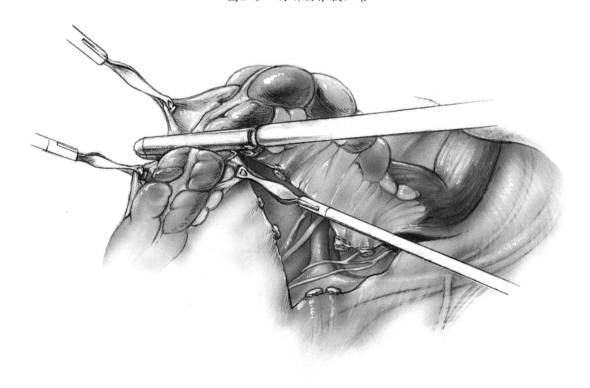

图8-4 切断结肠

6. 游离直肠 沿直肠两侧向下方切开腹膜直到腹膜反折。直肠分离先从后方开始，用Babcock钳将直肠向前上方牵拉，把直肠系膜从Waldeyer筋膜前无血管平面分离，向下直达盆底。在腹主动脉分叉水平，显露上腹下丛，后者分成左、右两支腹下神经沿盆壁两侧下行（图8-5）。然后，手术医生将直肠拉到一侧，行侧方的直肠游离，直肠侧韧带和中动脉可以用超声刀切断，小心保护韧带附近的腹下神经丛。最后继续向头侧牵引，游离直肠前方（图8-6）。

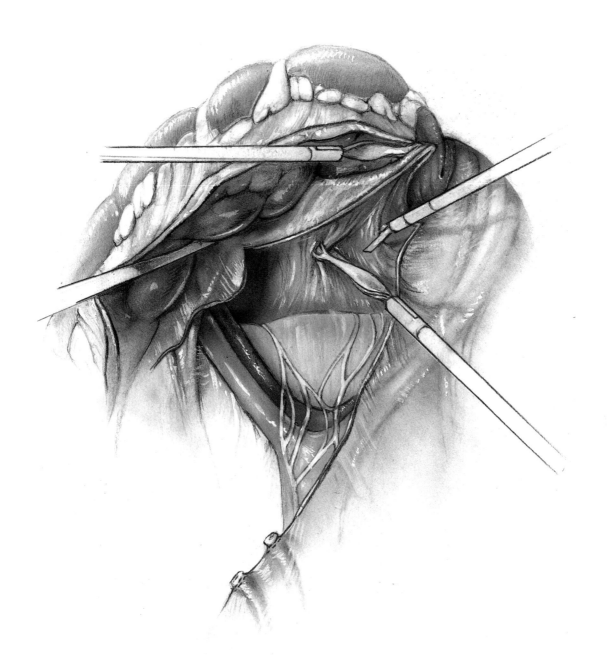

图8-5　直肠后间隙游离

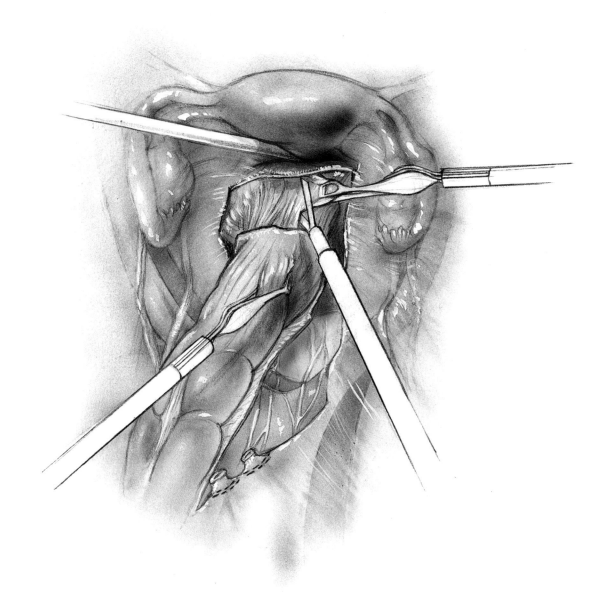

图8-6 直肠前方游离

7. 会阴部切除、移除标本　会阴部切除同开放手术。标本从会阴部切口取出，然后分层缝合切口，重新建立气腹，大量温盐水冲洗腹腔，检查是否有出血。用Babcock钳将近端结肠从左下腹戳孔（原造口定位处）拉出并行单腔造口（图8-7）。通过右侧下方戳孔放置引流管。

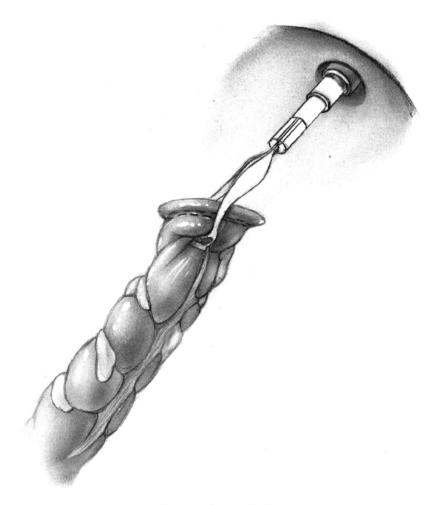

图8-7　结肠拉出造口

二、全结直肠切除+回肠末端造口术

（一）适应证

直肠克罗恩病。

（二）术前准备

同经腹会阴切除术。

（三）手术陷阱与风险

同经腹会阴切除术。另外，右半结肠游离时可能损伤十二指肠。

（四）手术技巧

手术室布置和戳孔位置

（1）手术室布置同经腹会阴切除术。在置入镜头后，另外放置四个戳孔，左、右各两个（图8-8）。同腹会阴切除术一样，低位戳孔可以用来做回肠造口和放置引流管。手术医生的位置随术中游离不同的结肠而改变，手术医生站在游离结肠的对面或者患者的两腿之间。

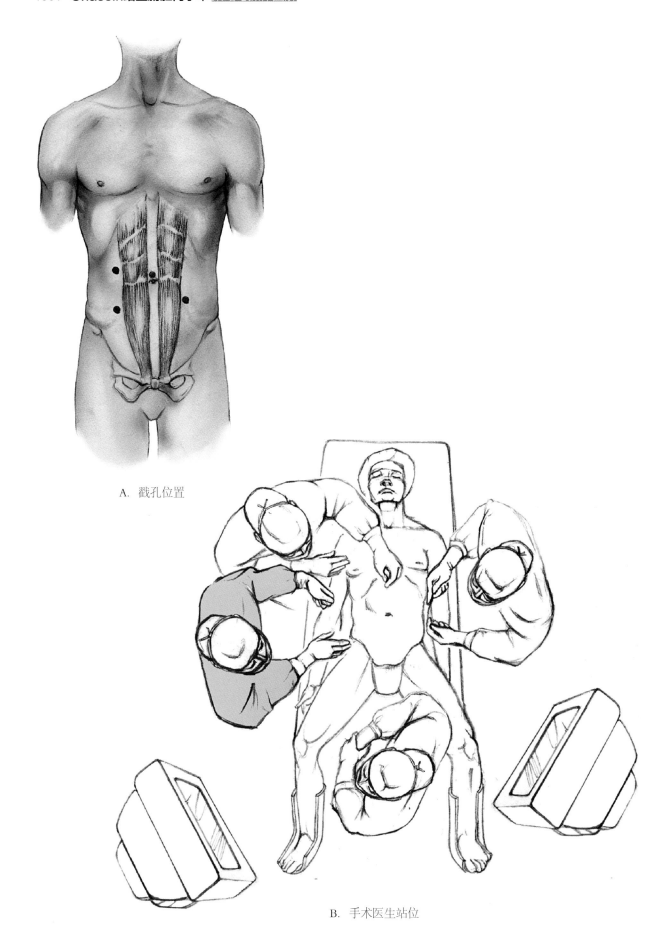

A. 戳孔位置

B. 手术医生站位

图8-8 手术室布置和戳孔位置

（2）两把腔镜Babcock钳置入戳孔，仔细检查小肠有无克罗恩病。可以从任何一处结肠开始手术。部分手术医生先尽可能游离足够长的乙状结肠及直肠，然后游离升结肠、横结肠及降结肠，以避免这些肠管游离后坠入盆腔，则术中难以将其从盆腔拉出，影响手术操作。笔者常常与开腹手术一样从回盲瓣及升结肠开始游离。将结肠拉向中间，从Toldt白线处切开侧腹膜，向肝曲游离。游离过程中注意保护性腺血管、右输尿管及十二指肠（图8-9）。左半结肠游离脾曲时需切开膈结肠韧带、脾结肠韧带和肾结肠韧带（图8-10），此时注意保护左侧输尿管。游离横结肠可以从大网膜结肠结合处无血管平面分离或者切除大网膜（图8-11）。

（3）如果全腔镜完成手术，直肠切除同经腹会阴切除术，血管体内结扎。用腔镜线性切割闭合器切断回肠后，标本从会阴部切口拖出。不同于恶性肿瘤的会阴部手术，此种直肠切除在内、外括约肌间隙平面进行。回肠拉出体外予以造口，其他步骤同经腹会阴切除术。或者，一旦结肠游离完毕，行小横弧形切口，开腹游离直肠，从腹腔内拉出结肠后，将回肠与系膜血管在体外切断。

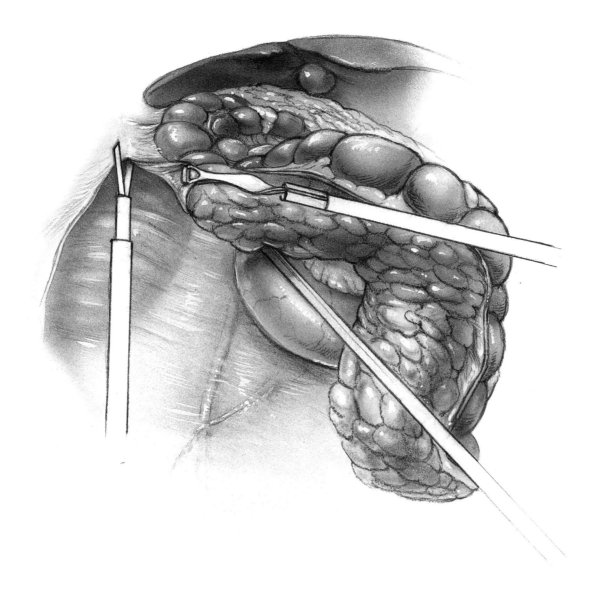

图8-9　游离右半结肠

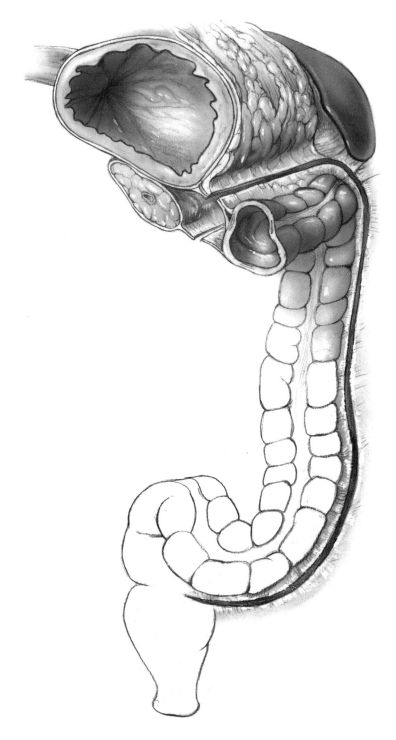

图8-10　游离左半结肠

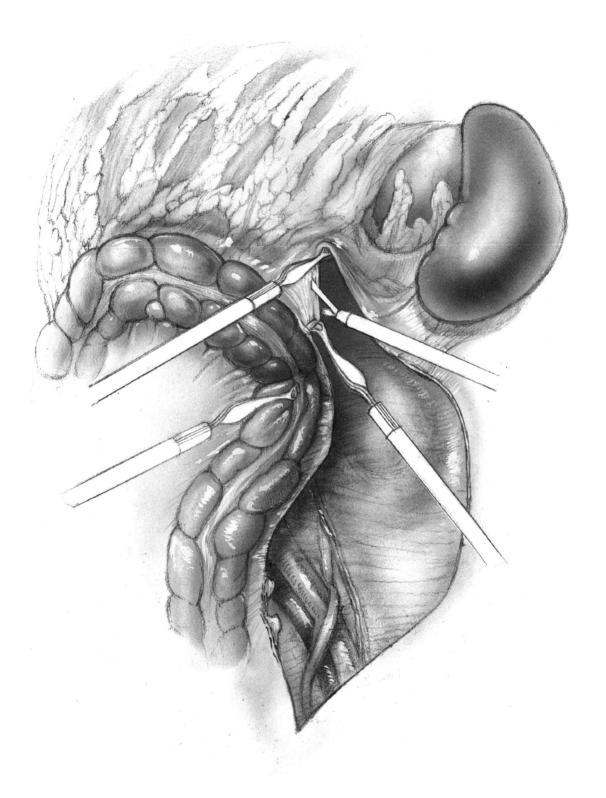

图8-11　游离大网膜

三、术后并发症

（1）造口并发症：回缩、狭窄、脱垂、脱水（译者注：回肠造口丢失大量肠液，导致机体脱水，而不是指"造口脱水"）。

（2）术后小肠梗阻。

（3）会阴切口不愈合。

四、术后处理

手术后，在手术室即可拔除胃管。术后即可进食清流饮食，如果可以耐受，一旦肠蠕动恢复或排气即可常规进食。患者常常术后3～4天即可出院。

（作者：Steven D. Wexner and Giovanna M. Dasilva；译者：康亮）

第九章　结肠次全切除：回直肠吻合术或乙状结肠黏膜瘘+回肠造口术

一、适应证

（1）选择手术方式的相关原则参见第一章有关内容。

（2）家族性腺瘤性息肉病。

（3）慢性溃疡性结肠炎。

（4）克罗恩病结肠炎。

二、术前准备

（1）恶液质的患者可能需要营养支持。

（2）长期服用类固醇类药物的患者可能出现肾上腺功能抑制。

（3）对于急症结肠切除术，需要恢复血容量，纠正电解质紊乱。

（4）围手术期使用抗生素。

三、手术陷阱与风险

（1）术中结肠内容物污染腹腔会导致脓毒症（对于中毒性巨结肠患者而言）。

（2）回肠造口重建错误。

四、手术策略

（1）当决定对伴有并发症（出血、穿孔、中毒性巨结肠）的炎症性肠病患者进行急症手术时，不仅需要考虑短期风险，还要考虑长期结局。对于大多数患者而言，即使直肠受到侵犯，保肛手术也是可行的（译者注：克罗恩病直肠炎患者不主张行保肛手术）。尽可能保留直肠乙状结肠，如此日后可行重建性的直肠结肠切除术（参见第十章）。

（2）对于接受急症手术的伴有并发症的炎症性肠病患者，脓毒症并不少见。克罗恩病术中经常发现与邻近肠管或腹壁相通的窦道，有时还会发现肠旁脓肿，这时大范围的腹腔污染往往难以避免。

（3）当行中毒性巨结肠切除时，手术医生要意识到结肠尤其是远端的横结肠和结肠脾曲可能变得很脆弱，即使是很轻微的操作都可能导致破裂。有时可能会导致严重的甚至是致命的腹腔污染，应设法避免出现这种情况。避免尝试从横结肠上剥离大网膜，可能会打开一个已包裹的穿孔。应用Thompson牵开器可以拉起左肋弓，一般结肠脾曲会获得良好的暴露。

（4）术中肠道减压会降低结肠穿孔的风险。在靠近结肠的合适位置离断系膜，而不同恶性疾病一样需广泛切除结肠系膜。进行回肠造口术时，使回肠永久性地像宫颈一样高出腹壁2cm，如此则会避免回肠内容物渗入造口回肠与其周围腹壁之间，可减少术后并发症，患者更换造口用具也相对简单。最后关闭回肠系膜切缘和侧腹壁之间的裂隙，避免形成内疝。

五、手术技巧

（一）回肠造口位置

术前1天，手术医生应把造口装置的底盘或某种类似物贴在患者的腹壁之上，患者坐立时确定合适的位置。

如果装置未能正确的放置，底盘边缘会达肋弓或髂前上棘。通常合适的位置大约在右侧腹直肌外侧缘，腹正中线旁5cm，脐下4cm附近。在这个位置，无论患者采取什么姿势，造口袋底盘均不会影响正中切口、肚脐、髂前上棘或肋弓。万一底盘覆盖切口，我们通常采取皮内缝合的方式以便皮肤愈合。当患者站立的时候，也应该可以看到造口。

（二）手术体位

如果一期进行结直肠切除术，尽可能采用Lloyd-Davies体位（图6-3A、图6-3B）。否则采用通常的平卧位也是令人满意的。

（三）切口

我们通常采用正中切口以避免干扰放置回肠造口用具。这个切口也不会在左下腹部遗留切口瘢痕，方便将来万一再次进行回肠造口修补或再造。有些手术医生会选用左侧旁正中切口，如此会在回肠造口和切口之间保留更宽的距离。切口应从上腹部一直延伸到耻骨。大部分溃疡性结肠炎和中毒性巨结肠患者的结肠脾曲缩短，在左侧肋弓下使用Thompson牵开器的情况下，可满意暴露此区域。

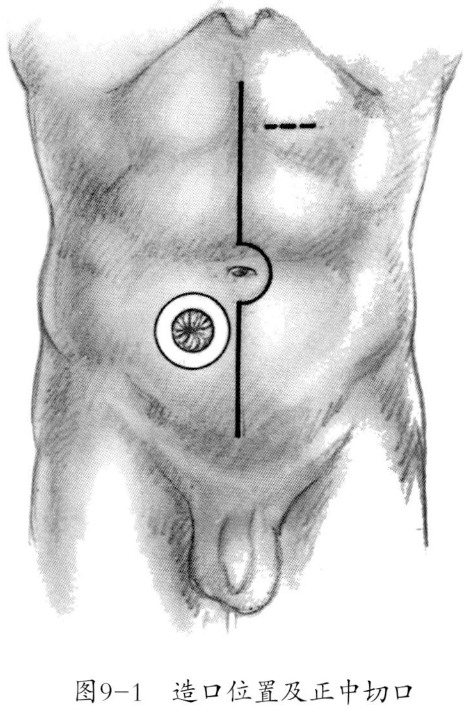

（四）术中清除结肠内粪便（译者注：术中结肠减压）

对急性中毒性巨结肠患者进行手术时，在回肠末端肠管的前壁行牢固的荷包缝合。在荷包的中间做一切口，插入一个负压吸引器，通过回盲瓣进入盲肠。结肠减压完成后，去除吸引器，结扎荷包线。

图9-1 造口位置及正中切口

（五）分离右半结肠和网膜

切开盲肠旁腹膜，左手示指插入并扩大此无血管区，用剪刀向头端切开（图9-2）。如果局部炎症导致此层面存在较多血管，可用电凝予以切开。分离过程中尽量减少对结肠本身的操作。肠旁分离一直延续超过结肠肝曲，显露后内侧的十二指肠前壁。

中毒性巨结肠行急症手术时，距横结肠大约5cm的地方用Kelly止血钳夹闭后离断大网膜。如果大网膜与结肠系膜融合为一体，在同一层面一并切除之。在大多数择期手术中，大网膜多可经无血管层面与横结肠相分离（图9-3）。

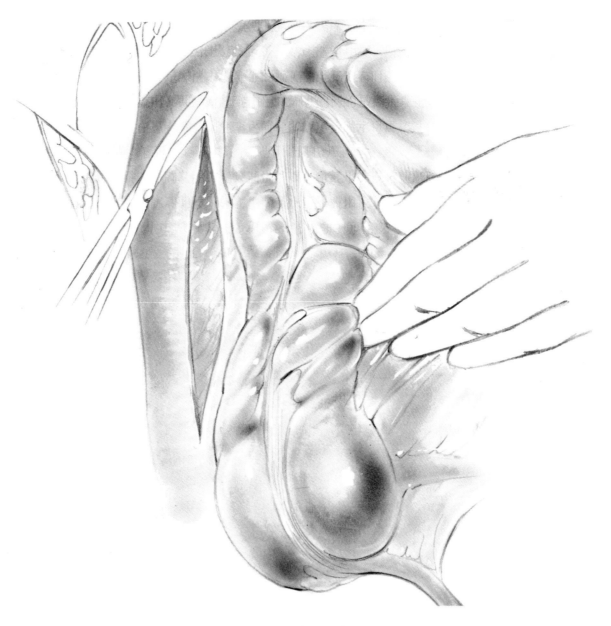

图9-2　切开升结肠外侧腹膜

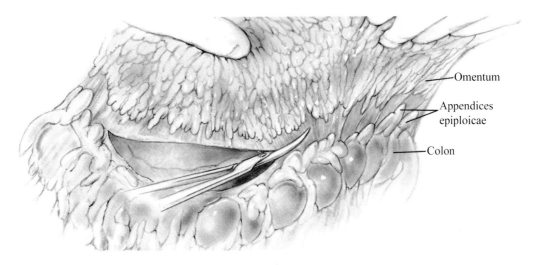

图9-3　游离大网膜

（六）分离左半结肠

暂停右侧的分离，从乙状结肠开始，沿着Toldt白线在降结肠旁沟切开腹膜。用左手示指扩大无血管区，用Metzenbaum剪刀向头端剪开，一直延续至结肠脾曲（图9-4）。按第四章描述的方法游离脾曲（图4-5至图4-8）。在中毒性巨结肠患者，此处操作必须十分谨慎，避免造成结肠穿孔。

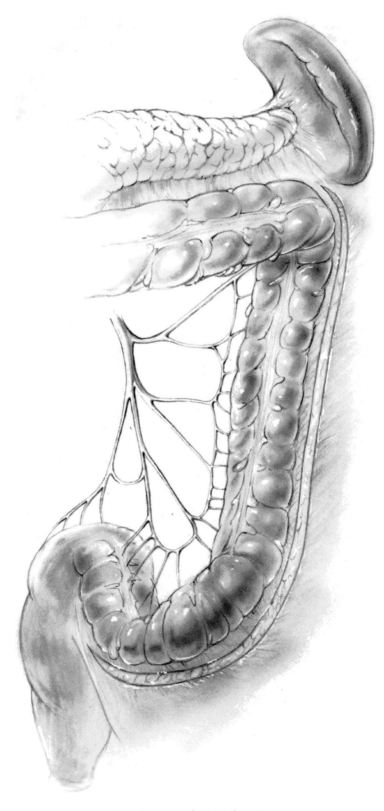

图9-4　切开降结肠外侧腹膜

（七）切除结肠系膜

现在返回到回盲部。如果末端回肠未受到疾病侵犯，保留它的血供，选择一个临近回盲瓣的部位离断结肠系膜。沿着图9-5所标示的切除线切断结肠系膜。大多数需要手术治疗的患者体形消瘦，每条血管都清晰可见，两侧钳夹后准确切断结扎。每条血管都用2-0 PG线或丝线结扎，中间的无血管系膜用Metzenbaum剪刀剪开。用同样的方法，分别游离结扎回结肠动脉、右结肠动脉、中结肠动脉、左结肠动脉和乙状结肠动脉各分支。

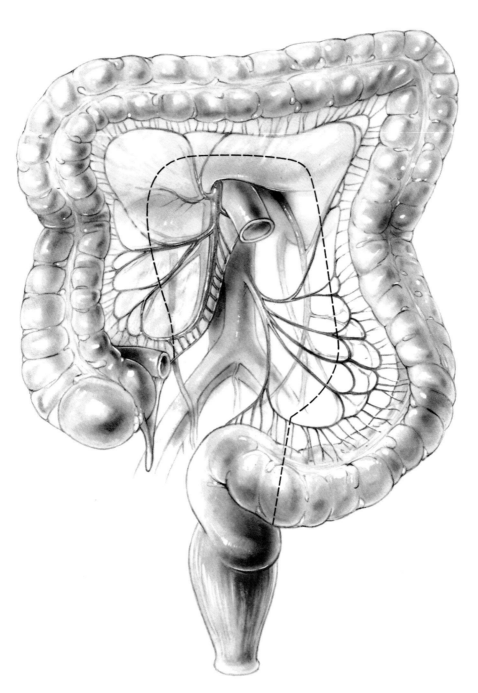

图9-5　系膜切除线

（八）回直肠吻合术

进行回直肠吻合术时，笔者通常采用改良的Baker侧端吻合术（图6-12至图6-23）。在回肠离断处游离系膜后，用55/35mm直线型切割闭合器离断回肠。用Allen钳夹闭合回肠的标本端，用手术刀沿着闭合器横断回肠。轻轻烧灼外翻黏膜，移除闭合器。检查闭合线确保闭合钉形成确切的"B"字形。

游离直肠乙状结肠系膜至预计离断的直肠上段，通常此部位正对骶骨岬。直角肾蒂钳闭合结肠，以免结肠内容物漏出污染术野。分离吻合部位的直肠周围的脂肪和系膜。在回肠对系膜缘，距离回肠闭合端1cm，向近端划一条长约4～5cm的标志线，长度与直肠直径一致。

第一层采用对等分法，用4-0丝线以间断Cushing法（译者注：Halsted法）行浆肌层缝合。缝线打结后，保留两端缝线用小蚊氏钳固定作为标志牵引线，剪除其余线尾。切开回肠对系膜缘肠壁和直肠后壁（图9-6）。用带双针的5-0 PG缝线从后壁中间开始缝合，此处打结。第一根针从中间向右侧方向用连续交锁缝合的方法吻合后壁，另一根针用同样的方法向左侧缝合（图9-7），然后切除标本。用连续Cushing、Connell或浆肌层缝合的方法吻合前壁，两缝针在前壁中间汇合，剪除缝针，两线尾打结。用4-0丝线采用间断Cushing法（译者注：Halsted法）行吻合口前壁浆肌层缝合包埋（图9-8）。尽可能用大网膜覆盖吻合口。用2-0 PG缝线连续缝合关闭回肠系膜和升结肠旁沟腹膜切口之间的间隙，不用关闭左侧结肠旁沟。冲洗腹腔。

（九）乙状结肠黏膜瘘+回肠造口

本书图12-1至图12-9描述了制作永久性回肠造口的操作方法，包括回肠系膜切缘和右侧腹壁的缝合。当乙状结肠系膜切除到合适位置，用De-Martel夹或直线型切割闭合器切断乙状结肠。把封闭的乙状结肠断端经过切口的下半部分提出（图9-9），用3-0 PG线将乙状结肠系膜及肠脂垂和腹直肌鞘前层间断缝合几针，使乙状结肠残端固定于切口下端，环绕乙状结肠黏膜瘘缝合关闭腹壁切口。

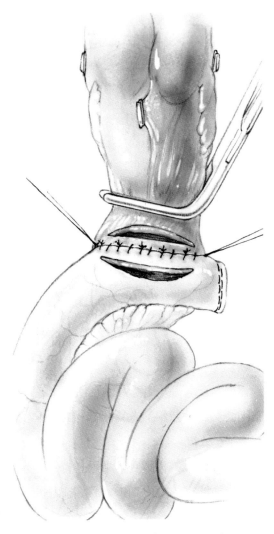

图9-6　吻合口后壁外层浆肌层包埋

（十）结肠次全切除+全直肠切除术（译者注：下文描述的是全结直肠切除术）

进行一期结肠次全切除联合直肠切除术时，用55mm的切割闭合器闭合直肠乙状结肠交界处，用Allen钳闭合结肠的标本端，切断后和标本一并移除。按照图12-1至图12-9描述的方法完成回肠造口术，然后按照第十一章描述的方法完成经腹会阴直肠切除术。

（十一）针刺置管空肠造瘘

营养不良的患者应考虑进行营养性空肠造瘘术，这样术后可立即进行肠内营养。

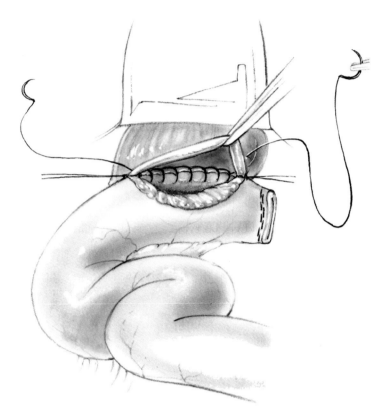

图9-7　吻合口后壁全层锁边缝合

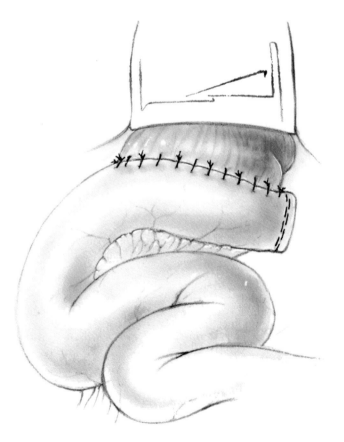

图9-8　回直肠侧端吻合

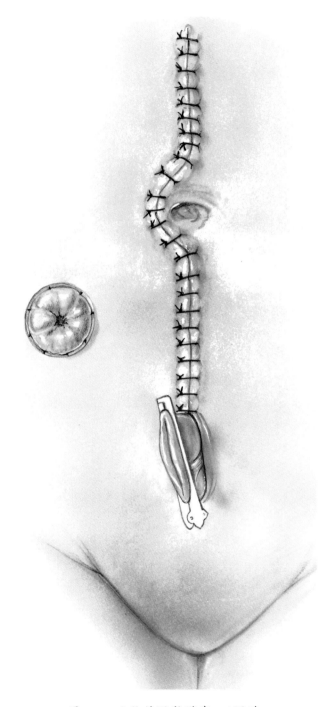

图9-9　乙状结肠黏膜瘘+回肠造口

（十二）关闭腹壁切口

按照常规的方法关闭腹壁切口，无须留置引流管。

六、术后处理

（1）持续胃肠减压（当需要时）和静脉补液，直至回肠造口功能恢复良好。

（2）如果术中腹腔无污染，术后6h停用抗生素。否则，术后继续使用抗生素，具体停用时间依术中及术后恢复情况调整。

（3）在手术室，修剪造口底盘至合适大小，将其贴在回肠造口处，在底盘上放置暂时性的造口袋。耐心细致地指导患者进行造口护理，鼓励他们加入造口社交组织，以便通过与成功康复病友的交流，获得大量的情感支持。

七、术后并发症

（1）相对于其他疾病，炎症性肠病患者结肠切除术后的腹腔脓肿更常见。当出现腹腔脓肿的征象时，应迅速剖腹探查或在CT引导下经皮穿刺置管引流脓肿。

（2）由于术中进行广泛的剥离，术后粘连性肠梗阻并不少见。如果非手术治疗果欠佳，往往需要开腹行肠粘连松解术。

（3）回直肠吻合术后有可能出现吻合口漏。在一些严重病例，必须急症剖腹探查，行转流粪便的回肠襻式造口术（详见第十三章）和盆腔引流；或切除原吻合口，将回肠断端提出腹壁造口。

参考文献

1. Chevalier JM，Jones DJ，Ratelle R，et al. Colectomy and ileorectal anastomosis in patients with Crohn's disease［J］. Br J Surg，1994，81：1379.

2. Longo WE，Oakley JR，Lavery IC，et al. Outcome of ileorectal anastomosis for Crohn's colitis［J］. Dis Colon Rectum，1992，35：1066.

（作者：Steven D. Wexner and Giovanna M. Dasilva；译者：韩方海）

第十章　全结直肠切除+回肠贮袋肛管吻合术

一、适应证
（1）溃疡性结肠炎需行全结直肠切除术，渴望保留控便功能的患者。
（2）家族性腺瘤性息肉病。

二、禁忌证
（1）克罗恩病。
（2）肛瘘。
（3）直肠肌鞘狭窄、纤维化、直肠残端不柔软及依从性差者。

三、术前准备
（1）术前治疗低位直肠的炎症和溃疡。如果患者拟行次全结肠切除+回肠造口术，可能需要激素灌肠或游离脂肪酸灌肠治疗。
（2）必要时行营养支持治疗。
（3）术前应用抗生素。
（4）留置鼻胃管。
（5）留置Foley导尿管。
（6）结肠次全切除术后，怀疑克罗恩病时，应经回肠造口行小肠内镜检查。
（7）如果同期结肠切除并完成肠道重建，需要适宜的机械性肠道准备和抗生素肠道准备。

四、手术陷阱与风险
（1）如果黏膜切除不够，可能导致肌袖脓肿和晚期恶变。
（2）重建时如果盆腔、回肠贮袋和吻合口止血不充分，可能导致术后出血或血肿。
（3）损伤勃起神经或腹下神经可能导致性功能障碍或逆行射精。
（4）如果没有及时诊断克罗恩病，会导致回肠贮袋克罗恩病。
（5）如果采用不合理的技术关闭临时回肠襻式造口，可能导致术后漏或梗阻。

五、手术策略
多种技术用于重建性结直肠切除术。这里描述的方法可以很好地并最大限度完成对病变黏膜的切除。用双吻合技术行回肠贮袋和肛管吻合可替代全直肠黏膜切除术。线性吻合器和环形吻合器按照第六章描述的方式应用。吻合口在齿状线上方1～2cm处，留下一些移行区上皮组织。本章参考文献详细讲述各种术式的效果，并提供更多的操作细节，可资查阅。

（一）黏膜切除术

在患者俯卧折刀位时，黏膜切除术最易于操作，在黏膜下层注入肾上腺素（1：200 000）后更易于剥离，这要在操作的第一阶段实施。如果直肠病变很严重，黏膜切除术难以完成，手术计划需要调整，一般而言，需要行结直肠切除术。

如果直肠黏膜剥离不低于耻骨直肠肌上方1～2cm，即肛管上沿，可以保留较好的控便能力。在成年患者，这种剥离经肛途径较经腹途径通常更易于操作，这需要在直肠残留区域彻底的止血。总之，仔细的电凝止血后即可完成。一些外科专家提倡应用超声乳化吸引刀（cavitron ultrasonic surgical aspirator，CUSA），易于将直肠黏膜切除。切缘术中冰冻病理检查有助于排除克罗恩病。

（二）腹部分离

当行全结肠切除术时，在临近回盲瓣处横断回肠以保存末端回肠的重吸收功能。如果之前已行回肠造口术，同样尽可能多的保留末端回肠。

（三）直肠分离

当将直肠与骶骨分离时，分离面尽量贴近直肠壁。在贴近系膜血管进入直肠平面分离，将系膜的主要部分留在后面，这种方式可保留腹下神经。类似的，当分离侧韧带时，分离面亦尽量贴近直肠壁，以避免损伤副交感神经，对于保护男性性功能非常必要。分离前壁时，也应尽量贴近直肠肠壁，其前方为精囊腺和Denonvilliers筋膜，一直游离至前列腺的远端。

（四）Waldeyer筋膜的分离

在成年患者，只有将Waldeyer筋膜锐性分离，才能显露出肛提肌隔膜。这是一层致密的筋膜，一端黏附在骶骨和尾骨的前壁，一端黏附在末端直肠的后壁上。除非沿着后壁一直分离到尾骨的末端，否则不可能在耻骨直肠肌水平显露低位直肠。

（五）临时性回肠襻式造口和回肠造口的关闭

回肠襻式造口（参见第十三章）可完全转流粪便，也易于关闭。如果对盆腔吻合口的完整性有疑问，都应行此造口术。

（六）回肠肛管吻合术

为了便于将肛管与回肠或回肠贮袋吻合，在患者截石位时将大腿尽可能的弯向腹侧对手术是有帮助的，截石位便于两组手术人员同时进行经腹会阴手术。术中需确认直肠黏膜剥离已近齿状线。如果经肛管缝针非常困难，可经腹缝置牵引线，以抬高拉起肛管。同样，清除所有病变黏膜非常重要，可以消除其后期恶变为直肠癌的可能性。

将双叶直肠拉钩（Parks拉钩）的大叶片插入直肠是显露和缝合吻合口的好方法，然后在拉钩两叶片之间将回肠拉到齿状线处。在回肠和肛管前半圈先缝两针，再在回肠和齿状线的后半圈缝两针，移除直肠拉钩，然后将拉钩的大叶片换成小叶片，轻轻地将直肠拉钩的小叶片插入到回肠的肠腔内，慢慢地打开拉钩。

借助于直肠拉钩叶片的支撑，继续适当地在回肠和肛管间用4-0Victyl线缝合12～15针。需要不时地调整松动和旋转拉钩，以便显露吻合口的全周。确保缝合时包含肛门内括约肌和上皮层。

另外一种更有效的显露吻合口的方法是应用Gelpi拉钩，其一只臂在2点方向置于齿状线远端组织中，另外一只臂放在8点方向。另外再用一把Gelpi拉钩插到肛管中，一只臂在5点方向，另外一只在11点方向。如果患者肌松适中，这两只拉钩可以确保看到近齿状线的直肠黏膜切缘的全周，然后将回肠拉到肛管处完成吻合。

（七）建立回肠贮袋

将远端回肠行侧侧吻合，制成J形回肠贮袋。侧侧吻合口不包括J形襻的反折部，确保不损害回肠肛管吻合口的血运。回肠末端用闭合器关闭。尽管可以用管状吻合器吻合，笔者习惯缝合，因为可以确保不会遗留任何直肠黏膜。

六、手术技巧

（一）全结肠切除+直肠黏膜切除术

如远端直肠黏膜没有可见的溃疡及明显的炎症，应在全结肠切除时同期行直肠黏膜切除术。结肠切除术见第九章。确保分离乙状结肠及直肠系膜时贴近肠壁，避免损伤腹下神经和副交感神经。同样，分离回结肠血管分支时应尽量靠近盲肠，以保护末端回肠的血运。距离回盲瓣1～2cm横断回肠非常重要，尽可能多地保留回肠以挽救回肠一些重要的吸收功能。

应用直线切割吻合器横断末端回肠，将黏膜翻转外轻轻灼烧，按照图4-5至图4-8和图9-1至图9-5所示，将全部结肠解剖至腹膜反折处。用直线型切割闭合器在乙状结肠水平横断标本。

贴近肠壁分离乙状结肠及直肠系膜，避免损伤腹下神经（图11-1），靠近直肠分离侧韧带，游离Denonvilliers筋膜接近前列腺上缘。分离前壁及侧壁时尽量靠近肠壁以降低性功能损害的概率。在分离Waldeyer筋膜后（图6-10），显露盆膈的耻骨直肠肌部分（图6-25）。此时，在直肠肌层的前表面横向切断至黏膜。切口在耻骨直肠肌上方2～4cm处。将肌层和黏膜层分离。为了更易于分离，可在肌层和黏膜层间注射1∶200 000的肾上腺素盐水。在前壁肌层和黏膜分离1～2cm后，将肌层和黏膜层分离扩大至直肠全周，可使用Metzenbaum剪或剥离子。通过快速电凝彻底止血。继续黏膜层剥离直至到达肛管中部。在该处离断黏膜柱，移除标本，在耻骨直肠肌上方2～4cm处残留肌袖轮廓，这也是肛管的近端范围。如果任何黏膜残留在肛管近齿状线端，应在随后的经肛门手术中切除。

另外，也可以在开腹手术前行直肠黏膜切除术，该方法如下文所述。

1. 经会阴入路　笔者认同Sullivan和Garnjobst（1982）提出的建议，直肠黏膜切除术最好在手术的第一步实施，不管是否合并同期全结肠切除。如果黏膜层无法与内括约肌分离，应实施经腹全结肠直肠切除+回肠造口术取代重建性的结直肠切除术。患者在俯卧位比截石位更易于实施直肠黏膜切除术。在气管插管全身麻醉后，将患者面部朝下，抬高臀部并弯曲手术床，在臀部下方放置手术垫枕。同样在脚下放置小手术垫枕，用黏合带贴在臀部皮肤上，另一端黏附在手术床上，将臀部两侧分开。持续扩肛至可容三指，用窄带状Hill-Ferguson拉钩或双瓣Pratt（或Parks）直肠拉钩显露，在近齿状线肛管全周黏膜下注射1∶200 000的肾上腺素盐水（图10-1），在齿状线口侧移行黏膜处作环周切口，用Metzenbaum剪将黏膜和黏膜下层与内括约肌的环形肌纤维分离约1～2cm（图10-2）。用几把Allis

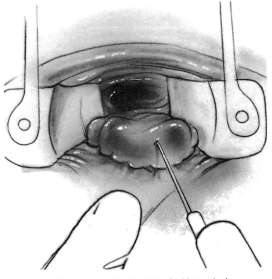

图10-1　黏膜下注射肾上腺素

钳钳夹黏膜断端，用针状电刀电凝止血。将两个10cm×20cm纱布垫，浸蘸1：200 000的肾上腺素盐水，做成纱布卷置入直肠，如此使直肠黏膜和肌层易于分离。

继续解剖达齿状线上方4～6cm处（图10-3），当向头侧继续解剖时，可以用两个窄的带状拉钩帮助显露，并根据不同的解剖区域调整不同的位置。

当黏膜套剥离4～6cm长时，在黏膜管的顶端做荷包缝合，然后离断黏膜，将标本送快速冰冻病理检查，要尊重病理医生的诊断意见。在剥离的直肠面塞入蘸有肾上腺素盐水的湿纱布卷，恢复患者仰卧体位，将下肢升高，放到Lloyd-Davies支架上。

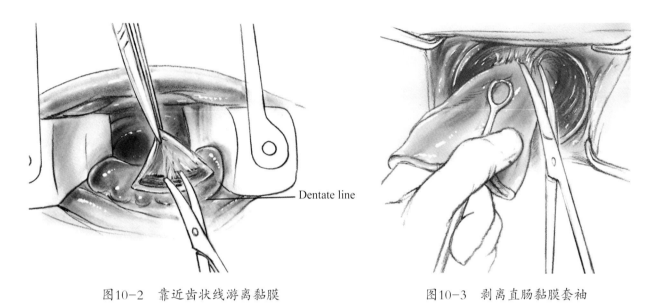

图10-2 靠近齿状线游离黏膜　　　　图10-3 剥离直肠黏膜套袖

2. 腹部切口和显露 曾行次全结肠切除+回肠造口+黏膜瘘的患者，由原来的长纵行切口进入，分离小肠和腹膜的粘连，将黏膜瘘管从腹壁上分离，沿紧贴乙状结肠和直乙交界后壁的一条线，在Kelly钳之间逐渐分离肠系膜至腹膜反折处。在直肠的左、右两侧切开腹膜反折，继续向下分离并游离直肠壁周围的血管及间隙组织。自骶前间隙将直肠游离并打开直肠膀胱或直肠子宫陷凹的腹膜（图6-11）。分离时紧贴直肠壁，尤其在男性患者，避免损伤勃起神经和腹下神经。也应该注意分离直肠侧韧带时紧贴直肠避免损伤位于前列腺和直肠间的副交感神经丛。

用长手术刀切开直肠后壁和尾骨尖之间的Waldeyer筋膜（图6-10）。用长Metzenbaum剪切除男性患者在直肠前壁和前列腺尖部、精囊腺之间的Denonvilliers筋膜（图6-11），将前列腺和直肠分离，这两步确保盆膈筋膜的显露。此时手术医生应触摸直肠，判断是否解剖到第一阶段手术缝合黏膜的荷包缝合处。如果未触到荷包缝合，告诉助手将手指放入直肠中，帮助判断先前黏膜切除的顶点。用电凝横断直肠，移除标本。移除预先放置在直肠柱中的纱布卷，检查残留的直肠肌袖，这包括内层的环形内括约肌和包绕在外的直肠纵行肌。所有的黏膜均被剔除到齿状线，彻底止血。

（二）建立回肠贮袋

（1）已行回肠造口的患者，仔细将回肠从腹壁上分离下来，尽可能多的保留回肠。用55/3.5mm直线型切割闭合器横断回肠末端的健康部分。击发吻合器将回肠造口的疤痕部分去除。去除吻合器并轻轻灼烧外翻黏膜，将黏附在腹壁上的回肠系膜分离。如果患者之前未行回肠造口术，用线性吻合器切断回肠末端，并沿着图10-4所示的路径游离回肠系膜。游离小肠后方黏附的系膜和其他粘连，离断所有可能阻止小肠系膜向下牵拉的组织，做到回肠贮袋与肛管无张力吻合。

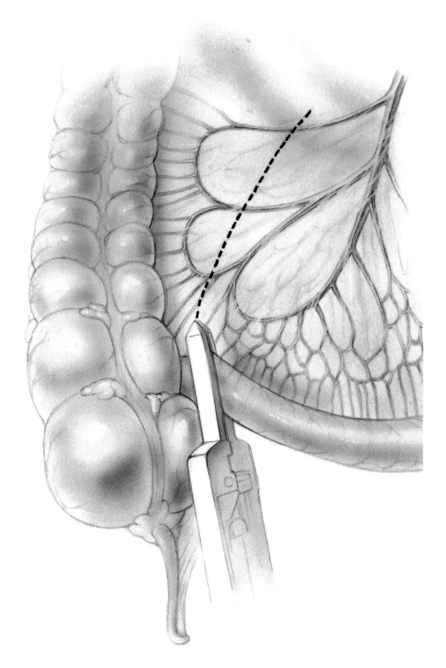

图10-4　离断回肠

（2）选择距离回肠断端约20cm处作为回肠肛管吻合口。如果该处超过耻骨联合下方＞6cm，则可确保吻合口无张力。否则，需要继续在回肠系膜的前、后表面进一步松解系膜。Burnstein及其同事报告这些松解措施可平均延长系膜1cm。如需获得更长的J形贮袋，可牵拉反折处（图10-5），透照系膜，选择切断肠系膜上血管和回结肠血管的几个分支（图10-6）。必须确保回肠末端的血供良好且回肠肛管吻合口无张力。必须特别注意单独分离和结扎回肠系膜的每一根血管以避免术后出血，尤其是在肥胖时或疤痕区系膜较厚时。如果血管结扎撕脱，缩回到系膜，将会导致组织血肿并使回肠缺血。

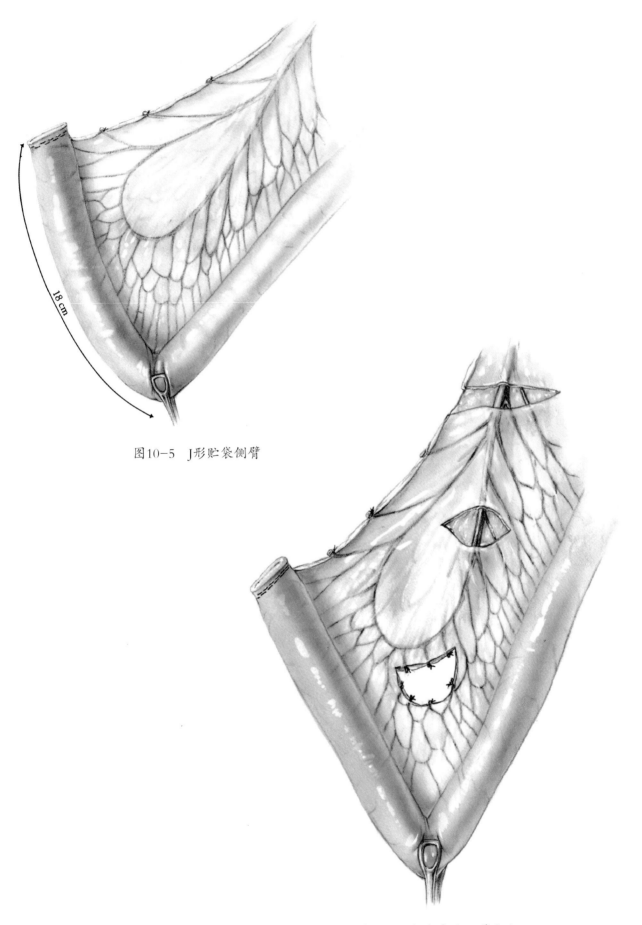

图10-5　J形贮袋侧臂

图10-6　切断部分血管分支

（3）按照U型反折对齐回肠末端，每一段长约18cm。在U型升臂和降臂的回肠对系膜缘用直线型切割闭合器做侧侧吻合。在靠近中线距离回肠末端9cm处做小横切口，在对应处回肠另外一侧臂做同样小横切口。向头侧插入80cm直线型切割闭合器，一侧臂插入在回肠升臂，另一侧臂插入回肠降臂（图10-7）。记住吻合口一定位于回肠对系膜缘。击发吻合器，做长约8cm的侧侧吻合口。撤出吻合器，检查吻合口可疑出血，仔细电凝止血，然后重新向尾侧方向同法插入直线型切割闭合器（图10-8）。夹闭吻合器并击发，撤下吻合器后检查创面有无出血。之后通过肠管切口处再次检查肠管内整个吻合口，电凝出血点。此时两臂之间形成了长约16cm的侧侧吻合口。通过完整保留侧侧吻合口肛侧回肠襻，以保证待吻合肠管不受损伤。

（4）此时除了两回肠切口，回肠贮袋已制作完成。用Allis钳横向提起回肠壁，应用55/3.5mm线型吻合器横向吻合，关闭先前吻合用的切口。需确保吻合器将之前切口的上、下缘夹住后再击发，也要避免一次同时吻合两回肠切口。夹闭吻合器后，轻轻电烧外翻的肠黏膜，仔细检查吻合口，此时吻合钉呈特有的"B"字形结构（图10-9）。

另外，也可用缝合方法来完成侧侧吻合。沿升段和降段回肠的对系膜缘做长切口，电凝止血。吻合口的远、近端各用3-0Vicryl线缝合一针，再于吻合口中点处缝合一针。然后从吻合口后壁顶端开始，用3-0无创伤缝线连续锁边全层缝合，再应用Cushing或Lembert缝合法完成前壁的缝合。仔细检查侧侧吻合口的前、后两面，确保无操作因素造成的疏漏。

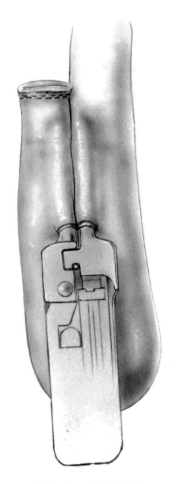 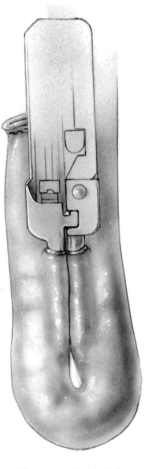 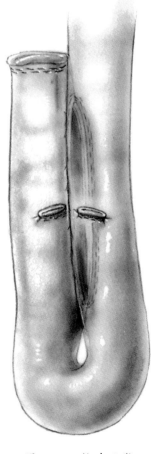

图10-7　头侧吻合　　　　　　图10-8　肛侧吻合　　　　　　图10-9　构建贮袋

（三）回肠肛管吻合

在将回肠贮袋反折部拉向肛管之前，重新检查骨盆和臀部在手术台的位置，会阴部应该超过手术台边缘。暴露齿状线最简单的方法就是用两臂呈直角的Gelipi牵开器，其尖头应尽可能靠近齿状线，以暴露肛管直肠连接部的黏膜切缘。第一个Gelpi牵开器置于轴线位的2点钟和8点钟方向，第二个牵开器置于5点钟和11点钟方向。如果仍不能很好地暴露术野，可以调整腿架，使大腿更贴近腹部。在这个体位可以很方便地在肛门处使用牵开器。

盆腔充分止血之后，用两把长Babcock钳经肛管夹住回肠贮袋顶部。将这部分回肠拉至肛管，在此过程中注意不要扭曲肠管，肠系膜平铺且对吻合口无牵拉力。沿回肠贮袋顶部做长切口。电凝止血后将回肠贮袋在肛管四个象限方向各缝一针牵引线（图10-10）。在回肠和肛管齿状线间行单层缝合，针距4mm，确保将内括约肌和肛管上皮均包含在内。可使用无损伤4-0 PG线或者PDS线（图10-11）。如果肛管过深，可使用双弯的Stratte 持针器。先在12点、6点、3点和9点钟方向各缝合一针，再用连续对等分法缝合。缝合后的吻合口应完全显露。如果需要的话可以在回肠贮袋注入亚甲蓝溶液来检查吻合口有无渗漏。图10-12为本术式的示意图。

（四）回肠襻式造口术

目前，除非更多的临床证据不支持此方法，笔者认为此类患者需行暂时性的用于消化道转流的回肠襻式造口术。如果患者先前做过回肠造口术，腹壁上有拆除后的切口，可以在相同的位置再做回肠襻式造口术。用一个长Babcock 钳通过腹壁缺口伸入腹腔，夹住靠近回肠贮袋的对系膜缘的一段回

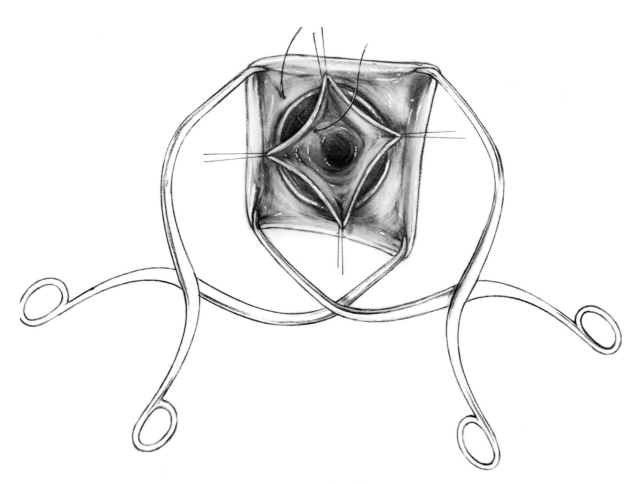

图10-10　Gelipi牵开器拉开肛门

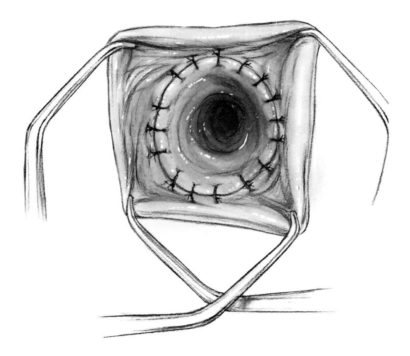

图10-11 回肠肛管间断吻合

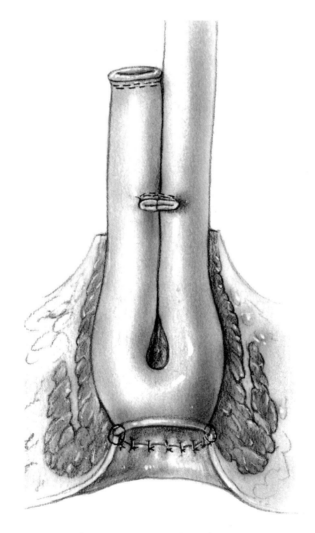

图10-12 回肠贮袋肛管吻合术

肠，在回肠贮袋近侧选取一段不增加回肠肛管吻合口张力的回肠，按第十三章讲述的方法完成回肠造口术（图13-1至图13-4）。

（五）引流与关腹

发生于直肠肌袖与回肠贮袋间隙的血肿和感染，可引起纤维化并影响自主排便，因此，术中应尽量将直肠肌袖和盆腔彻底止血，并在直肠肌袖处放置 1～2条 Jackson Pratt 硅胶引流管，行闭式引流。有人认为有必要将直肠袖套近端切缘和回肠贮袋做缝合，虽然该方法不能补救回肠肛管吻合时的纰漏，但该方法可以减少贮袋的张力。改良Smead-Jones法关闭腹壁切口：Allis钳将白线和腹膜一并提起，用1号PDS线缝合除皮肤及皮下层之外的腹壁，边距3cm；用同一根针，在上述缝线水平以上或以下0.5～1cm处环绕白线与腹膜缝合，边距0.5cm；形成大、小两个环状结构，小环利于对齐白线，两环相距一定距离利于闭合两针之间的裂隙；第二针缝线距离第一针不超过2cm，最后几针缝合时，暂不打结，以防误缝腹内脏器，缝合完毕后一并打结（图10-13）；皮下脂肪层较厚者，予以可吸收线间断或连续缝合，用细尼龙线或皮肤钉合器关闭皮肤切口（图10-14）。

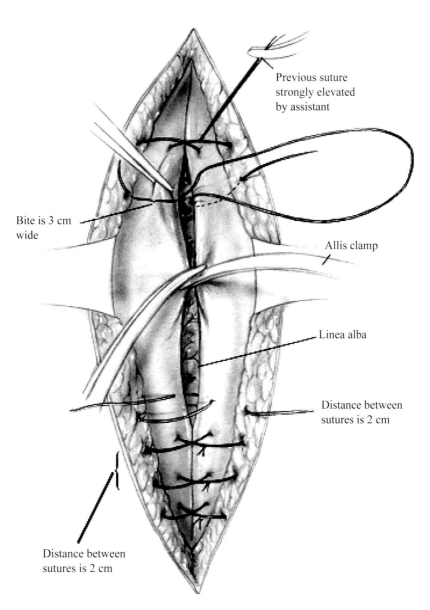

图10-13　缝合白线

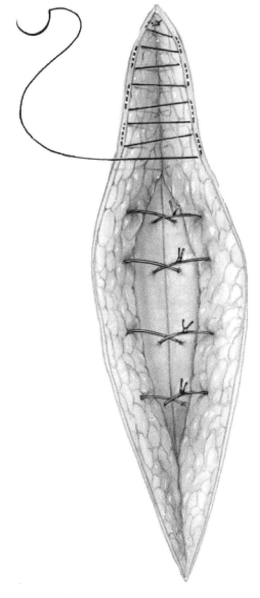

图10-14　缝合皮肤切口

七、术后处理

（1）围手术期应用抗生素24h。

（2）持续鼻胃管吸引，直至空肠造口排气排便。

（3）25mg卡那霉素+25mL盐水，每8h向引流管内注射一次。术后第4～6天，引流量很少时，拔除盆腔闭式引流管。

（4）每周或每两周一次对回肠肛管吻合口进行指检，以防形成狭窄，直至关闭回肠襻式造口。

（5）术后8周通过直视或肛诊检查吻合口，如果未见盆腔内出血或感染，可以通过钡灌肠造影检查回肠贮袋，如果这些检查都正常，此时可关闭回肠造口。

（6）逐渐调整排便习惯，必要时可行饮食或药物干预。

八、术后并发症

（1）脓肿可发生于直肠袖套或盆腔，有报道显示脓肿可发生于术后早期，尤其术后第2个月和第

6个月多见。如果回肠造口仍在，大多数肌袖脓肿可以通过吻合口直接引流。盆腔脓肿则需要剖腹手术或CT引导下经皮穿刺置管引流。因目前术后防范措施正确，败血症少见。

（2）盆腔或贮袋血肿。

（3）吻合口裂开或狭窄。

（4）切口感染。

（5）泌尿系感染。

（6）大便频繁。

（7）大便失禁。

（8）贮袋炎多见于炎症性肠病的患者，甲硝唑治疗有效。

（9）贮袋监控在家族性腺瘤性息肉病患者是必需的，已有文献报道贮袋亦可发生息肉病。

（10）急性粘连性肠梗阻。

参考文献

1. Burnstein MJ，Schoetz DJ Jr，Collier JA，et al．Technique of mesenteric lengthening in ileal reservoir-anal anastomosis［J］．Dis Colon Rectum，1987，30：863.

2. Cohen Z，McLeod RS，Stephen W，et al．Continuing evolution of the pelvic pouch procedure［J］．Ann Surg，1992，216：506.

3. Dehni N，Schlegel RD，Cunningham C，et al．Infl uence of a defunctioning stoma on leakage rates after low colorectal anastomosis and colonic J pouch-anal anastomosis［J］．Br J Surg，1998，85：1114.

4. Fazio VW，O'Riordain MG，Lavery IC，et al．Long-term functional outcome and quality of life after stapled restorative proctocolectomy［J］．Ann Surg，1999，230：575.

5. McCourtney JS，Finlay IG．Totally stapled restorative proctocolectomy［J］．Br J Surg，1997，84：808.

6. Meagher AP，Farouk R，Dozois RR，et al．J-Ileal pouch-anal anastomosis for chronic ulcerative colitis：complications and long-term outcome in 1310 patients［J］．Br J Surg，1998，85：800.

7. Michelassi F，Hurst R．Restorative proctocolectomy with J-pouch ileoanal anastomosis［J］．Arch Surg，2000，135：347.

8. Mowschenson PM，Critchlow JF，Peppercorn MA．Ileoanal pouch operation：long-term outcome with or without diverting ileostomy［J］．Arch Surg，2000，135：463.

9. Reilly WT，Pemberton JH，Wolff BG，et al．Randomized prospective trial comparing ileal pouch-anal anastomosis performed by excising the anal mucosa to ileal pouch-anal anastomosis performed by preserving the anal mucosa［J］．Ann Surg，1997，225：666.

10. Sullivan ES，Garnjobst WM．Advantage of initial transanal musocal stripping in ileo-anal pull-through procedures［J］．Dis Colon Rectum，1982，25：170.

11. Thompson-Fawcett MW，Warren BF，Mortensen NJ．A new look at the anal transitional zone with reference to restorative proctocolectomy and the columnar cuff［J］．Br J Surg，1998，85：1517.

（作者：Steven D．Wexner and Giovanna M．Dasilva；译者：朱明炜）

第十一章　良性疾病经腹会阴直肠切除术

一、适应证

炎症性肠病，包括伴随难治性直肠受累而无法行重建性结直肠切除术的溃疡性结肠炎和结直肠克罗恩病。

二、术前准备

参见第十章有关内容。

三、手术陷阱与风险

（1）手术损伤或离断盆腔自主神经导致男性阳痿或不能射精。

（2）盆腔感染，尤其多见于存在会阴部瘘的患者。

（3）会阴病变治疗不彻底，导致慢性会阴部窦道。

四、手术策略

（1）良性疾病行经腹会阴直肠切除术不同于癌症患者所需的手术。切除范围应保守且不损伤临近组织。切断跨过腹主动脉的上腹下神经丛会导致男性不能射精，这些神经在主动脉分叉部以远分成两束腹下神经，进入盆腔并沿着左、右侧下腹部动脉走行，最终汇入两侧下腹下神经丛。Lee等研究显示，如果靠近盆壁分离直肠侧韧带或直肠与膀胱之间的神经丛被破坏，骶副交感神经的自主排泄功能丧失，副交感神经损伤将导致勃起障碍。正确操作是沿着临近结直肠的平面分离直肠乙状结肠系膜，保留骶前间隙内一定量的脂肪和系膜组织，以保护腹下神经。后续的盆腔分离应尽可能靠近直肠，尤其是在直肠侧韧带和前列腺附近。

（2）只要没有多发的会阴瘘管存在，会阴部多可获得一期愈合，但肛提肌与盆底筋膜之间不能存在死腔。应尽可能地保留盆腔腹膜，不必将其完全切除，如有可能也可借用盆腔侧壁和膀胱顶部多余的腹膜。如果将盆底腹膜缝合后可与重建的肛提肌隔膜相贴，则可关闭盆底腹膜。否则，应敞开不缝，利于小肠填充此间隙。为了防止慢性轻度感染导致的会阴窦道形成，可在骶前间隙放置闭式引流管，并于术后应用抗生素。

（3）Lyttle和Parks主张保留外括约肌，他们首先在肛管齿状线附近做一切口，然后在肛门内、外括约肌之间的括约肌间隙继续分离。这样就可以将直肠的核心部分从肛管完全挖除，并可保留完整肛提肌隔膜和外括约肌。笔者发现应用这项技术可以减少手术损伤、降低死腔形成及直肠前神经丛损伤的发生率。

五、手术技巧

（一）腹部切口和体位

患者下肢放在Lloyd-Dacies支架之上，使大腿外展并轻度屈曲，从中上腹做正中切口至耻骨（图6-3a）。如果患者已行结肠次全切除+回肠造口+黏膜造口术，将黏膜造口与腹壁及其他与之粘连组织解离，用纱布带结扎后，无菌橡胶手套包裹并结扎。

（二）肠系膜的分离

沿紧贴直肠乙状结肠后壁平面，全程应用Kelly钳分离肠系膜，直至骶前间隙。这样可保留足量的脂肪组织和肠系膜结构来覆盖主动脉分叉和骶骨（图11-1）。这些脂肪和肠系膜组织可以保护上腹下神经丛分支，这些神经从主动脉前向下经过骶骨岬后，沿两侧髂内血管走行并加入双侧下腹下神经丛（图6-4至图6-6）。

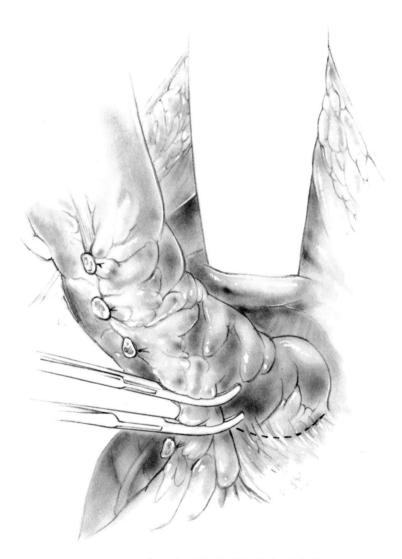

图11-1 靠近直肠壁平面切断直肠系膜

（三）直肠分离

沿腹膜包绕直肠处的反折线切开盆腹膜，尽可能多的保留腹膜。先分离右侧，再分离左侧（图6-5），操作中注意保护两侧输尿管（图6-6）。将肠系膜后半部分离至骶骨中段水平，此时可以显露直肠后壁，供应直肠的血管（直肠中动脉）在此处由盆侧壁发出。再从骶骨下段前方钝性分离直肠，用Metzenbaum剪贴近直肠剪开Waldeyer筋膜。向头侧牵拉直肠并展开直肠膀胱陷凹或直肠子宫陷凹的腹膜，此时用Metzenbaum剪可以很轻松地分离这些腹膜。侧韧带的分离可用直角钳插入韧带下方并撑开，然后用电凝离断之（图6-9）。

向头侧牵引直肠，并用Lloyd-Davies牵开器将膀胱挡在前面，在靠近前列腺处分离Denonvillier筋膜（图6-11b）。贴近直肠前壁将直肠与前列腺钝性分离，女性患者将直肠与阴道分离。当分离超过前列腺及尾骨尖后，开始会阴部手术。

（四）会阴部切开

荷包缝合肛周皮肤（图11-2），然后在肛门括约肌稍外侧做环形切口。靠近外括约肌外侧缘继续分离至肛提肌（图11-3）。此时可见直肠下血管（肛动脉）走行于肛提肌表面，电凝切断之。当两侧切口都到达肛提肌时，显露尾骨尖。电凝切断肛尾韧带，进入骶前间隙。Waldeyer筋膜前下方连于直肠肛管交界处，后上方连于骶骨下部和尾骨，即使肛尾韧带被切断，此筋膜仍构成骶前间隙（译者注：直肠后间隙）入口下方的屏障。如果该筋膜在会阴入

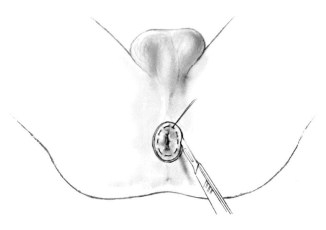

图11-2 肛周切口

路操作时被从骶骨膜上钝性撕脱，可能导致出血和勃起神经受损。因此，尝试从下方进入骶前间隙失败后，可从上面（图6-10）或下面锐性切开此筋膜（译者注：在下方切开时，应向腹侧及头侧方向切开）。

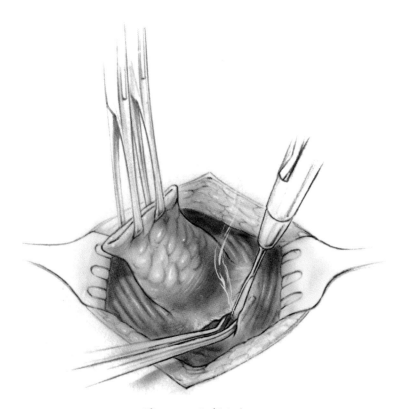

图11-3 肛提肌切口

（五）肛提肌隔膜的分离

从会阴部肛提肌切口伸入左手示指到骶前间隙，将其置于直肠与肛提肌交界的凹陷处，从两侧靠近直肠壁用电刀切断肛提肌。随后将标本从骶前间隙经肛提肌后部切口拉出体外，此时只有肛管前壁尚未分离。查看前列腺，贴近直肠前壁用电凝切断耻骨直肠肌和直肠尿道肌。按前述方法分离至前列腺，移除标本。

（六）关闭盆底

经会阴部皮肤及肛提肌于骶前间隙置入1～2根直径6mm的引流管，行闭式引流。引流管也可从骶前间隙经盆腔，自腹壁另戳孔引出体外。

盆腔彻底止血及抗生素溶液冲洗后，用2-0 PG线间断缝合关闭肛提肌（图11-4）。用4-0 PG线皮内缝合皮肤切口。助手经腹腔用2-0 PG线连续缝合关闭盆底腹膜，引流管接负压，清除创面残留积液。

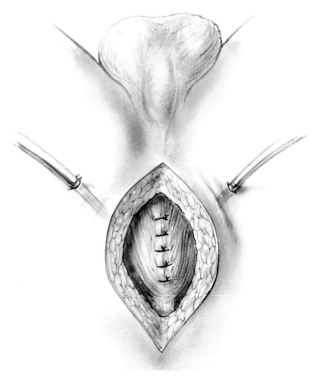

图11-4 放置引流管

（七）回肠造口术

按第十三章所述方法，选择合适的位置行回肠造口（术前未行回肠造口术者）。

（八）关腹

检查盆腹膜缝合线是否完整，确保盆底腹膜的连续性，之后灌洗腹腔和盆腔。随后用改良Smead-Jones法间断缝合关闭腹壁切口（图10-13、图10-14）。

六、术后处理

参见第七章有关内容。

七、术后并发症

参见第七章有关内容。

参考文献

1. Lee JF，Maurer VM，Block GE. Anatomic relations of pelvic autonomic nerves to pelvic operations［J］. Arch Surg，1973，107：324.

2. Lyttle JA，Parks AG. Intersphincteric excision of the rectum［J］. Br J Surg，1977，64：413.

3. O'Bichere A，Wilkinson K，Rumbles S，et al. Functional outcome after restorative panproctocolectomy for ulcerative colitis decreases an otherwise enhanced quality of life［J］. Br J Surg，2000，87：802.

（作者：Steven D. Wexner and Giovanna M. Dasilva；译者：朱明炜）

第十二章　末端回肠造口术

一、适应证

（1）末端回肠造口术通常与结肠次全或全切除术联合应用于治疗炎症性肠病，尚有多种传统手术方式，可查阅参考文献有关内容。

（2）肠道坏疽和盲肠穿孔行肠管切除术，如禁忌一期吻合时，可行临时末端回肠造口和远断端肠黏膜造口。

二、手术陷阱与风险

（1）末端回肠血管离断过多造成肠管坏死和狭窄。

（2）回肠造口时，浆肌层缝合过深可导致回肠皮肤瘘。

三、手术策略

（1）由于小肠内容物流入皮肤和人工肛袋底盘之间可导致造口周围皮肤剥脱，因此，需要做永久性的突出型回肠造口。如操作正确，回肠造口就像子宫颈一样外突。低体重的结肠炎患者在成功手术后会增加一定量的皮下脂肪量，因此，应做一个突出约2cm的永久性造口。

（2）在回肠造口时，应关闭回肠系膜切缘与侧腹壁间的间隙，以防止小肠疝的形成。

四、手术技巧

（一）术前回肠造口位置的选择

在患者右下腹的不同位置尝试应用回肠造口袋底盘，确保患者坐位时底盘碰不到肋弓下缘或髂前上棘，且底盘不应超过腹直肌中线或脐部。手术过程中对于非计划的回肠造口，其位置应选择在距中线右侧5cm，脐下4cm处。

（二）切口

由于回肠造口往往不是手术计划操作的主要部分，并且此时已经做了经中线的手术切口。在右下腹先前选定的位置做圆形切口，并环形切除一块约5美分硬币（直径2cm）大小的皮肤（图12-1）。随后切口会自动拉伸到合适的直径，操作过程中除非患者十分肥胖，否则不要切除皮下脂肪。放置牵开器暴露腹直肌鞘前层，做长2cm的纵切口，暴露腹直肌（图12-2）。用Kelly止血钳钝性分离肌纤维后纵行切开腹直肌鞘后层及腹膜，然后伸入两根手指扩大腹壁造口通道（图12-3、图12-4）。

（三）回肠系膜处理

如果想要做一个合适的突出型回肠造口，腹膜以外的肠管长度至少需要6～7cm，如果患者肥胖则需要更多；但如果这段肠管的系膜全部被离断，很多患者术后会发生末端回肠黏膜坏死。因此，通过腹壁的这段肠管必须保留足够宽的肠系膜以保证其血运。距回肠壁2cm范围内的肠系膜内仍可见边缘动脉，分离系膜时应注意保留这些血管，对于回肠来说只要保留2～3cm宽的系膜，其血供即可保持良好。

（四）关闭肠系膜间隙

通过腹壁造口通道伸入一个Babcock钳，钳夹回肠末端并缓慢地将其提出切口，操作过程中注意将其系膜置于头侧（图12-5）。回肠与腹膜或腹直肌鞘之间可不予缝合（图12-6）。

用2-0 PG线将回肠系膜切缘与结肠旁腹膜切缘及侧腹膜做连续缝合，这步操作能完全闭合肠系膜与侧腹壁之间的裂隙（图12-7）。

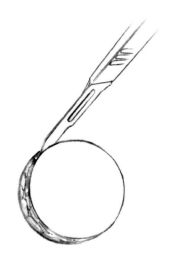

图12-1　造口皮肤切口

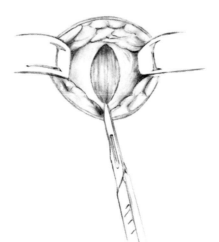

图12-2　切开腹直肌鞘前层

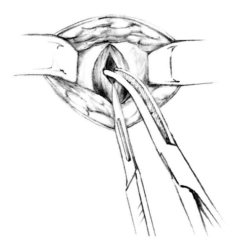

图12-3　钝性分离腹直肌

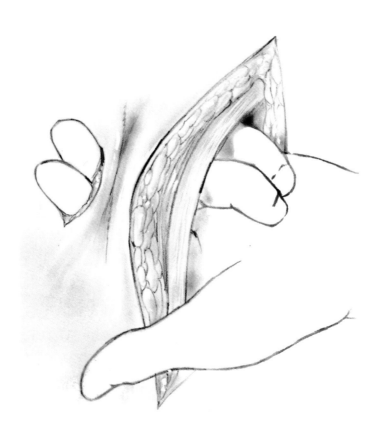

图12-4　造口通道可容两指

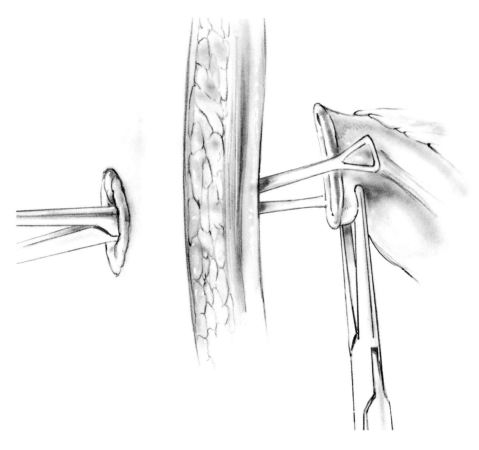

图12-5　拉出造口回肠

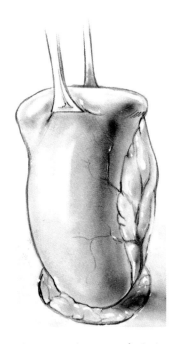

图12-6　造口回肠高出皮
　　　　肤约4cm

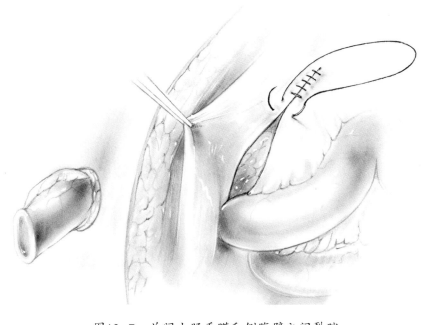

图12-7　关闭小肠系膜和侧腹壁之间裂隙

（五）皮肤黏膜固定

用4-0 PG线于回肠末端进针，全层穿过肠管，随后在回肠与皮缘接合处，缝合回肠浆肌层，最后缝合真皮层（图12-8），暂时用止血钳夹住缝合线，并用同一手法于其他象限予以缝合。在完成4针缝线后，轻轻地拉紧，使回肠外翻，然后打结，如此则形成一个类似宫颈的造口（图12-9）。在四周重复上述缝合，直至全部完成黏膜与皮肤的缝合固定。

五、术后处理

（1）是否需要留置鼻胃管取决于原手术的性质。

（2）围手术期应用抗生素。

（3）在手术室中于回肠造口处放置造口底盘，外接回肠造口袋。

（4）指导患者对回肠造口进行护理。

六、术后并发症

（一）早期并发症

（1）偶尔发生末端回肠坏死（技术成熟后很少发生）。

（2）造口感染或形成瘘管。

（二）晚期并发症

（1）回肠造口脱出。

（2）回肠造口狭窄。

（3）食物纤维引起的造口梗阻。

（4）造口周围皮肤溃疡。

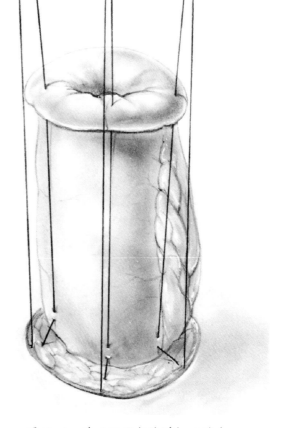

图12-8　造口回肠与腹壁切口缝合

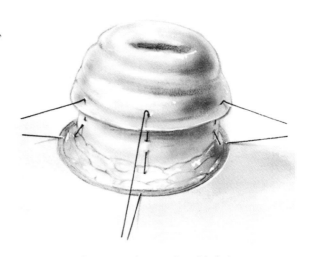

图12-9　造口呈宫颈样外突

参考文献

1. Dozois RR. Alternative to Conventional Ileostomy［M］. Chicago：Year Book，1985.

（作者：Steven D. Wexner and Giovanna M. Dasilva；译者：朱明炜）

第十三章　回肠襻式造口术

一、适应证

回肠襻式造口术主要适用于需要短期粪便转流的患者，它可保护吻合不满意的结肠吻合口或作为严重的炎症性肠病治疗的一部分。对于一些患者来说，回肠襻式造口术相对于末端回肠造口术更容易实施，且能更好的保护造口血运。

二、手术陷阱与风险

（1）如果不能在适当的位置横行切开回肠，使近端造口为优势口，就不能实现排泄物经造口的完全转流。

（2）其他详见第十二章。

三、手术策略

（1）正确操作的情况下，回肠襻式造口术可实现暂时性的、完全的肠内容物转流。

（2）完整的肠系膜可保证造口血运丰富。

（3）关闭造口时，可行局部成形或切除，方便吻合。

四、手术技巧

（1）如果回肠襻式造口是主操作，应从脐部开始做8～10cm的正中切口。辨认远端回肠，并用缝线标记回肠造口肠段，作为回肠襻式造口的输入襻。在右下腹选取合适的位置（详见第十二章）并切除5美分硬币大小的圆形皮肤。暴露腹直肌鞘前层并纵行切开约2cm（详见第十二章），用一个大的血管钳钝性分开肌纤维，在腹直肌鞘后层及腹膜上做一个类似的纵行切口（图12-2、图12-3），然后伸入两根手指撑开切口（图12-4）。

（2）完成上述操作后，通过腹壁切口向腹腔伸入一个Babcock钳，排列回肠，使近端位于造口的头侧。然后用Babcock钳夹住回肠，在手指操作的帮助下将其从腹腔内向外拉出腹壁，注意输入襻应在造口的头侧。

（3）确保造口周围没有张力（图13-1）。调整回肠位置，使其输入襻（造口的近端支）从头侧进入造口，而远端回肠从造口下方离开。为了确保近端造口占主导优势，将所有排泄物都能完全转流，在距肠襻顶端2cm处的远端回肠横切回肠前壁（图13-2）。然后外翻回肠造口（图13-3），用4-0 PG无损伤线将回肠全层与真皮层间断缝合。最后的结果是形成一个功能性的近端造口，可有效压迫远端造口（图13-4）。笔者的经验是回肠与腹膜或筋膜间无须缝合。

（4）为了减少腹腔内污染，可以通过腹壁造口通道提出回肠襻，然后用一个小支架导管穿过回肠及其系膜，以固定回肠。如此则可等到腹壁切口完全愈合后，切开回肠并行回肠造口，将回肠与真皮层缝合后，即可去除支架导管。

（5）用Smead-Jones技术，1号PDS线间断缝合腹壁，用细尼龙线间断缝合皮肤或使用皮肤钉合器（图10-13、图10-14）。如果尚未行回肠襻式造口，可按上述方法予以完成。

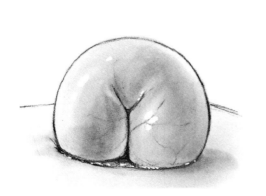

图13-1　拉出回肠襻

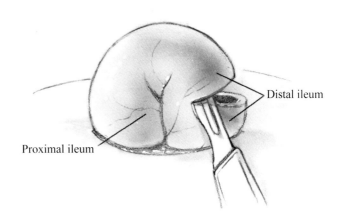

图13-2　远端回肠支横行切开

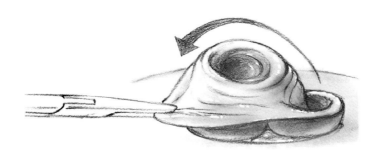

图13-3　口侧切缘向头端翻转

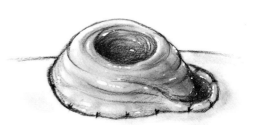

图13-4　回肠襻式造口

五、术后处理

参见第十二章有关内容。

六、术后并发症

参见第十二章有关内容。

参考文献

1. Beagley MJ，Poole G，Peat BG，et al. The use of temporary laparoscopic loop ileostomy in lumbosacral burns［J］. Burns，2000，26：298.

2. Flati G，Talarico C，Carboni M. An improved technique for temporary diverting ileostomy［J］. Surg Today，2000，30：104.

3. Fonkalsrud EW，Thakur A，Roof L. Comparison of loop versus end ileostomy for fecal diversion after restorative proctocolectomy for ulcerative colitis［J］. J Am Coll Surg，2000，190：418.

4. Hasegawa H，Radley S，Morton DG，et al. Stapled versus sutured closure of loop ileostomy: a randomized controlled trial［J］. Ann Surg，2000，231：202.

5. Lane JS，Kwan D，Chandler CF，et al. Diverting loop versus end ileostomy during ileoanal pullthrough procedure for ulcerative colitis［J］. Am Surg，1998，64：979.

6. Turnbull R，Weakley FL. Surgical treatment of toxic megacolon：ileostomy and colostomy to prepare patients for colectomy［J］. Am J Surg，1971，122：325.

（作者：Steven D. Wexner and Giovanna M. Dasilva；译者：朱明炜）

第十四章　盲肠造口术：外科传统方法

一、适应证

（1）对于即将发生的盲肠穿孔（其次为结肠梗阻），盲肠造口是一个可选择的术式。

（2）假性肠梗阻，结肠镜下减压治疗是一种更好的选择，只有当其他方法都已失败时，才可以选择盲肠造口术。

二、术前准备

（1）围手术期使用抗生素。

（2）留置鼻胃管。

（3）液体复苏。

三、手术陷阱与风险

（1）盲肠造口可能无法提供足够的减压。

（2）通过有限的切口进行探查可能遗漏其他部位的穿孔。

（3）粪便可能污染腹腔。

四、手术策略

有两种类型的盲肠造口术，一种是简单的管状盲肠造瘘术，类似于Stamm胃造口术，但这种造口术的劣势在于即使造口导管较粗，也容易为粪便残渣堵塞。因此，这种盲肠造口方式主要适于气体和液体的减压，其主要优点为当不需造瘘减压时，拔除导管后肠管造瘘处即可自行闭合。与皮肤缝合的盲肠造口术肠道减压效果确切，但日后需要正式手术闭合。为防止腹腔内粪便污染，在切开盲肠前，要将其浆肌层与腹外斜肌腱膜缝合。

五、手术技巧

（一）与皮肤缝合的盲肠造口术

1. 切口　在麦氏点上方做一长约4～5cm的横切口，依次切开皮肤、腹外斜肌腱膜、腹内斜肌、腹横肌及腹膜，避免钝性分离肌肉组织。

2. 盲肠探查　通过切口仔细探查并切除盲肠坏死的部分。为防止上述操作时出现盲肠破裂，可以将50mL空注射器佩戴一个16号针头，刺入肠腔行肠道减压。完成后仔细缝合穿刺孔。利用牵引器提起腹壁，暴露盲肠前壁及侧壁。如果不能充分暴露，可适当延长切口；如果坏死区域确切，在造口过程中，可将坏死部分切除，用作造口。

3. 盲肠固定　用4-0 PG线将盲肠连续缝合至腹外斜肌腱膜上，以防止粪便污染腹腔（图

14-1）。如果腹外斜肌腱膜切口长度>4～5cm，用PG线缝合将其缩短。同样，应用PG线行皮内缝合将皮肤切口相应缩短。

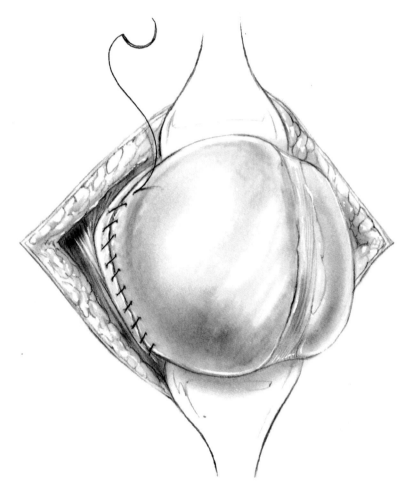

图14-1　缝合盲肠和腹外斜肌腱膜

4. 黏膜与皮肤缝合　盲肠前壁横行切开长约4cm（图14-2），同时清除其内的气体和液体。用4-0无损伤缝线连续或间断缝合法将盲肠全层与皮肤真皮层缝合（图14-3），手术结束后，佩戴肠造口用具。

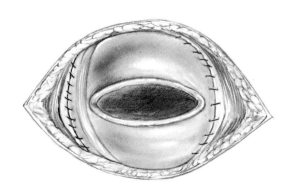

图14-2　横行切开盲肠

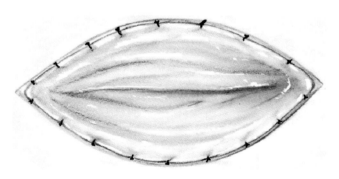

图14-3　盲肠壁与切口真皮层缝合

（二）管状盲肠造瘘术

管状盲肠造口术腹部切口及术中盲肠探查方法参见与皮肤缝合盲肠造瘘术。用3-0可吸收缝线于盲肠前壁做一直径约1.5cm的荷包缝合，在其外侧再做一个荷包缝合。然后在荷包缝合处中间戳孔，将一根36F软橡胶管经戳孔插入升结肠5～6cm。将第一个荷包线收紧打结并与引流管固定，然后收紧第二个荷包线以包埋第一个荷包缝合处。最好将置入结肠的橡胶管末端3～4cm剪若干侧孔。距腹壁切口上方3cm处戳孔，引出橡胶管，将盲肠与戳孔附近腹膜用3-0可吸收线间断缝合4针，以防盲肠戳孔处粪便漏出，污染腹腔。1-0 PDS线采用改良Smead-Jones缝合技术关闭肌层（图10-13）。不关闭皮肤切口，但需用几针4-0尼龙缝线穿过切口，留置缝线，待术后3～5天，创面清洁时，再收紧缝线打结，关闭切口。

六、术后处理

（1）与皮肤缝合的盲肠造口，于手术室佩戴肠造口用具。

（2）管状盲肠造瘘需要反复盐水冲洗，以防粪便阻塞造瘘管，直至术后第10天不再需要时。

七、术后并发症

术后主要并发症为造口周围感染（sepsis），然而相对于类似手术，其发生率还是相当低的。

参考文献

1. Duh QY, Way LW. Diagnostic laparoscopy and laparoscopic cecostomy for colonic pseudoobstruction ［J］. Dis Colon Rectum, 1993, 36: 65.

（作者：Steven D. Wexner and Giovanna M. Dasilva；译者：陈瑛罡　王锡山）

第十五章　横结肠造口术

一、适应证

（1）缓解因左半结肠病变而导致的梗阻症状。

（2）粪便转流作用。

（3）为防治左半结肠吻合口漏而行预防性造口（参见第十三章有关内容）。

二、术前准备

（1）在因结肠梗阻而拟行结肠造口前，应行钡灌肠、结肠镜或腹部CT检查，对疾病尽量确诊。

（2）通过术前腹部平片来确定横结肠和腹部某一固定点的相对位置，如在脐部放置一枚硬币。

（3）液体复苏。

（4）留置鼻胃管。

（5）围手术期应用抗生素。

三、手术陷阱与风险

（1）临床上常因误诊而进行横结肠造口，比如说粪便阻塞或假性肠梗阻等。

（2）造口的位置应该位于横结肠，而不是乙状结肠、空肠或胃窦。

（3）对于进行性的严重结肠梗阻，横结肠造口要求盲肠活力必须良好。如果盲肠即将破裂，因横结肠造口减压效果不甚理想，盲肠破裂可能难以避免。

四、手术策略

（一）盲肠即将破裂

对于一般的左半结肠梗阻，术前行钡灌肠检查，同时明确结肠能够通过右侧腹直肌切口。如果这个切口仅用于结肠造口，就没有必要对其余腹腔进行探查。但是应当除外乙状结肠扭转、可疑肠出血或肠穿孔以及有可能导致盲肠穿孔的梗阻等情况存在。

当怀疑盲肠即将破裂，就需要对盲肠进行探查。此时需要选择上腹部正中切口或右下腹盲肠上方的横切口。盲肠坏死或穿孔通常需要切除，同时行回肠造口。

（二）粪便转流

与多数处理意见不同，没有必要将结肠完全横断后行双腔造口以转流粪便。笔者同意Turnbull和Weakley（1967）的观点，选择结肠切口长约5cm且位于横结肠对系膜缘，只要造口通畅，粪便即可完全转流，甚至在没有玻璃棒支撑的情况下也能完成。结肠长切口会诱发结肠后壁脱垂，从而使远端和近端造口分开，达到完全转流之目的。

五、手术技巧

（一）切口

切口位于右上方腹直肌的中外侧三分之一，选择横切口切开皮肤（图15-1）。皮肤切口长度与横结肠切口长度相同（5～6cm），因此，有必要术前即明确横结肠与腹直肌交叉的部位，在手术室再通过阅读X线腹部平片及上腹部叩诊重新确认。选择足够长的切口能够保证对横结肠进行准确的探查，之后可关闭部分切口，留一个5cm的切口来进行造口。

如横结肠造口术是在剖腹结肠切除手术之前进行，可在腹正中线的右侧做一个横切口，再向外侧延长，如此造口不会影响二期手术较长正中切口的选择。

切开皮肤后，横行切开腹直肌鞘前层。在腹直肌和腹直肌鞘后层之间置入止血钳，再用电刀横行切断腹直肌，长度约6cm，之后切开腹直肌鞘后层和腹膜，常规进腹。

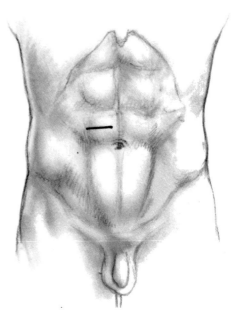

图15-1　腹壁切口

（二）横结肠的标志

尽管横结肠被覆大网膜，但是一般情况下大网膜很薄，易于确认。可将结肠带作为结肠的标志。在结肠表面将大网膜与此段结肠分开，长度6～7cm，在此过程中，如果不能够清楚显露结肠，可以考虑延长切口。

将大网膜从腹腔中取出，然后将其置于头侧，下方为其与横结肠的连接部。在展开的大网膜上于此处切开，以便能够将横结肠从切口拉出。完成后，将大网膜还纳入腹腔。

（三）结肠造口的完成

在因结肠梗阻而行手术的患者中，大多数横结肠张力较大，因此，在将横结肠提出腹腔的过程中，容易引起损伤。为了解决此问题，应用两把相距2cm的Babcock钳夹持肠壁，然后于二者之间的结肠处刺入已连接负压吸引的16号针头，通过针头吸出肠内气体，肠管则易于提出（图15-2）。

腹壁的切口长度约为6cm，如果长度超过6cm，外侧部分采用1号PDS线行Smead-Jones法间断缝合关闭（图10-13）。如果需要，则同时采用4号尼龙线间断缝合皮肤切口，使之相应缩短。

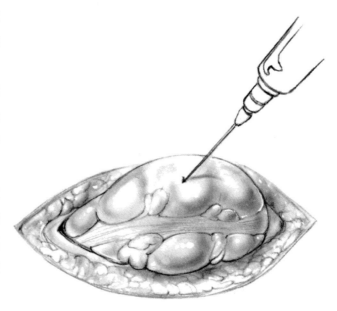

图15-2　结肠减压

沿着结肠前壁的结肠带切开长约5～6cm，清除肠内气体，用0.1%的卡那霉素溶液冲洗术野。然后用4-0 PG缝线将肠壁全层与真皮层缝合，间断或连续缝合均可（图15-3、图15-4）。再将一次性的回肠或结肠造口袋贴附在造口处。

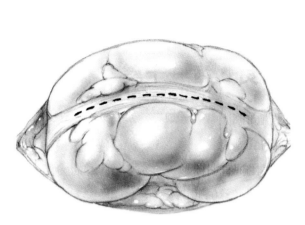

图15-3 纵行切开横结肠

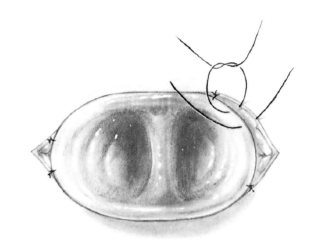

图15-4 结肠全层与真皮层缝合

（四）改良玻璃棒支撑技术

笔者不倾向于因应用玻璃棒而中断皮肤和造口结肠的缝合。肥胖患者的肠系膜较短，改良玻璃棒支撑技术能够防止肠管回缩入腹腔，同时能够保持结肠和皮肤的缝合线完整。在拟行造口部位中点的尾侧约4cm处皮肤戳孔，在皮下脂肪层和腹直肌鞘前层之间钝性分离，向头侧方向置入玻璃棒或塑料棒，将此棒从结肠下方穿过，然后从距离造口头侧4cm处戳口穿出。这种方法可防止术后皮下脂肪层因粪便污染而发生感染，并最大限度方便使用造口用具（图15-5）。

此外亦可选用直径为6mm的厚壁硅胶管来代替玻璃棒，比如封闭式吸引管的无孔部分，因为其炎症反应较小，更加受到推崇。但是由于管壁较软，必须用尼龙线将其固定在戳孔周围的皮肤之上。

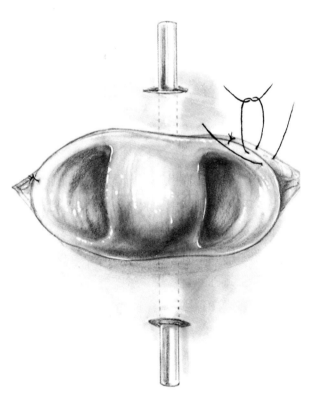

图15-5 改良玻璃棒支撑技术

六、术后处理

（1）在手术室即佩戴一次性的可黏附式塑料结肠造口袋。

（2）留置胃管直到结肠造口排气排便。

七、术后并发症

（1）造口周围感染（sepsis）发生率非常低，需要局部切开和引流，大量的化脓感染则需要将造口移植于其他位置。

（2）当襻式造口持续数月或数年时，很容易出现无功能造口远侧肠管脱垂。可行切除造口并重建胃肠道的连续性或改为结肠端式造口。造口术中将两肠襻和壁层腹膜缝合固定，虽有利于防止此并发症，但会使后续的造口关闭和分离困难增加。

参考文献

1. Abcarian H，Pearl RK. Stomas［J］. Surg Clin North Am，1988，68：1295.

2. Bergren CT，Laws HL. Modifi ed technique of colostomy bridging［J］. Surg Gynecol Obstet，1990，170：453.

3. Doberneck RC. Revision and closure of the colostomy［J］. Surg Clin North Am，1991，71：193.

4. Fitzgibbons RJ Jr，Schmitz GD，Bailey RT Jr. A simple technique for constructing a loop enterostomy which allows immediate placement of an ostomy appliance［J］. Surg Gynecol Obstet，1987，164：78.

5. Gooszen AW，Geelkerken RH，Hermans J，et al. Temporary decompression after colorectal surgery：randomized comparison of loop ileostomy and loop colostomy［J］. Br J Surg，1998，85：76.

6. Kyzer S，Gordon PH. Hidden colostomy［J］. Surg Gynecol Obstet，1993，177：181.

7. Majno PE，Lees VC，Goodwin K，et al. Siting a transverse colostomy［J］. Br J Surg，1992，79：576.

8. Morris DM，Rayburn D. Loop colostomies are totally diverting in adults［J］. Am J Surg，1991，161：668.

9. Ng WT，Book KS，Wong MK，et al. Prevention of colostomy prolapse by peritoneal tethering［J］. J Am Coll Surg，1997，184：313.

10. Turnball RB Jr，Weakly FL. Atlas of Intestinal Stomas［J］. St. Louis，Mosby，1967.

（作者：Steven D. Wexner and Giovanna M. Dasilva；译者：陈瑛罡　王锡山）

第十六章　临时性结肠造口关闭术

一、适应证

（1）不需要临时结肠造口时。

（2）肛侧吻合口愈合良好，没有远端梗阻。

（3）合适的患者最早可在造口术后2～3周即可行造口关闭术。

二、术前准备

（1）钡灌肠检查证实远侧肠道通畅。

（2）留置鼻胃管。

（3）常规机械和口服抗生素肠道准备，左半结肠需要生理盐水清洁灌肠。

（4）围手术期全身应用抗生素。

三、手术陷阱与风险

（1）吻合口漏。

（2）腹腔感染。

（3）切口感染。

四、手术策略

为了避免吻合口漏，术中仅用健康、血液供应良好的组织关闭造口。游离足够的横结肠，保证横结肠有一定的活动度，避免吻合口张力过大。如果需要，扩大腹壁切口，以提供良好的术野。如果造口附近肠管由于手术创伤，血供不佳，则不能直接关闭造口，应切除肠段行端端吻合。精确吻合健康肠管、减少粪便污染及围手术期有效预防性使用抗生素，均有助于防止感染性并发症。

手术切口感染是常见术后并发症，部分原因是细菌污染切口。另外导致切口感染的原因可能是结肠造口处皮下组织缺损，导致缝合时张力较大，形成死腔。如果缺损过大，可以不缝合，敞开创面。

五、手术技巧

（一）切口

结肠造口置入碘伏小纱布封闭。距离结肠造口边缘3～4mm做一棱形切口（图16-1）。沿切口垂直切开皮肤、皮下组织，游离整个结肠造口，应用三把Allis钳钳夹标本上、下切缘，快速完成切开，防止污染。继续向下达浆肌层，然后用组织剪分离浆膜和周围皮下脂肪（图16-2），避免损伤肠壁。继续向下游离，达到腹直肌鞘前层。

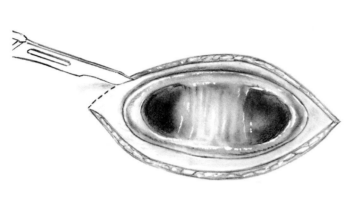

图16-1　梭形切开

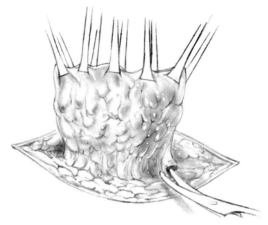

图16-2　游离造口

（二）游离腹直肌鞘

辨别腹直肌鞘，用解剖刀将造口周围宽1～2cm的皮下脂肪清除，清晰显露造口周围腹直肌鞘前层，将其切开，进入腹腔。

（三）游离腹膜

进入腹腔后，可用示指轻轻分解横结肠与周围组织之间的粘连，也可使用示指引导，游离结肠与腹壁的粘连。通常情况下，游离不会明显扩大腹壁缺损。如果松解结肠和腹壁之间的粘连困难，可用电刀向两侧延长切口，将其与腹直肌安全分离。

（四）手工缝合法结肠吻合

游离结肠长约5～6cm（图16-3），剪除肠造口处附着的皮肤。仔细检查结肠壁是否损伤，只要不损伤肠壁血管，小的表面浆膜损伤不影响愈合。大多数情况下，需要修剪结肠造口边缘3～4mm的瘢痕组织，显露正常肠壁。

结肠壁厚度应该正常。横结肠造口的缺损，是由于第一次手术纵行切开所致，应行横向关闭。从两端向中间缝合，使用4-0 PG无损伤缝线，连续全层内翻缝合至中点（图16-4）。然后用另一根相同的缝线从另一侧向中间缝合，最后缝线如图所示（图16-4），4-0无损伤缝线浆肌层缝合加固（图16-5）。横向缝合，不会造成肠腔狭窄。缝线处应该没有张力。最后冲洗术野，将结肠回纳入腹腔。

（五）吻合器吻合

如果结肠壁不厚，肠壁压缩至2mm不会引起坏死，则可应用直线型闭合器。横向对齐缺口，如此即可横向闭合。在两侧肠壁中点缝置牵引固定线（图16-6），然后可用Allis钳

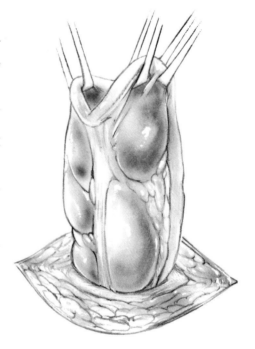

图16-3　造口结肠游离5～6cm

钳夹预闭合肠壁两侧角，使肠壁外翻。应用两个55mm直线型闭合器成角闭合造口，比应用单个90mm直线型闭合器更有优势，这种闭合方法降低误缝肠道后壁的机会。首先，将直线型闭合器置于预闭合线处，保持结肠黏膜外翻，残端用固定中点的缝线及Allis钳夹牵拉固定，击发闭合器，组织剪修

多余外翻黏膜。再次使用55mm直线型闭合器，利用Allis钳及中间预留缝合线牵拉固定剩余残端（图16-7），保证第一次闭合线部分位于闭合器之内，两者之间没有缝隙，然后击发。修剪多余外翻的组织。轻轻电凝外翻黏膜。仔细检查闭合线是否完整，确保没有张力。

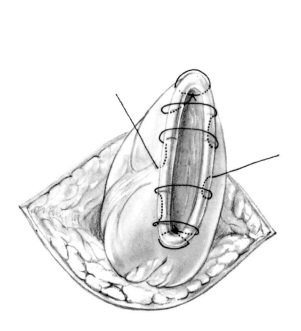

图16-4　Connell缝合

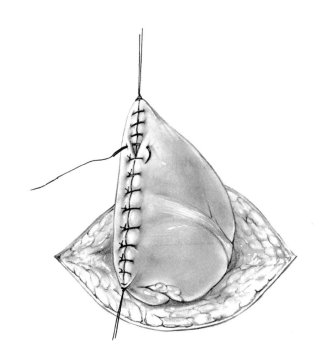

图16-5　浆肌层包埋

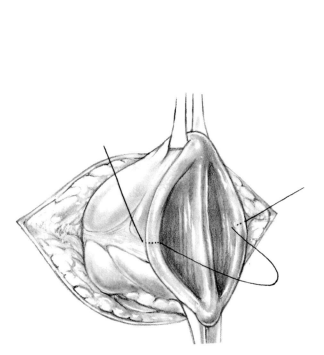

图16-6　中间缝线悬吊

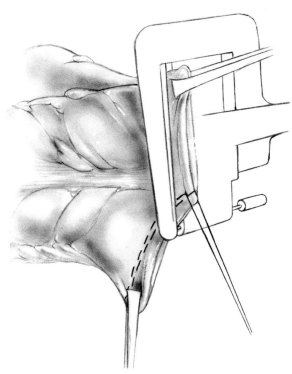

图16-7　直线型闭合器关闭造口

（六）肠段切除及吻合

如果肠壁组织有明显损伤，不能仅作简单的造口关闭，需要扩大切口，切除部分结肠。游离足够右侧横结肠，必要时游离结肠肝曲。游离横结肠缺损处近端及远端系膜。切除瘢痕组织，可使用常规双层缝合技术完成端端吻合（图4-18至图4-26）或使用吻合器完成吻合（图4-35至图4-38）。

（七）关闭腹壁

关腹前，用稀释的抗生素溶液冲洗切口。应用Allis钳固定腹部切口中点，然后利用Smead-Jones缝合技术关闭腹壁肌层（图10-13）。

（八）皮肤创面处理

一般情况下长约5~6cm切口已经足够造口关闭所需，不必进一步扩大。一期缝合皮肤感染发生率较高，在这种情况下，我们于皮下创面放置纱布，最后形成瘢痕愈合。如果需要，可先缝置尼龙缝线，术后8~10天之内暂不打结。利用湿纱布覆盖皮下创面，适当收紧尼龙线，使创面缩小；如果创面肉芽组织健康，尼龙线也可打结，以对合皮下创面，促进愈合过程。

六、术后处理

（1）必要时应用胃肠减压。

（2）抗生素使用不超过围手术期，除非切口在手术过程中严重污染。

七、术后并发症

（1）切口感染。

（2）腹腔脓肿。

（3）结肠皮肤瘘。

参考文献

1. Doberneck RC. Revision and closure of the colostomy [J]. Surg Clin North Am，1991，71：193.

2. Renz BM，Feliciano DV，Sherman R. Same admission colostomy closure （SACC）: a new approach to rectal wounds: a prospective study [J]. Ann Surg，1993，218：279.

3. Sola JE，Buchman TG，Bender JS. Limited role of barium enema examination preceding colostomy closure in trauma patients [J]. J Trauma，1994，36：245.

（作者：Steven D. Wexner and Giovanna M. Dasilva；译者：陈瑛罡　王锡山）

第十七章　腹腔镜造口与关闭术

一、适应证

（1）肿瘤梗阻。

（2）结肠炎：憩室、炎症性肠病、放射性肠炎。

（3）肛周感染：克罗恩病、复杂性肛瘘、坏死性筋膜炎（Fournier 病）。

（4）创伤：会阴损伤、直肠穿孔。

（5）功能异常：大便失禁、动力障碍。

二、术前准备

（1）请造口师会诊确定造口位置。

（2）对择期手术患者，行标准的肠道准备。

（3）口服和静脉给予抗生素。

（4）循序减压弹力袜。

（5）皮下注射肝素。

三、手术陷阱与风险

（1）要选择适当的造口位置。

（2）造口大小要适合，防止出口梗阻、缺血、造口旁疝和脱垂。

（3）脾脏损伤。

（4）输尿管损伤。

（5）肠管损伤。

（6）肠管的方位务必正确（防止肠系膜扭转）。

四、手术策略

（1）在造口时，确定最好的造口位置至关重要。在术前应该认真选择造口位置，以防止术后并发症。

（2）另一个重要问题是采用何种造口。襻式造口（双腔造口）通常优于末端造口，因为襻式造口肠管仍然连续，关闭造口时更为容易。为了保护吻合口或病变结肠，可以选择末端回肠造口。末端回肠造口是爆发性炎症性肠病结肠切除术后唯一选择。

（3）回肠襻式造口优于结肠造口，因为回肠襻式造口处理更加方便，造口关闭术后并发症更少。另外，结肠襻式造口术后行造口关闭时，容易造成边缘动脉的损伤，引起造口远端和近端肠管缺血。

（4）手术医生必须记住，在作腹腔镜戳孔时，两个操作孔与腹腔镜之间要形成一个半圆形或三角形的操作区域。由于大部分末端回肠没有张力，因此，行回肠襻式造口可以选择末端回肠。行左半结肠造口时，需分离降结肠旁沟，分离时要小心，防止损伤脾脏。分离结肠系膜时要确认腹膜后左侧输尿管。如果炎症或肿瘤明显包裹输尿管，术前放置输尿管支架颇有裨益。

五、手术技巧

（一）回肠襻式造口术

1. **手术室设置和Trocar位置**　患者平卧（图17-1），两台显示器分别靠近患者右侧膝部和左肩部。手术医生从造口的对侧开始手术。采用标准的开放式入路（Hansson技术）建立气腹，从脐上Trocar置入10mm腹腔镜。该戳孔位于脐与剑突连线的中点，这样可以获得充足的操作空间。采用传统的靠近脐部的戳孔会导致器械之间的操作空间不足。另一个10mm戳孔刚好位于回肠造口的位置，注意防止损伤右侧腹壁下血管，插入Trocar时，用腹腔镜光照该部位可以看清这些血管。插入Trocar前，在拟造口的位置切除直径2cm的皮肤和皮下组织（图17-2）。为了方便分离，如果需要，可以在左侧髂窝与造口相对应的位置插入第三个10mm Trocar。

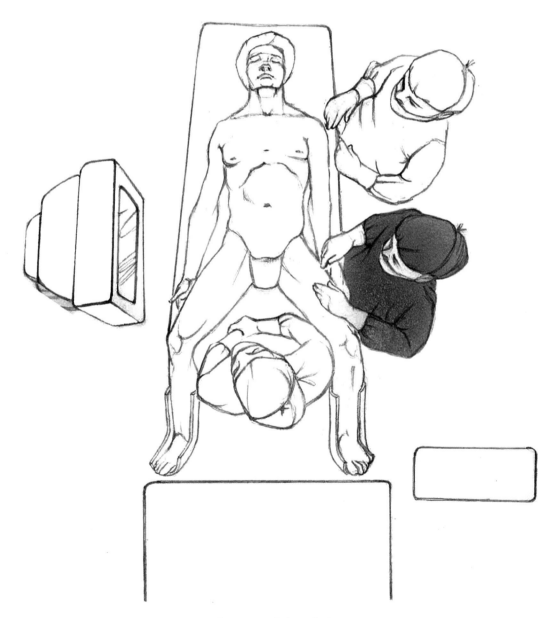

图17-1　手术医生站位

2. 选择作造口的末端回肠　患者截石位，以利于小肠从盆腔移出。手术医生用一把10mm的腹腔镜Babcock钳确定造口的肠襻（距离盲肠20～30cm）并把该段肠管提至拟造口处，确保肠管无张力（图17-3）。必须小心避免肠管扭转。轻轻钳住并向前提起盲肠，暴露回肠与盲肠交界处和末端回肠，有助于检查发现肠管是否有扭转。

3. 暴露回肠　小心夹住回肠后，解除气腹，不要扭转肠管，经造口处提出末端回肠（图17-4）。肠襻堵住造口处。重新建立气腹，确认肠管及其系膜的方向正确无误。接着按常规方法完成造口。

（二）乙状结肠襻式造口术

1. 手术室设置及戳孔位置　患者平卧，改良截石位。两个显示器分别位于患者双膝部两侧。手术医生和第一助手位于患者右侧，第二助手位于患者两腿之间（图17-5）。采用标准的开放式入路（Hansson技术）建立气腹，从脐上Trocar置入10mm腹腔镜。该戳孔位于脐与剑突下连续的中点。探查腹腔后，在拟造口的位置插入第二个10mm Trocar。如果需要，可以在脐与右髂前上棘之间插入第三个10mm Trocar（图17-6）。

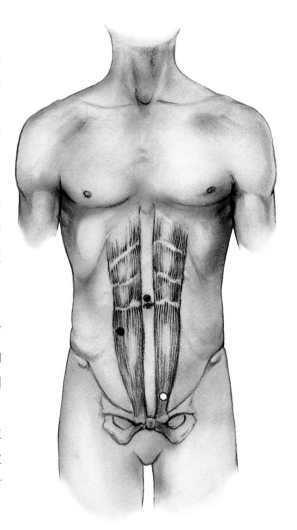

图17-2　戳孔位置

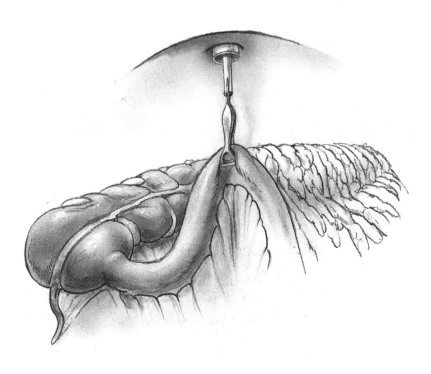

图17-3　选择造口回肠

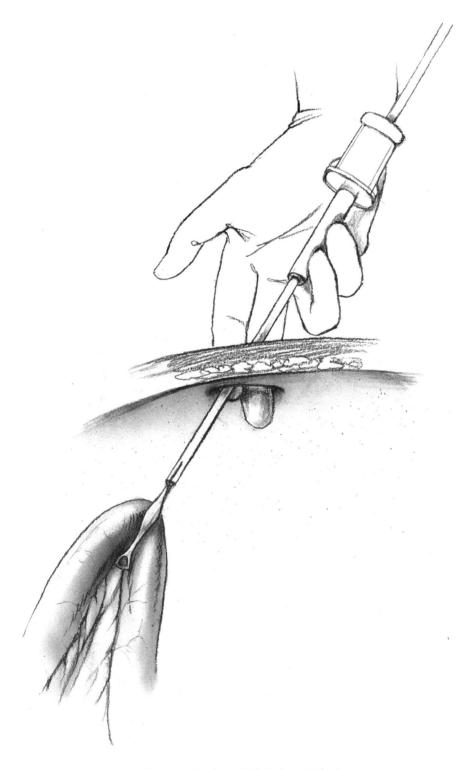

图17-4　经造口通道拉出回肠末端

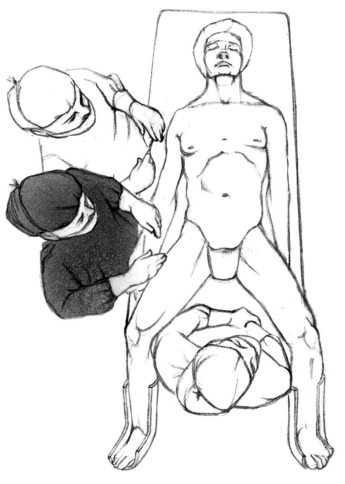

图17-5 手术医生站位

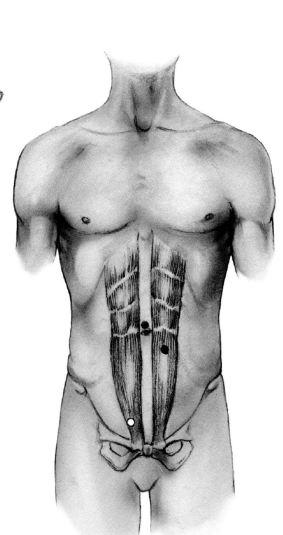

图17-6 戳孔位置

2. 分离降结肠旁沟腹膜　许多患者必须在分离侧腹膜后才能把乙状结肠提至造口位置并保证无张力。对于这些患者，需要在右侧的耻骨上区插入一个5mm Trocar，用腹腔镜剪分离结肠的侧腹膜（图17-7）。如需游离降结肠，手术医生需要从患者右侧移位到患者两腿之间。

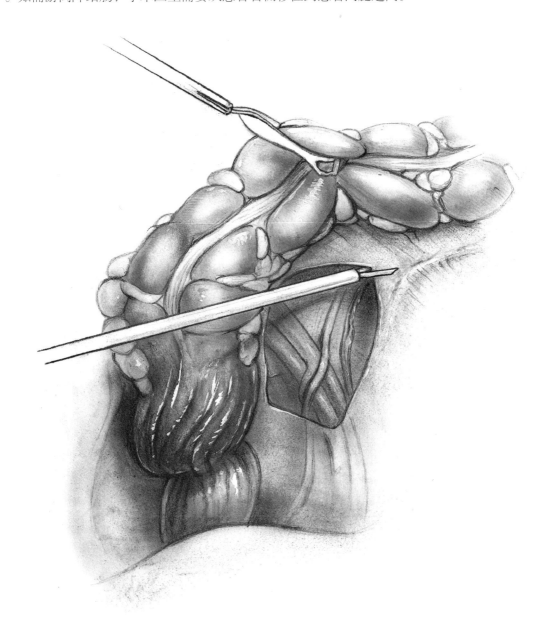

图17-7　分离乙状结肠侧腹膜

3. 拉出乙状结肠襻　用一把10mm Babcock钳把乙状结肠襻提至造口处，拉住乙状结肠，同时移除Trocar（图17-8），从造口处提出乙状结肠襻，重新建立气腹。确认乙状结肠及其系膜无扭转、无张力，然后按常规方法造口。

（三）乙状结肠末端造口/远端黏膜瘘

1. 手术室设置和Trocar的放置　手术室的设置同乙状结肠襻式造口术（图17-5、图17-6）。通过脐部戳孔建立气腹。第二个戳孔位于造口处，第三个戳孔可位于造口同侧的内下方。如果有广泛粘连，对侧可以增加Trocar以利于肠粘连松解。

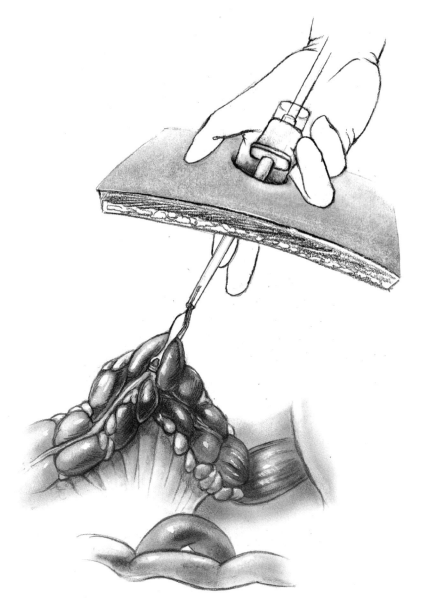

图17-8　拉出乙状结肠

2. 确定输尿管　如果不能确认输尿管，则要切开乙状结肠侧腹膜。向头侧切开侧腹膜至肠系膜下动脉起始部水平，把肠系膜下动、静脉连同后腹膜向前提起，与腹主动脉前的上腹下神经丛分开，避免损伤这些神经丛。从外侧向内侧牵拉乙状结肠，辨认性腺血管和输尿管，离断游离的结肠系膜。

3. 切开结肠系膜，离断乙状结肠　乙状结肠分离后应该有足够的游离度，可提至前腹壁（图17-9）。靠近乙状结肠壁切开部分系膜，用30mm腹腔镜切割闭合器离断乙状结肠（图17-10），进而用血管切割闭合器离断乙状结肠系膜，用于结肠造口和结肠黏膜造口的肠管即被分开。另外，乙状结肠襻亦可经造口处提出，在体外进行分离（图17-11），同时要确保肠管方向正确。

4. 提出近端乙状结肠　用一把Babcock钳夹住并提出近端乙状结肠，同时移除Trocar，用另一把Babcock钳把远端结肠提出（需要扩大腹壁切口）（图17-12）。要离断乙状结肠系膜，使两侧肠管完全分离。重新建立气腹查看肠管是否存在扭转和张力。另外，两个造口可以经同一个腹壁切口拉出，结肠黏膜瘘通常位于下方。

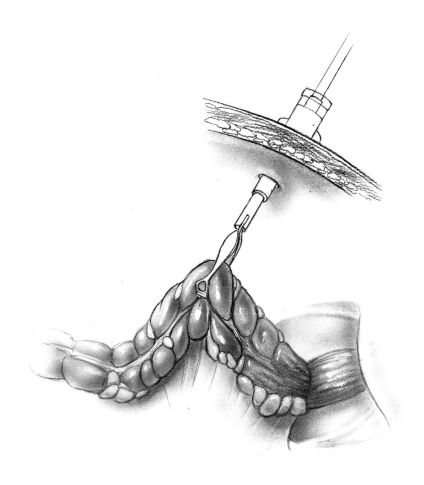

图17-9　乙状结肠可达造口处

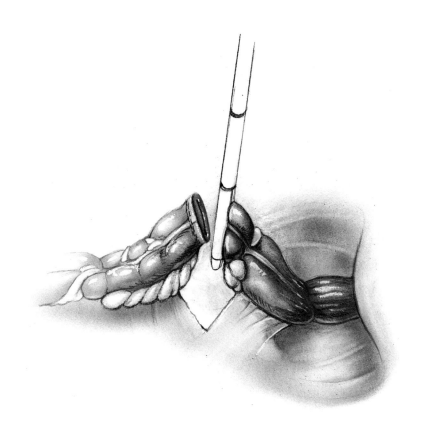

图17-10　腹腔镜GIA离断结肠

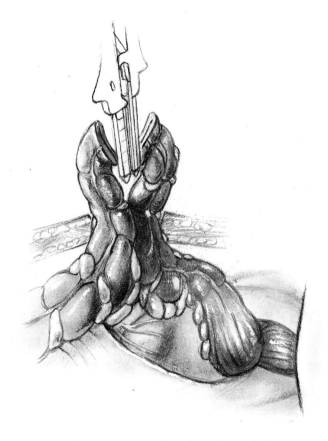

图17-11　乙状结肠腹腔外GIA离断

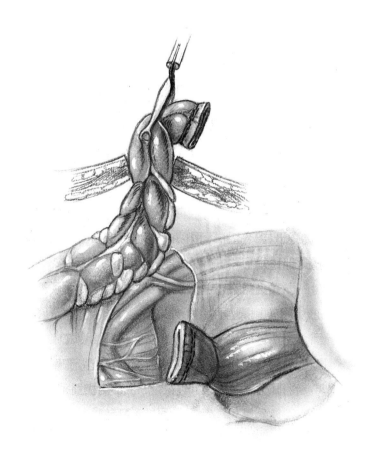

图17-12　拉出乙状结肠断端

（四）横结肠造口

1. 手术室设置和Trocar的放置 患者平卧或改良截石位。手术医生站在患者两腿之间，第一助手站在患者右侧（图17-13）。脐部插入10mm Trocar，建立气腹，插入腹腔镜。左、右髂窝各插入一个10mm Trocar（图17-14），其中一个Trocar要位于预备做造口的部位（译者注：造口部位Trocar应位于右上腹或左上腹，很少选择下腹壁行横结肠造口）。

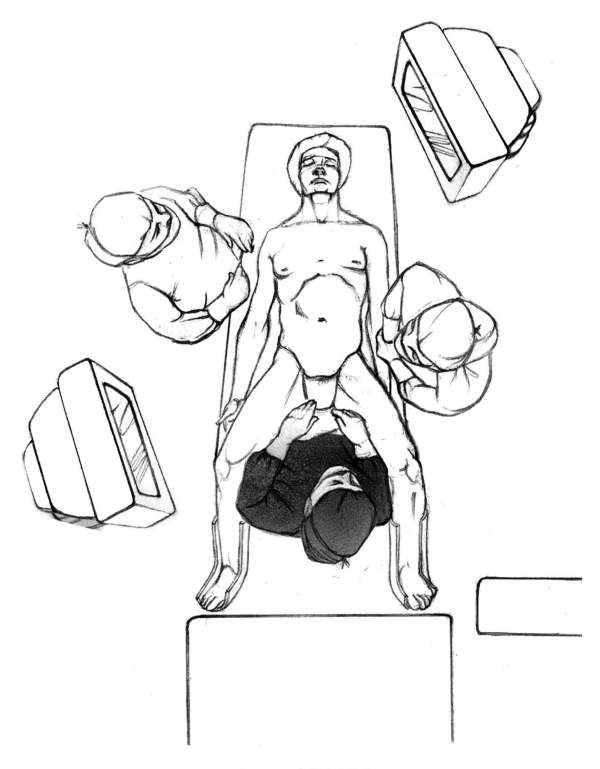

图17-13 手术医生站位

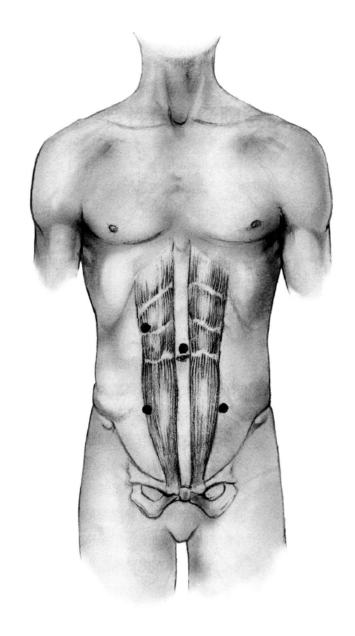

图17-14　戳孔位置

2. 分离大网膜　轻轻提起大网膜向头侧牵拉，以横结肠自身重力作反牵引力，用超声刀分离大网膜。分离完成后经造口处把横结肠提出体外完成造口。

（五）Hartmann术后造口关闭术

1. 手术室设置、Trocar放置和切除造口　患者改良反向截石位。直肠插入软橡胶管并用温生理盐水冲洗。手术医生站在患者右侧，第一助手和扶镜手站在手术医生两旁（图17-15）。显示器放在双膝部旁边。

按常规方法切除造口后，结肠断端置入29mm钉砧并荷包缝合固定，也可以用33mm直线型切割闭合器先关闭结肠断端。近端结肠断端放回腹腔内。在直视下锐性分离腹中线所有粘连后，在脐下或脐上插入10mm Trocar。造口位置可以完全关闭或插入一个10mm Trocar后关闭。要注意切除结肠近端残留的憩室，确保拟吻合的肠管健康、不僵硬、血供好。建立气腹，右上腹和右髂窝分别插入10mm Trocar（图17-16）。

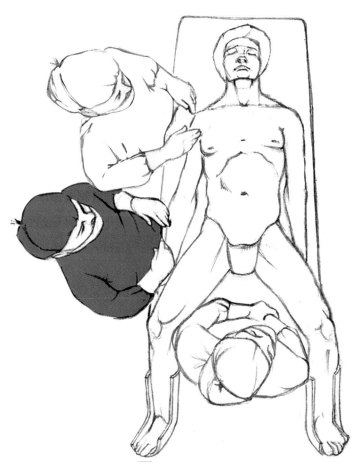

图17-15　手术医生站位

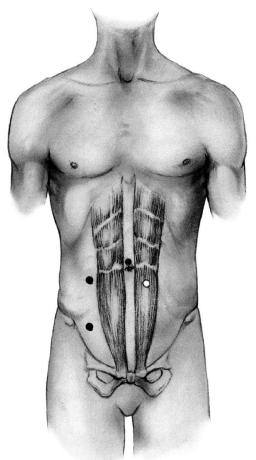

图17-16　戳孔位置

2. 游离直肠残端　经肛门插入硬的带灯乙状结肠镜，透过灯光在腹腔内可以确定直肠残端，从其周围组织开始游离直肠残端（图17-17）。如有小肠粘连于盆腔，要松解小肠的粘连并将其移出盆腔。游离直肠残端约3～5cm。切除多余的乙状结肠，防止有病变的乙状结肠与直肠吻合，应行降结肠与直肠残端吻合。术前行钡灌肠检查有助于发现冗余的乙状结肠。吻合口不应太低，以下解剖结构可作为判断吻合口位置：肠脂垂消失、结肠带融合及直肠造影示齿状线上15cm处即为骶骨岬的标志。再次强调，待吻合肠管内不能有憩室存在。

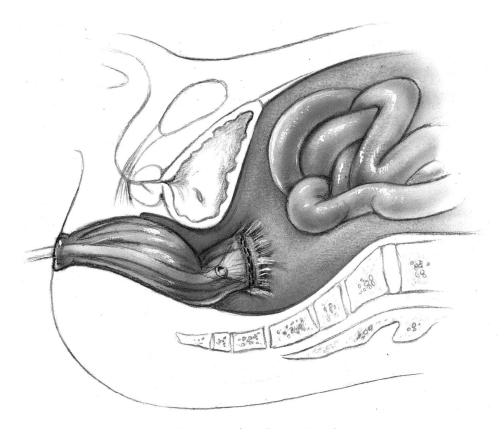

图17-17　直肠残端可见灯光

3. 游离左半结肠　为确保吻合无张力，通常需要游离左半结肠，方法见前述。

4. 吻合　吻合前需要确保吻合后结肠无张力。近端结肠断端放入钉砧，荷包缝合固定（图17-18）。经肛门伸入吻合器完成吻合（图17-19）。最好经右髂窝Trocar插入腹腔镜直视下进行吻合，同时确保肠管及其系膜不发生扭转。

5. 检测吻合口　吻合口近侧肠管用肠钳轻轻夹闭，盆腔注入温生理盐水，通过乙状结肠镜打气，检查吻合口是否完整，也可经内镜查看吻合口。吻合口应该无张力，远侧肠管无憩室。这种检测吻合口的方法同样适用于横结肠或回肠末端与直肠吻合术。

六、术后处理

手术完成后即佩戴透明造口袋并定期观察造口。术后24～72h出现的造口水肿，一般不用处理。但如果造口处的肠管变黑则需考虑是否存在结肠广泛坏死，必要时要重建造口。同时术后24h内即可进食流质。如患者能够耐受常规饮食，已接受并理解造口护理相关知识，则予以出院。

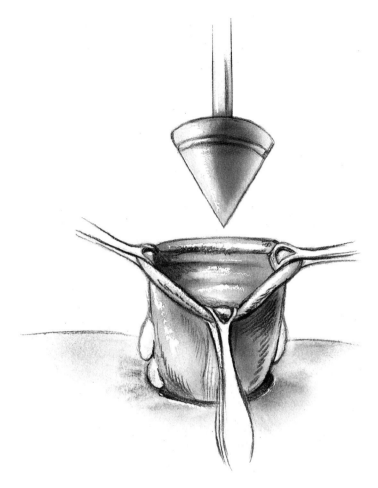

图17-18 钉砧置入结肠近断端

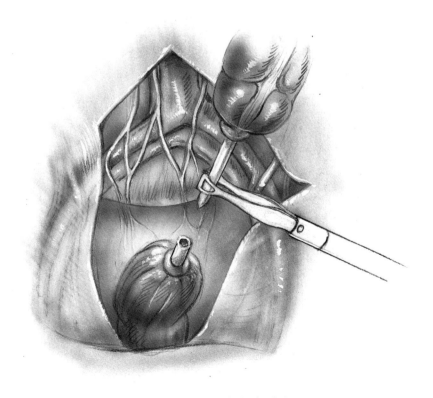

图17-19 钉砧与钉仓对合

七、术后并发症

（一）普通并发症

（1）戳孔出血。

（2）切口感染。

（3）机械性肠梗阻。

（4）麻痹性肠梗阻。

（二）与造口相关并发症

（1）造口旁疝。

（2）切口疝。

（3）结肠脱垂。

（4）皮肤病变（继发于造口）。

（三）与造口关闭相关并发症

吻合口漏（吻合口裂开）。

参考文献

1. Ludwig KA，Strong SA. Stoma creation：North American point of view. In Wexner SD （ed）. Laparoscopic Colorectal Surgery［M］. New York：Springer-Verlag，1999，189－202.

2. Oliveira，L. Stoma creation：South American point of view. In Wexner SD （ed）. Laparoscopic Colorectal Surgery［M］. New York：Springer-Verlag，1999，203－212.

3. Luchtefeldt MA. Hartmann's take down. In Wexner SD（ed）. Laparoscopic Colorectal Surgery［M］. New York：Springer-Verlag，1999，213－222.

4. Milson WJ，Bohm B. Stoma construction and closure using laparoscopic techniques. In Wexner SD （ed）. Laparoscopic colorectal surgery［M］. New York：Springer-Verlag，1995，195－214.

5. MacFadyen B Jr. Laparoscopic stoma creation and reversal In Wexner SD （ed）. Laparoscopic Surgery of the Abdomen［M］. New York：Springer-Verlag，2003，389－396.

（作者：Dan Enger Ruiz and steven D.Wexner；译者：谭进富　谭敏）

第十八章 结肠憩室炎（包括下消化道出血）的外科治疗

一、适应证

（一）择期手术

（1）反复发作的憩室炎。

（2）结肠膀胱瘘。

（二）限期（urgent）手术

（1）憩室脓肿或内科治疗无效的憩室炎。

（2）结肠完全梗阻。

（3）怀疑有结肠癌。

（三）急症手术

（1）弥漫性腹膜炎。

（2）大出血。

二、术前准备

参见第一章有关内容。

三、手术策略

这种手术适用于憩室病的择期手术，也适用于下消化道出血的急症手术。对于后者，术前定位出血部位很重要。结肠切除的方法与前面介绍的左半结肠切除术类似，但有以下几点不同：

（1）由于不是恶性肿瘤，不需要行高位淋巴血管清扫，因此，离断肠系膜时可以靠近肠管，但肠系膜炎症水肿太重而不能结扎时，则需要高位离断。

（2）大部分患者不需要从骶前间隙游离直肠，因为这段肠管很少发生憩室，吻合口可选在骶岬水平。

（3）尽管切除大部分的憩室很重要，但是对于老年患者，不必要行广泛的结肠切除。因为位于升结肠和横结肠的憩室通常不会发生并发症。但吻合口的位置不能选择在有憩室或肠管肌肉过度增生的部位。

（4）只有在拟吻合的两端肠管没有炎症或过度肌肉增生时，才可以行一期吻合。如果盆腔有脓肿形成，一期吻合后吻合口可能位于原脓腔部位，因此，建议延迟吻合，待二期手术时再行肠管连续性重建。

四、手术技巧

（一）一期切除吻合

1．切口 作上腹部至耻骨联合的正中切口。

2. 游离乙状结肠和左半结肠 在降结肠旁沟上部开始作一侧腹膜切口，左手伸到憩室炎近端肠管后方，把结肠系膜提起（图18-1）。继续向下切开降结肠旁沟腹膜、乙状结肠外侧腹膜至盆腔入口处，这时需要保护左侧输尿管。在分离上部时，应显露输尿管，因为上部无炎症影响，更容易显露输尿管，然后游离输尿管至盆腔。在游离乙状结肠时，有时需要分离一部分纤维化的区域。当分离完成时，乙状结肠应游离至骶岬处。

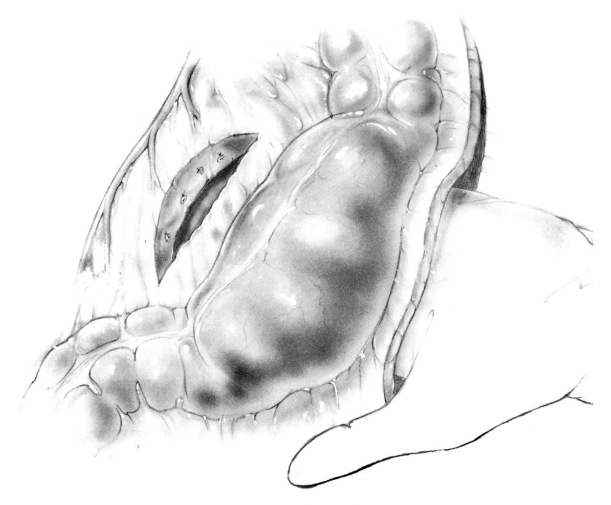

图18-1 游离乙状结肠

3. 离断结肠系膜 对于择期手术患者，通常可以在离结肠壁4～6cm处逐段钳夹、离断、结扎结肠系膜（图18-1）。先在没有病灶的地方开始离断结肠系膜。有时可能需要游离脾曲和横结肠远端。继续游离乙状结肠和直肠。在拟切除肠管两端上钳夹闭后，离断肠管，移除标本。

4. 吻合 可以行手工吻合或用吻合器吻合（图4-11至图4-38）。少数患者需行低位吻合。由于直肠壶腹直径明显大于近端结肠，此时建议行Baker端侧吻合（图6-15至图6-22）。

5. 关腹 如果没有腹腔或盆腔脓肿，可以按常规关闭腹腔，不需要放置腹腔引流管。

（二）一期切除+近端结肠造口+远端结肠黏膜瘘

如果决定行二期吻合，没有必要切除全部有炎症的肠管。如果行远端结肠黏膜造口，二期吻合时，手术操作比远端肠管封闭更为容易。对于大部分患者，如果手术设计良好，几乎每位患者均可以行远端结肠黏膜造口。把远断端用夹子夹闭或闭合器闭合后从正中线切口下端提出并固定（图

18-2）。分离结肠系膜，保护造口黏膜的血供。

经左侧腹直肌外侧部的造口通道，提出无炎症的降结肠末端做造口，同时需要切除病变的肠管。几周后可以行二期吻合，切除结肠造口和结肠黏膜瘘，行降结肠与直肠或乙状结肠吻合。

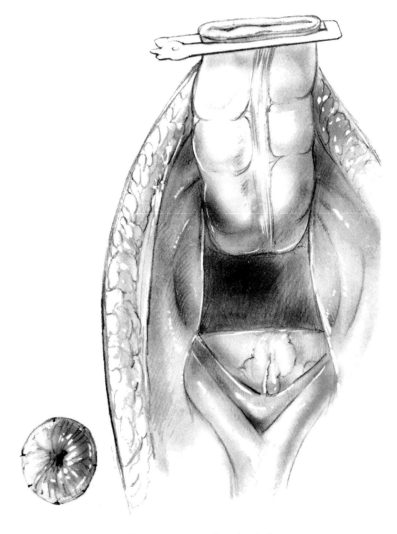

图18-2　乙状结肠黏膜瘘

（三）急症乙状结肠切除+末端造口+Hartmann手术

1. 适应证　憩室炎继发穿孔并导致弥漫性腹膜炎的患者，如果只行保守的横结肠造口加局部引流，其死亡率超过50%。应该立即把穿孔的肠管切除以清除感染灶，然后行近端结肠末端造口+远端结肠黏膜造口术。如果残留的远端结肠不够长，无法把残端拉出，则应行Hartmann手术。有时远端结肠长度太短，难以完成结肠黏膜瘘，需行广泛的骶前分离。但如此处理极不明智，因为可能导致新的潜在感染间隙。

2. 术前准备　由于一些患者在入院时已存在感染性休克，因此，术前准备主要包括迅速采取复苏措施：静脉补液、输血及给予抗生素。

尽管很多患者会口服调整剂量的聚乙二醇，但肠道准备多不理想。应留置鼻胃管和导尿管。

3. 手术方法

（1）切口和游离左半结肠：切口和游离左半结肠的方法如前所述。从远离炎症最重的区域开始分离，找到正确的腹膜后手术平面是关键所在。一旦找到正确的平面，可用左手把乙状结肠和病变的结肠系膜（通常为蜂窝织炎处）提起，这样可以更安全地切开降结肠旁沟（图18-1）。同样，在上腹部确定左侧输尿管并加以保护极其重要。有时在分离腹膜后间隙时会有大量渗血，但在继续分离的同时用湿纱布垫压迫即可控制渗血。游离左半结肠后，用血管钳钳夹、离断结肠系膜。

（2）Hartmann囊：急性憩室炎时，直乙交界区通常不会被炎症广泛累及。应该在这个区域停止继续分离结肠系膜。如果直乙交界区的肠壁不是很厚，可用55/4.8mm的直线型切割闭合器离断。移除闭合器后，闭合肠管的残端会有少量渗血，这说明肠壁过度增厚的肠管残端并未被闭合器压榨至坏死的程度（图18-3）。如果肠壁太厚，用切割闭合器压榨肠管至2mm，可能会引起残端肠管坏死，此时就不应该使用切割闭合器。可用3-0 PG缝线行全层连续锁边缝合关闭直肠残端，再用3-0 PG缝线行连续Lembert法缝合包埋直肠残端。把Hartmann囊的最上端缝合固定于骶岬附近的盆腔筋膜，如有可能，最好缝合固定在高于骶岬的地方，防止直肠残端收缩进入盆腔，降低二期手术时寻找残端的难度。

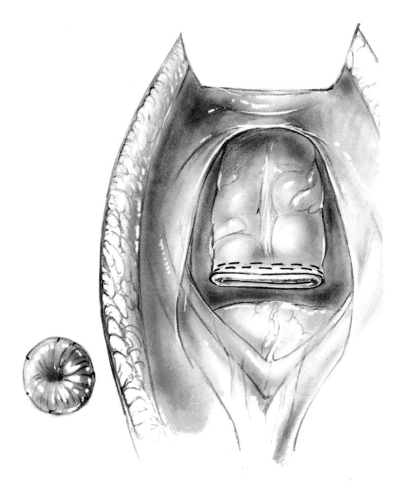

图18-3　Hartmann囊

（3）末端造口：选择无炎症的降结肠末端造口。对于病情极其严重的患者，为了缩短手术时间，可以把降结肠末端经正中切口下端提出做造口。通过经左侧腹直肌外侧部的横切口提出降结肠末端。该切口应该可以容纳两个手指。降结肠末端全层与切口真皮层行4-0 PG线间断或连续缝合固定。

（4）关闭手术切口：如果尚有坚硬的脓腔壁无法切除，则应放置腹腔引流管。否则，可用大量温生理盐水冲洗腹腔后，关闭腹腔，不放置腹腔引流管。皮肤切口可延期缝合。

参考文献

1. Bergamaschi R，Arnaud JP. Intracorporeal colorectal anastomosis following laparoscopic left colon resection［J］. Surg Endosc，1997，11：800.

2. Bouillot JL，Aouad K，Badawy A，et al. Elective laparoscopic-assisted colectomy for diverticular disease：a prospective study in 50 patients［J］. Surg Endosc，1998，12：1393.

3. Eng K，Ranson JH，Localio SA. Resection of the perforated segment：a signifi cant advance in the treatment of diverticulitis with free perforation of abscess［J］. Am J Surg，1977，133：67.

4. Smadja C，Sbai Idrissi M，Tahrat M，et al. Elective laparoscopic sigmoid colectomy for diverticulitis：results of a prospective study［J］. Surg Endosc，1999，13：645.

5. Wexner SD，Moscovitz ID. Laparoscopic colectomy in diverticular and Crohn's disease［J］. Surg Clin North Am，2000，80：1299.

（作者：Dan Enger Ruiz and steven D.Wexner；译者：谭进富）

第十九章　直肠脱垂Ripstein术

一、适应证

完全性直肠脱垂。

二、术前准备

（1）口服泻药和抗生素肠道准备。

（2）乙状结肠镜检查。

（3）钡灌肠检查。

（4）留置Foley导尿管。

（5）围手术期应用抗生素。

三、手术陷阱与风险

（1）补片可以导致直肠过度缩窄，引起不完全性肠梗阻。极少情况下，补片可腐蚀肠壁，进入直肠腔。

（2）补片与骶前间隙之间的缝合线松脱。

（3）骶前出血。

四、手术策略

（1）Ripstein 手术采用不吸收的聚丙烯补片把直肠固定于骶前筋膜，从而恢复正常的直肠后曲、消除套叠和脱垂。该手术仅适用于不伴有严重便秘的完全直肠脱垂的患者。伴有便秘的患者最好行乙状结肠切除+结直肠吻合术，并把直肠侧韧带缝合固定于骶骨骨膜。对于有极高危险因素的直肠脱垂患者，可以行Thiersch手术（参见第二十六章）或经会阴切除术（见参考文献）。

（2）为了防止放置补片后直肠出现过度狭窄，固定补片时，应在直肠后方留有足够的空间，使该间隙能通过两个手指。成功的Ripstein手术不在于直肠缩窄的程度，而在于补片能够防止直肠由骶骨向前游离的效果。

（3）选择固定补片的直肠位置很重要。补片的上缘应低于骶岬5cm，这就要求切开直肠膀胱或直肠子宫凹陷的腹膜。大部分患者的直肠侧韧带不需要切开。要避免损伤骶前的腹下神经，特别是男性患者，如损伤这些神经将导致无法射精。

五、手术技巧

（一）切口

大部分患者行脐与耻骨联合之间的正中切口可以提供很好的显露。年轻女性为了美观可以选择下腹部横切口（Pfannenstiel切口），该切口长12～15cm，位于双侧髂前上棘之间，通过位于耻骨上方阴毛区的皮肤皱襞（图19-1）。Pfannenstiel切口要点：用手术刀切开皮下脂肪层达腹直肌鞘前层和腹外斜肌腱膜。在耻骨上方2cm沿切口方向切开腹直肌鞘前层（图19-2），向两侧延伸至腹外斜肌腱膜。用组织钳夹住切口腱膜的上切缘，钝性分离腹直肌鞘前层及腹外斜肌腱膜与其深面的肌层至脐水平（图19-3）。从中线分开腹直肌，暴露腹膜前脂肪和腹膜，切开腹膜，防止损伤膀胱。进入腹腔后，探查腹腔，检查是否有共存病。采用适度的截石位有助于手术操作。

（二）切开盆腔腹膜

往头侧牵拉小肠。从骶岬开始沿直肠系膜左侧向下切开骶前腹膜至盆底。要辨认左侧输尿管。同法切开右侧直肠系膜至盆底，要辨认右侧输尿管。用剪刀横向剪开直肠膀胱陷凹或直肠子宫陷凹的腹膜至上述直肠系膜切口（图6-4至图6-6）。直肠脱垂患者的盆底通常较深。一般不需要进一步分离直肠与前列腺或阴道之间的间隙。

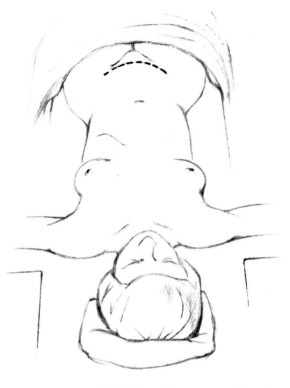

图19-1　下腹部横切口（Pfannenstiel切口）

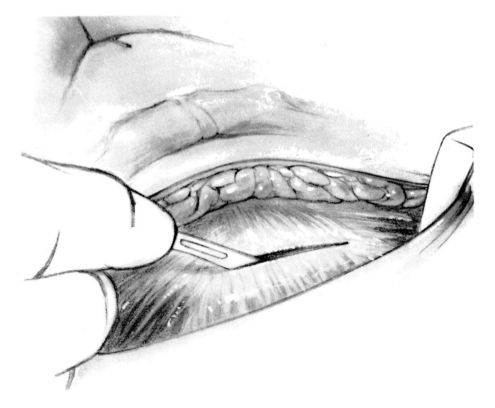

图19-2　切开腹直肌鞘前层及腹外斜肌腱膜

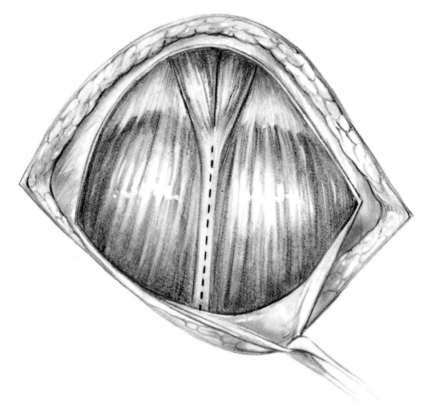

图19-3 沿正中线切开

（三）分离骶前间隙

提起直肠脱垂患者的直肠较为容易。用Metzenbaum剪刀于骶前间隙分离，方法与之前介绍的直肠前切除类似（参见第六章）。注意防止损伤骶前静脉丛。彻底止血后行下一步操作。

（四）放置补片

（1）选择一块大小适合的聚丙烯补片（5cm×10cm 或5cm×12cm），置入已分离的间隙并从前面覆盖直肠下段，补片的上缘位于骶岬下方4～5 cm。用2-0 Prolene缝线把补片右侧缘与骶骨中线右侧1～2 cm处骶骨骨膜间断缝合固定3针，暂时不打结，用蚊式钳夹住线尾。同法缝合补片的左侧缘（图19-4A）。完成6针间断缝合后，拉紧缝线，将两个手指伸入直肠后方与骶前间隙之间，感觉补片的紧张度，以免补片过紧，导致直肠缩窄（图19-4B）。缝线打结，再用4-0 Prolene线把补片上、下缘间断缝合固定于直肠壁，防止直肠于补片下方向前滑脱。

（2）由于手术补片可导致肠腔缩窄，并且严重便秘的发生率较高，Nicosia 和Bass 采用另外一种补片固定方法：把补片用缝合或用筋膜钉合器固定于骶前筋膜。补片部分包绕并缝合固定于直肠，使直肠前面1/3部分在需要时可以自由舒张（图19-5、图19-6）。

（五）关闭盆底腹膜

冲洗盆腔后，用无创的PG缝线连续缝合关闭盆底腹膜（图19-7）。

（六）关闭手术切口

关闭Pfannenstiel切口可用止血钳提起腹膜后，用2-0 PG线连续缝合关闭腹膜。用同样的线在腹中线间断缝合腹直肌，松松打结。用2-0无创PG线间断缝合关闭横向切开的腹直肌鞘和腹外斜肌腱膜。用4-0无创PG线连续皮内缝合皮肤切口。

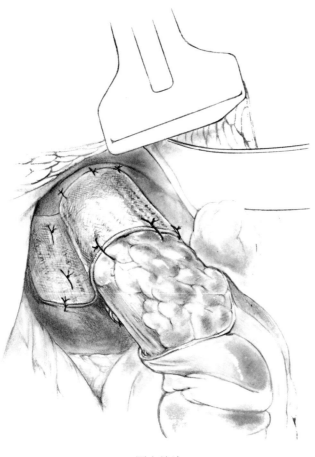

A. 固定补片

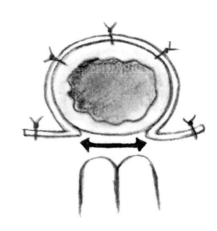

B. 探查松紧度

图19-4　放置补片

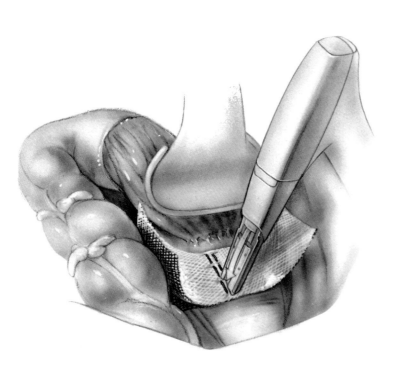

图19-5　补片固定于骶前筋膜

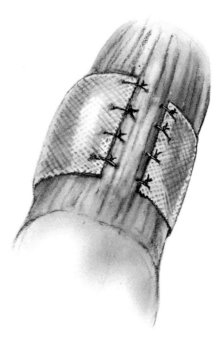

图19-6　直肠前壁1/3无补片包裹

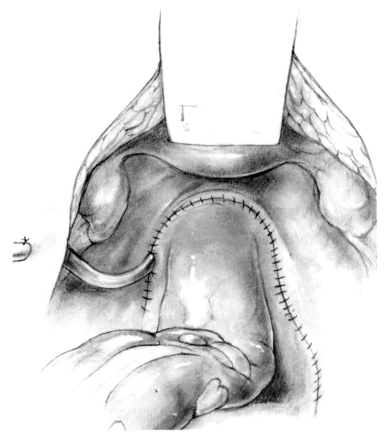

图19-7 关闭盆底腹膜

通常不需要放置盆腔引流管。如果止血不满意，应在骶前间隙放置一根6 mm的硅胶引流管，另戳孔引出体外，固定后接闭合的吸引装置。

六、术后处理

不需要留置胃管。

七、术后并发症

完全性直肠脱垂的患者大部分都有多年的便秘病史，这些患者通常需要继续使用通便药物。只有少数患者术后排便功能得到明显改善。

这些患者术后也常有大便失禁，原因是多年反复的直肠脱垂导致肛门括约肌扩张松弛。虽然纠正了直肠脱垂，大便失禁也不会自动消除。如果术后患者坚持进食高纤维素食物、进行盆底肌肉收缩锻炼及间断使用生物反馈等治疗，约30%的患者随着时间推移，大便失禁可得到一定的改善。

参考文献

1. Corman ML. Rectal prolapse：surgical techniques［J］. Surg Clin North Am，1988，68：1255.

2. Cuschieri A，Shimi SM，Vander Velpen G，et al. Laparoscopic prosthesis fi xation rectopexy for complete rectal prolapse［J］. Br J Surg，1994，81：138.

3. Eu KW，Seow-Choen F. Functional problems in adult rectal prolapse and controversies in surgical

treatment［J］. Br J Surg，1997，84：904.

4.　Jacobs LK，Lin YJ，Orkin BA. The best operation for rectal prolapse［J］. Surg Clin North Am，1997，77：49.

5.　McKee RF，Lauder JC，Poon FW，et al. A prospective randomized study of abdominal rectopexy with and without sigmoidectomy in rectal prolapse［J］. Surg Gynecol Obstet，1992，174：145.

6.　Nicosia JF，Bass NM. Use of the fascial stapler in proctopexy for rectal prolapse［J］. Dis Colon Rectum，1987，30：900.

7.　Prasad ML，Pearl RK，Abcarian H，et al. Perineal proctectomy，posterior rectopexy，and postanal levator repair for the treatment of rectal prolapse［J］. Dis Colon Rectum，1986，29：547.

8.　Ripstein CB. Surgical care of massive rectal prolapse［J］. Dis Colon Rectum，1965，8：34.

9.　Roberts PL，Schoetz DJ Jr，Coller JA，et al. Ripstein procedure：Lahey Clinic experience［J］. Arch Surg，1988，123：554.

10.　Tobin SA，Scott IH. Delorme operation for rectal prolapse［J］. Br J Surg，1994，81：1681.

11.　Watts JD，Rothenberger DA，Buls JG，et al. The management of rocidentia，30 years experience［J］. Dis Colon Rectum，1985，28：96.

12.　Yoshioka K，Hyland G，Keighley MR. Anorectal function after abdominal rectopexy：parameters of predictive value in identifying return of continence［J］. Br J Surg，1989，76：64.

（作者：Dan Enger Ruiz and steven D.Wexner；译者：谭进富）

第二部分

肛门、直肠及藏毛窦区

Levator an

Circular muscle of rectum

Supralevator space

Ischiorectal space

Internal sphincter m

Intersphincte space

Perianal space

External sphincter m.

Location of dentate line and anal glands

Anal canal

Puborectalis m.; level of "analring"

第二十章　肛管、直肠和藏毛窦外科相关概念

一、肛管直肠疾病发病机制概述

肛管直肠疾病成功诊治需要对不同情况下所表现出的临床症状具有深入的了解[1、2]，此外，尚需考虑结直肠生理对功能和愈合的影响。肛周皮肤和低位肛管富含感觉神经纤维，外痔位于齿状线以下区域，为表面覆盖有鳞状上皮的静脉丛；内痔则由齿状线以上含血管、平滑肌及结缔组织的黏膜下血管组织构成，其表面为移行上皮组织。长期排便过度用力可引起肛垫的过度充血和平滑肌结缔组织的断裂，导致肛垫及其表面黏膜自肛管滑落和脱垂，该过程的不断重复使得脱垂的情况日益严重。

内痔可基于患者用力排便时从肛管脱垂的程度进行分级。Ⅱ度内痔是指用力排便时痔块脱出肛门口，但可自行回纳；Ⅲ度内痔则为用力排便时有痔块脱出肛门口，需用手回纳；Ⅳ度则为痔块脱出，但手法不能回纳者。

在患者注意力分散或睡眠时，肛管保持关闭状态所产生压力被称为肛管静息压，正常肛管静息压约有一半来自肛门内括约肌的收缩，而肛门内括约肌的活动则为直肠环形肌的延续。体格检查时，肛门内括约肌下缘和外括约肌之间的环状浅沟为括约肌间沟，位于齿状线以下约1cm处。肛管静息压剩下部分则是由外括约肌和耻骨直肠肌产生，肛门外括约肌环绕着低位肛管，耻骨直肠肌则包绕着上段肛管的后壁和侧壁。同时，耻骨直肠肌与肛提肌一并构成盆膈，在后壁很易于触及，常称为肛管直肠环（图20-1）。

肛管的最大压力是由肛门外括约肌和耻骨直肠肌的随意收缩产生，称为肛管最大随意收缩压（maximum voluntary spueeze），通常只能维持很短一段时间。咳嗽和打喷嚏都可引起括约肌的收缩，而收缩的节制调节则依赖肛管括约肌间的相互作用、排泄物（固态、液态或气体）的刺激和直肠的顺应性。直肠顺应性可看作是一种"蓄水池"的功能。顺应性下降时，直肠内少量粪便即可产生急迫信号，促进排便。顺应性下降常见原因包括放射性直肠炎、炎症性肠病、直肠切除术后和肠易激综合征。大便失禁的患者通常不止一处病变，括约肌损伤虽可很好控制成形的大便，但对液体粪便则常出现失禁症状。行肛管手术时，影响括约肌舒张和收缩功能的轻微损伤通常不易察觉，这种情况通常在与括约肌舒张功能改变无关的手术中更容易发生，例如内括约肌侧切术。因此，需要特别重视任何引起排便功能改变（如患者术后括约肌舒张功能受损）的操作和手术，详细记录和描述以往的排便习惯以及任何微小肛管括约肌功能失调导致的临床症状，如大便渗漏、瘙痒和排气失控等。

肛裂是指肛管后壁或前壁中线上皮的缺损或溃疡，通常是由大便过硬损伤引起，皲裂范围不会超过齿状线水平以上，向外可延伸至肛缘。肛管生理机制决定了肛裂通常发生在后壁中线，次要好发部位则为前壁。内、外括约肌的收缩痉挛均可引起肛裂疼痛。当患者放松时，轻轻拨开肛缘皮肤和下段肛管，可观察到病变部位。肛裂或肛裂伴腹泻的患者，如肛管静息压降低，则提示可能为克罗恩病；其他可能病变有病毒感染，例如免疫抑制患者中常见的巨细胞病毒或疱疹病毒感染。在以上所述情况下，肛裂的溃疡面通常表现为不同寻常的宽广或深邃。现有的经典肛裂病因学理论认为括约肌的痉挛

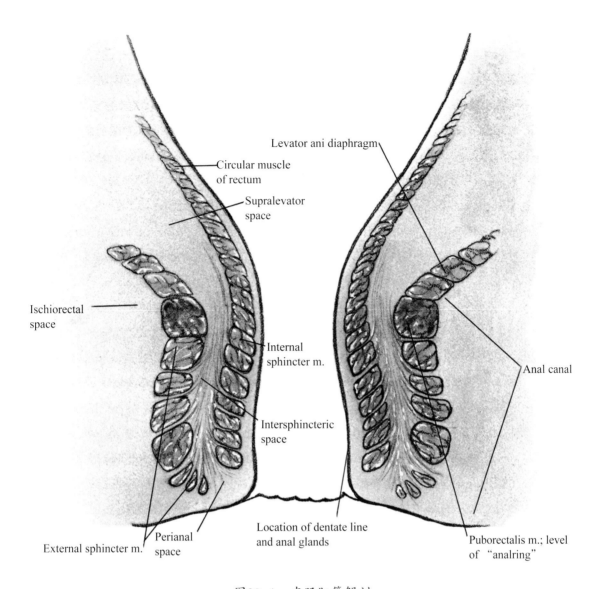

图20-1　直肠肛管解剖

收缩导致了肛管内层血供的减少，从而影响伤口的愈合。

　　肛周感染表现为肛门周围皮肤明显的红肿和变硬，也可以是患者主诉会阴部或是一侧臀部轻微不适感和体格检查所发现的微小病变。大多数肛周感染由肛管腺体的肠道菌群引起。若肛周感染是由于皮肤微生物引起，则更趋于表现为毛囊炎或化脓性汗腺炎。肛管腺体是大多数肛周感染的发源地，腺体位于齿状线水平，开口于肛窦。目前，这些腺体的功能仍不是很清楚，只有很小一部分肛管腺体横贯内括约肌直至括约肌间隙，因此，它们被认为是感染来源之一。括约肌间隙的感染可直接向尾侧延伸至肛周皮肤或穿过肛门外括约肌和耻骨直肠肌，引起坐骨直肠窝感染。肛管后正中线腺体走向尾骨，肛周存在向后相互交通的潜在腔隙，因此，可形成马蹄形脓肿。

　　1976年，Parks等[3]学者根据肛周脓肿瘘管的走向与括约肌的关系对肛瘘予以分类：1型肛瘘为括约肌间型（图20-2），感染病灶从起源部位沿着括约肌间隙向尾侧延伸至肛周皮肤；2型肛瘘为经括约肌型（图20-3），病灶穿过外括约肌，进入坐骨直肠窝，延伸至一侧臀部皮肤；3型肛瘘为括约肌上型（图20-4），病灶向头侧沿括约肌间隙，环绕耻骨直肠肌，穿过肛提肌与肛周皮肤相通；4型肛

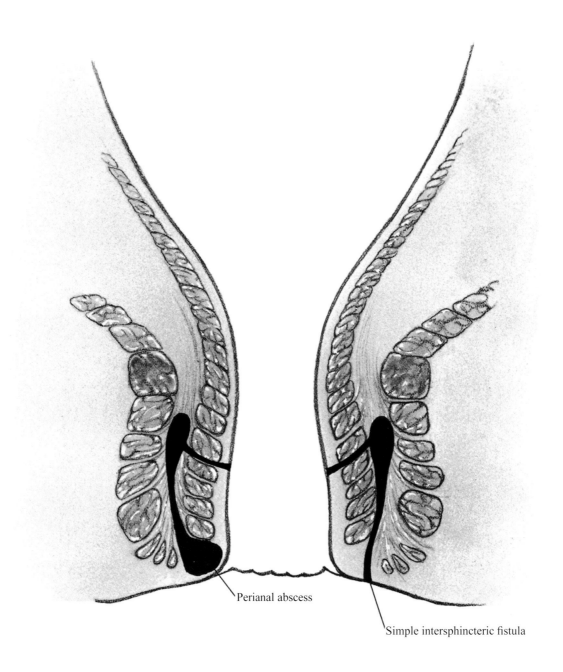

Perianal abscess

Simple intersphincteric fistula

图20-2 括约肌间肛瘘

瘘为括约肌外型（图20-5），只有很少病例与肛窦腺体感染有关，病灶通常起源于腹腔内感染引起的盆腔感染，临床上引起此类肛瘘的病因包括憩室炎、克罗恩病和异物刺破直肠。肛窦腺体感染引起的肛瘘通常环绕着一部分内括约肌和多少不一的外括约肌。由于耻骨直肠肌解剖因素导致前方括约肌功能相对不足，对于括约肌功能不良在肛瘘发病机制中的贡献比例，前方肛瘘要高于后方肛瘘。

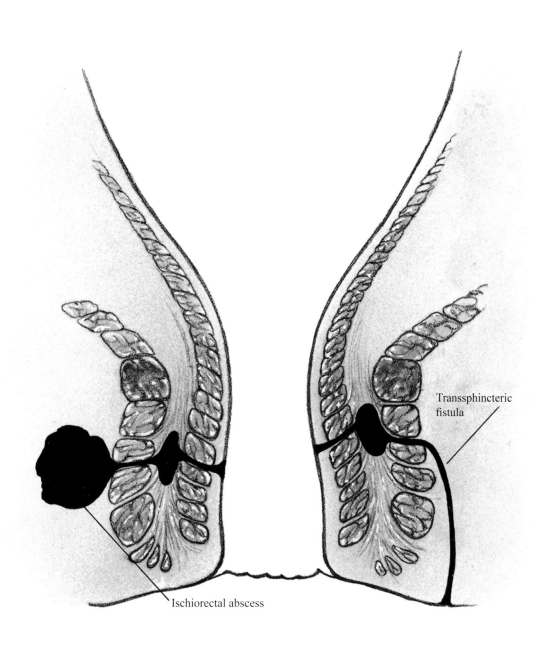

图20-3 经括约肌型肛瘘和坐骨直肠窝脓肿

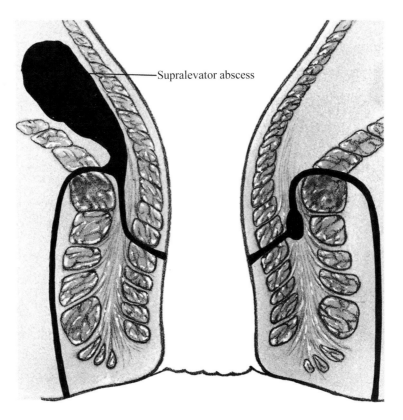

Supralevator abscess

图20-4 括约肌上型肛瘘

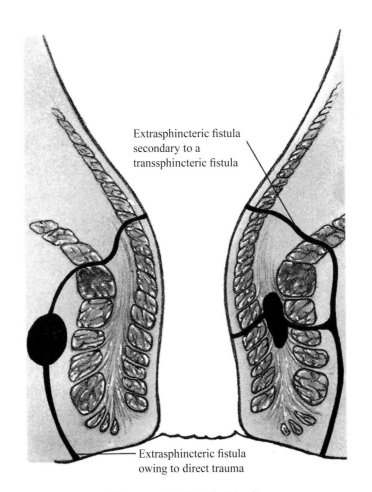

Extrasphincteric fistula
secondary to a
transsphincteric fistula

Extrasphincteric fistula
owing to direct trauma

图20-5 括约肌外型肛瘘

二、临床现状：症状和治疗规范

内痔最常见的症状为无痛性大便出血，出血量和出血频次因人而异，但是对患者而言，多可以估计出血量。内痔通常不至于引起贫血，除非是患者本身有凝血功能障碍或Ⅲ～Ⅳ度内痔。总的来说，内痔的脱垂会引起不适感，而痔块回纳后，不适感可得到缓解，没有痔块脱出时通常不会有疼痛感。内痔的脱垂程度最好在患者用力排便时予以评估。体格检查时，可嘱患者做用力排便动作，保持屏气的状态下身体前倾，以便于检查病变部位。

肛周皮肤受刺激可产生瘙痒或烧灼感，这些症状与一些潜在的静脉丛曲张或皮肤松弛病变无关，也并非外痔的特有症状。只有在发生慢性脱垂时，内痔才会出现以上这些症状，同时肛周皮肤的潮湿度会增加，肛门视诊易于发现病变。

行Valsalva动作时，外痔会变得肿胀充血，同时外痔只有在形成血栓时患者才会感觉到疼痛。血栓性外痔形成后，可表现为肛缘上质硬和有疼痛感的皮下蓝色肿块。患者不适感在开始的48～72h最为严重，且可持续7天，血栓性外痔肛缘肿块的消除需要数周时间。发生血栓性外痔头72h内，手术切除可缓解病变导致的痛楚。超过这个时间段，情况则相反。如先前所述，内痔患者只有在用力排便后痔块保持脱垂状态时才会出现不适感，若内痔发生急性脱垂且不能回纳，则会引起身体同侧外痔的充血和水肿。最后，内、外痔均可出现血栓并表现为质硬、有痛感、不可消除的肿块，肿块表面口侧为黏膜上皮，肛侧为鳞状上皮。当血栓已经形成，治疗方案随着不同时间段而有所差异，发作时间<72h，痔切除术相对来说更合理；发作时间>72h，软化大便和口服止痛药等非手术治疗更为恰当。

最近几年，提出许多针对有症状内痔的治疗方案，并在临床实践中广为应用。非手术治疗方法中，只有橡胶圈套扎法经历了时间的考验。痔橡胶圈套扎法适合于有脱垂症状的内痔患者，在门诊可方便操作，无需麻醉，但需知也存在着一些并发症。这项操作是用缩窄的橡胶圈将痔上多余的直肠黏膜予以结扎，不仅可去除一些多余的直肠黏膜，同时剩余的黏膜和黏膜下组织因粘连而固定，促使该部位剩余的肛垫与肛管相连，因此，防止了用力排便时脱垂的发生。

痔切除术适用于橡胶圈套扎法失败、Ⅲ度或Ⅳ度内痔、痔疮虽小但合并其他肛管疾病而需手术治疗的患者。

肛裂常引起有痛感的大便出血，降低肛管压力或切开一部分内括约肌增加肛管血流供应，都可促进肛裂愈合。肛裂药物治疗方案优于手术，大便膨化药物，如车前草种子或甲基纤维素可膨化及软化大便，为非手术治疗的核心药物。由于大便过软不能有效扩张肛管，大便软化剂及其他通便药物应避免使用。0.2%硝酸甘油软膏便前和便后进行塞肛，可作为大便膨化药物的辅助用药，减轻患者疼痛并促进伤口愈合。肛裂进行规范的药物治疗超过6周后仍有持续性疼痛，或发生例如感染等并发症时，应手术治疗，但手术治疗并不适用于无疼痛的肛裂患者。

除非在肛周脓肿已自行破溃且引流充分，肛周脓肿大多需要进行手术切开引流。由于大多数肛周感染起源于肛窦腺体，并且最终导致肛瘘，因此，手术切口应尽量靠近肛门口，这样可最低限度地缩短后期肛瘘行瘘管切开术的切口长度。小的脓肿在探查易于发现，通常无全身症状和体征，可在局部麻醉下进行切开引流。坐骨直肠窝脓肿表现为部位不明确的硬结时，可合并发热及白细胞升高，可能需要在区域麻醉或全身麻醉才能更好地进行手术治疗。无论患者进行了何种手术，术后密切随访和定期复查都是不可缺少的，特别是在合并有糖尿病的患者，因为这类患者在脓肿得不到彻底引流的情况下容易发展为坏死性筋膜炎。

肛瘘可基于脓肿引流切口长期不愈或脓肿明显痊愈后再次复发而确诊，复发脓肿可在原发感染灶发生数年后再次出现。典型的肛瘘窦道可在皮下触及，表现为外口与肛门之间的纤维条索样物。有活动性外口的情况下，肛瘘位于肛管的原始瘘口（内口）易于发现。若原始瘘口（内口）难以寻找，不可采用瘘管切开术，因该手术在一定程度上会损伤括约肌功能。由于耻骨直肠肌在前方存在间隙，因此，前方瘘管切开术与后方瘘管相比，在切断等量肌肉的情况下，患者可感觉到更为明显的控便能力改变。依靠患者的基础括约肌功能、正常大便黏稠度和直肠的顺应性，部分括约肌切开损失的功能可被代偿。年轻患者较老年合并有肠易激综合征及有频繁不规律排便的患者能承受更大范围的括约肌切开术。无论患者先前的排便习惯如何，如肛管直肠环被完全切开，都会发生失禁。合并有腹泻病史的肛瘘患者应详加检查，以明确是否为炎症性肠病并发肛瘘。

肛管术后切口迁延不愈令患者和医生均感到懊恼，在无肛门狭窄的情况下，一种最好的促进切口愈合的方法是促使大便膨大、软化和成形。以欧车前子制剂（译者注：欧车前子亲水胶散剂）或甲基纤维素为基础的药物可用于绝大多数术后患者。引起便秘的止痛药应尽量少用。大便过硬或者过软都会延迟切口的愈合。同样在进行放疗、合并有糖尿病、炎症性肠病及免疫系统受抑制的患者，切口愈合延迟的情况也较为常见。

藏毛窦并非是纯粹意义上的肛管直肠疾病，其与肛管直肠疾病联系在一起可能仅仅是因为解剖位置的相近。藏毛窦是指起源于臀间裂部位的感染，目前多认为是后天获得性疾病而并非先天性。尽管确切的发病过程仍有争议，但臀间裂外形及其对该区域疏松毛发的影响，促使毛发穿透皮肤进入皮下，最终导致含有毛发的慢性皮下脓肿形成。多发感染导致该区域中线及两侧产生多处脓肿开口，类似于其他肛管疾病。现在已提出多种手术方式，但目前仍没有绝对正确的固定术式，总的趋势为不推荐过于激进的扩大切除术。尽量避免中线切口、清除脓腔内异物及剃刮或钳除该臀间裂区域的毛发似乎均是促进切口愈合的重要方法。

参考文献

1. Beck DE，Wexner SD. Fundamentals of Anorectal Surgery，2nd ed［M］. Philadelphia：Saunders，1998.

2. Gordan PH，Nivatvongs S. Principles and Practice of Surgeryfor Colon，Rectum and Anus，2nd ed［M］. St. Louis：Quality，1999.

3. Parks AG，Hardcastle JD，Gordon PH. A classification of fistula-in-ano［J］. Br J Surg，1976，63：1.

（作者：Amanda M. Metcalf；译者：陈创奇　易小江）

第二十一章　内痔橡胶圈套扎术

一、适应证

位于感觉神经支配的肛管上方伴有出血、脱垂等症状的内痔。

二、手术陷阱与风险

在受感觉神经支配的肛管区域内行此手术可导致患者剧烈疼痛。

三、手术策略

（1）为防止术后疼痛，手术医生需在距齿状线以上至少5~6mm处进行橡胶圈套扎，但应注意有些患者即使在这种情况下仍不足以避免疼痛。对于此类患者，可在拟套扎的部位试夹直肠黏膜，以判断此处是否仍有痛感，若患者仍感到疼痛，则需要在更高的位置行套扎术或放弃此手术。

（2）如果患者在橡胶圈套扎术后出现严重疼痛，则需马上用尖头镊和剪刀去除橡胶圈。若过了数小时仍不能去除橡胶圈，则可出现周围黏膜充血水肿。去除橡胶圈的操作通常需在麻醉下进行，否则操作困难，同时出血也在所难免。

四、手术技巧

乙状结肠镜检查可排除其他疾病引起的直肠出血。在患者处于膝胸位时，插入有孔型肛窥（如Hinkel-James型），使内痔组织突入肛窥内，带有光源的肛窥则更有助于检查及操作。在肛窥下，观察肛管全周，确定出血内痔病灶。若难以辨别，则找出最大的内痔痔块，使用弯曲型Allis钳钳夹病灶基底周围黏膜，确认在非体表感觉神经敏感区域进行操作。嘱助手固定肛窥，检查McGivney橡胶圈套扎装置，确保两个橡胶圈已固定在正确位置。嘱患者作排便动作，左手将装置的圆筒套到内痔基底部，在圆筒间伸入直角钳钳夹痔块表面黏膜。

钳夹内痔表面黏膜时，如图21-1所示，手术医生需在病灶头端a点钳夹（非b点），如此操作可防止橡胶圈

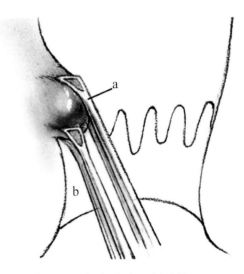

图21-1　钳夹内痔口侧边缘

套扎时误伤齿状线处体表感觉神经敏感区域。将内痔黏膜拖入圆筒内的同时将装置向直肠壁推压（如图21-2）。检查确认McGivney橡胶圈套扎装置位置正确后，击发手柄，套入橡胶圈。移除组织钳和McGivney橡胶圈套扎装置，可见两个橡胶圈套扎在内痔基底部，套扎的内痔则形成一颗樱桃大小圆球形紫色组织团块。

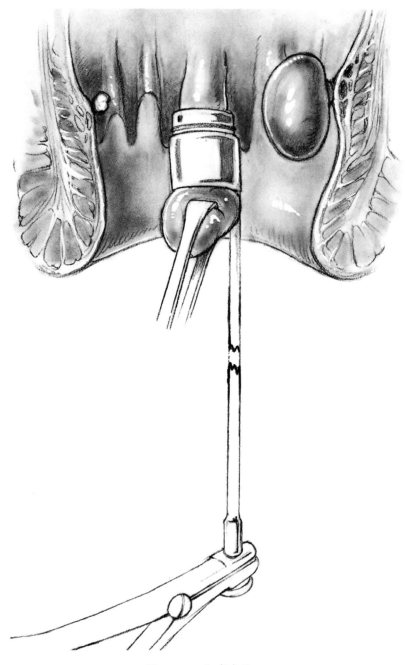

图21-2　内痔套扎

1982年，Tchirkow等建议用25号针头向套扎后的内痔团块内注射1～2mL局部麻醉药（一般使用0.25%丁哌卡因或利多卡因和1/200 000肾上腺素混合液）。如此可减少术后不适感和加快缺血内痔团块的脱落。

1982年，Nivatvongs和Goldberg则提倡连同内痔基底部周围冗余直肠黏膜一并套扎。此法需要插入一带槽的肛窥，嘱患者作排便动作，使冗余的内痔基底部周边黏膜突进肛窥槽内，用上述方法进行橡胶圈套扎。

总的来说，每次只能对一个内痔进行橡胶圈套扎治疗。如有需要，嘱患者3周后复诊并进行第二次治疗，很少需要行第三次治疗。需注意的是，如在同一部位套扎2～3个橡胶圈，患者常会有明显不适感。

五、术后处理

（1）告知患者术后直肠部位会有难以言表的不适感，如轻度里急后重感，尤其是术后1～2天。对于这样的患者，可给予低效非便秘性止痛药治疗，焦虑患者加用镇静剂如地西泮效果更好。

（2）术前告知患者，在术后第7～10天坏死内痔团块脱落时，有些罕见病例可能出现直肠活动性出血。严重出血并需要住院治疗的病例较少，不超过总例数的1%～2%。

（3）术后可给予如多库酯钠等大便软化剂。对于便秘患者，每晚服用2片Senokot-S（番泻叶制剂）可软化大便和刺激结直肠蠕动。

（4）患者一般无须休假，如自己愿意，术后即可正常工作。

六、术后并发症

1. 败血症　尽管有无数患者安全地进行了痔橡胶圈套扎术，但还是有文献报道至少有9例患者在术后出现由盆腔直肠引起的严重败血症，其中5例死亡（Clay等，1986；O'Hara，Russell和Donohue，1980；Shemesh等，1987）。发生套扎后败血症往往出现在术后第3～4天，表现为直肠疼痛、尿潴留等典型症状，而此时的体格检查和白细胞计数可无异常，如上述9例患者的血培养结果全无异常。在这之后1～2天，出现直肠、会阴或下腹壁水肿，CT检查可予以确认。

此时行直肠镜检查可发现明显的直肠水肿和套扎部位坏死，出现发热和白细胞计数升高，紧接着可导致患者死亡。尸检可见直肠、盆腔明显水肿，有时或为组织蜂窝织炎，偶尔伴有直肠或盆腔小脓肿。Shemesh等提出了橡胶圈套扎致透壁性缺血坏死引起肠内细菌入侵盆腔软组织而感染的理论。尽管在报道死亡病例中血培养结果往往是阴性的，但尸检的细菌培养则提示有大肠杆菌，在1例患者中，还发现了产气荚膜梭状芽孢杆菌、产芽孢梭状芽孢杆菌和类杆菌（O'Hara）。

术后疼痛和泌尿系症状一出现即治疗的患者，最终都能得到治愈。需强调的是，早期静脉使用对梭状芽孢杆菌、其他厌氧菌和革兰阴性杆菌等都敏感的抗菌药物是治疗的关键。告知患者，若在术后1～4天出现泌尿系症状、发热或者疼痛等，即使无其他特殊体征，也必须立即返院，行静脉给予抗菌药物等治疗。

2. 术后疼痛　如在套扎后立即出现严重疼痛，需马上去除胶圈，如患者仍有不适，可进行相应的药物治疗。

3. 术后出血　橡胶圈套扎术后7～10天，内痔团块会坏死脱落，如果此时患者出现轻度大便带血，一般无须特殊处理。若患者失血＞100mL，则需入院行直肠镜检查，去除血凝块，确认并处理出血点。有些病例可通过Allis钳钳夹出血点并重新使用橡胶圈套扎该区域，多可有效止血。否则，患者则需在全身麻醉或局部麻醉下，行电凝或缝扎止血。

参考文献

1. Barron J. Office ligation treatment of hemorrhoids［J］. Dis Colon Rectum，1963，6：109.

2. Clay LD III，White JJ Jr，Davidson JT，et al. Early recognition and successful management of pelvic cellulitis following hemorrhoidal banding［J］. Dis Colon Rectum，1986，29：579.

3. Lee HH，Spencer RJ，Beart RW Jr. Multiple hemorrhoidal bandings in a single session［J］. Dis Colon Rectum，1994，37：37.

4. Nivatvongs S，Goldberg SM. An improved technique of rubber band ligation of hemorrhoids ［J］. Am J Surg，1982，144：379.

5. O'Hara VS. Fatal clostridial infection following hemorrhoidal banding ［J］. Dis Colon Rectum，1980，23：570.

6. Rudd WWH. Ligation of hemorrhoids as an offi ce proce-dure ［J］. Can Med Assoc J，1973，108：56.

7. Russell TR，Donohue JH. Hemorrhoidal banding：a warning ［J］. Dis Colon Rectum，1985，28：291.

8. Shemesh EL，Kodner IJ，Fry RD，et al. Severe complication of rubber band ligation of internal hemorrhoids ［J］. Dis Colon Rectum，1987，30：199.

9. Tchirkow G，Haas PA，Fox TA Jr. Injection of a local anesthetic solution into hemorrhoidal bundle following rubber band ligation ［J］. Dis Colon Rectum，1982，25：62.

（作者：Amanda M. Metcalf；译者：陈创奇　黄跃明）

第二十二章　痔切除术

一、适应证

（1）持续性出血或脱出肛门的痔。

（2）有症状的 II 度或 III 度（合并混合型）痔。

（3）有症状的痔合并黏膜脱垂。

（4）绞窄性内痔。

（5）急性血栓性外痔发病早期。

二、禁忌证

（1）门脉高压症患者。

（2）炎症性肠病。

（3）肛管恶性肿瘤。

三、术前准备

（1）术前停用阿司匹林和其他非甾体类解热镇痛药。

（2）对于多数患者，使用磷酸钠灌肠剂（辉力）进行肠道准备已足够。

（3）根据患者症状进行乙状结肠镜或结肠镜检查，或两项检查一并进行。

（4）术前常规行出凝血功能检查（部分促凝血酶原时间、凝血酶原时间、血小板计数等）。

（5）有些手术医生偏好术前行肛周区域备皮，但这并非必需。

四、手术陷阱与风险

（1）手术缩窄肛管，有肛管狭窄的风险。

（2）损伤肛门括约肌。

（3）漏诊相关疾病，如炎症性肠病、白血病、门脉高压症、凝血功能障碍性疾病、肛管鳞癌等。

（4）术后排便功能失调。

五、手术策略

（一）避免术后肛管狭窄

痔切除术最严重的失误是在相邻手术创面之间没有保留足够的黏膜桥和肛膜。为最大限度地减少术后肛管狭窄的风险，相邻手术创面之间至少保留1.0～1.5cm有功能的完好肛膜。保留有功能的肛膜远比切除所有的外痔和多余皮肤更重要。

一个防止术后肛管狭窄的有效方法是在痔切除后插入一个扩肛器，如Fansler扩肛器或大号的

Ferguson扩肛器。如果在行直肠黏膜和肛膜的切口缝合（创面缝合的痔疮切除术）后，放入适当扩肛器，那么术后排便功能控制良好，一般很少发生肛管狭窄。

（二）有效止血

传统上，外科医生对痔蒂部进行大块结扎可以达到较好的止血效果。但是这种方法却忽略了穿过肛门内括约肌并进入手术区域的小动脉，同时，在切开黏膜到痔蒂部的解剖过程，很多小血管也因此被离断。事实上，将蒂部作为痔起源的观点本身就是错误的，痔并非门脉系统终端曲张的静脉团，而是血供来自许多微小血管且含有多种管道的血管复合体。因此，对术中切断的每根血管均予以妥善止血相当重要。彻底止血的一个简便方法是使用电刀对血管断端进行仔细、准确地电凝。1980年，Goldberg等提出，大部分出血来源于黏膜切口，因此，在痔切除术后，缝合切口可达到较好的止血效果。

（三）相关病理学检查

尽管痔切除术是一个较小的手术，但还是有必要进行完整的病史采集和体格检查，以排除其他重要的系统性疾病，如白血病等。当白血病浸润直肠时，可引起严重疼痛，类似于痔疮、肛管溃疡的症状。对误诊为痔疮的急性白血病患者进行此手术，切口出血、创面不愈和出现败血症等并发症的风险极高。另外，必须通过收集病史、局部体格检查、乙状结肠镜检查等排除克罗恩病，必要时对可疑病灶进行病理活检。

另外一个极为重要的情况是痔切除术过程中漏诊肛管鳞癌，其表现可类似于痔表面的一个小溃疡。任何痔出现披覆黏膜的连续性中断及排除肛管后壁典型肛裂之外的肛膜溃疡，均应怀疑癌变。对于这种情况，行痔切除术前，应对所有溃疡灶和其他肛管异常病灶进行病理活检。

六、手术技巧

（一）创面缝合的痔切除术

1. 局部麻醉

（1）选择局部麻醉药物：0.5%利多卡因（最大剂量80mL）或0.25%布比卡因（最大剂量80ml）溶液，加入1：200 000肾上腺素液和150～300U透明质酸酶可有较好的局部麻醉效果和极小的毒性。由于肛周注射以上药物会引起剧烈疼痛，术前1h可肌肉注射止痛药物及镇静药物（例如哌替啶和巴比妥类或依诺伐，1～2mL）。另外，肛周注射麻醉药物前，还可静脉给予地西泮5～10mg（译者注：静脉推注地西泮有抑制呼吸的风险）。

（2）局部麻醉技巧：1974年，Kratzer首次报道该局部麻醉技术，使用25号针头，长度至少5cm，在肛管中线外侧2～3cm处进针，在环绕肛管右侧半及肛缘处肛膜皮下组织内注射10～15mL局部麻醉药。告知患者注射时会有疼痛不适感。同样，向环绕肛管左半及肛缘处肛膜皮下组织行相同的局部麻醉操作。将带槽肛窥置入肛管后，从肛膜下进针，经直肠黏膜下层和内括约肌之间，进针3～4cm（图22-1）。如果注射后在黏膜出现类似于皮内注射产生的皮丘，说明进针位置太浅；在黏膜下层间隙准确注射不会引起披覆黏膜的明显改变。退针时注射3～4mL局部麻醉药。在肛管四个象限的黏膜下或皮下行同样的局部麻醉药注射，使得肛管周围皮下和黏膜下组织完全浸润麻醉。整个过程一般注射不超过30～40mL局部麻醉药。要达到满意的括约肌松弛效果，一般不需要将局部麻醉药直接注射到括约肌内或对坐骨直肠间隙的肛神经进行阻滞麻醉。等待5～10min后，可达到完全的松弛和麻醉效果。

1982年，Nivatvongs报道一个技巧可减小麻醉操作时的疼痛。首先，将一小号肛窥插入肛管，在齿状线以上2mm处进针到黏膜下层平面。由于在齿状线以上区域为内脏神经支配，在此处注射一般不会引起急性疼痛。注入2~3mL局部麻醉药，在肛管其他三个象限再用相同的方法注射同样剂量的局部麻醉药。移除肛窥，将示指涂好润滑油后插入肛管内，用指尖按摩黏膜下层组织，使得局部麻醉药扩散至肛膜下组织。在4个注射部位可重复以上方法。通过这种方法将局部麻醉药向肛管远侧浸润，以对齿状线下方高度敏感的躯体感觉神经进行麻醉。完成以上步骤后，在齿状线下方2mm处继续进行麻醉，分别在肛管四个象限对肛膜下方组织和肛周皮下组织内注射2~3mL的局部麻醉药，然后再次用示指将局部麻醉药均匀扩散到肛管和肛周皮下周围组织。对有些患者则需要增加局部麻醉药剂量，平均需要20~25mL麻药剂量。Nivatvongs阐述的这种方法可产生极好的肛门括约肌松弛效果，无须全身麻醉也能完成痔疮切除等手术。对于需行括约肌侧切术的患者，一般不需要对整个肛管进行环周麻醉，仅需麻醉需切开的手术区域即可。

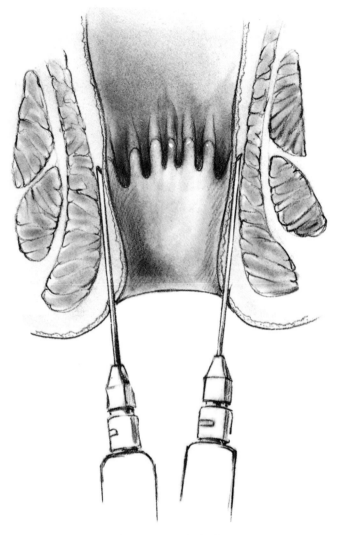

图22-1 注射麻醉

（3）静脉补液：由于局部麻醉很少会产生全身影响，一般无须在手术过程中大量静脉补液。如果在术中大量补液，患者膀胱将会迅速充盈。在全身麻醉或使用强镇静剂的局部麻醉下，患者没有收到足够刺激信号以排空膀胱，而当患者有尿意时，膀胱肌肉往往已经过度拉伸而不能进行膀胱排空，尤其是患者伴有肛管疼痛、某种程度的前列腺肥大时，这会导致术后尿潴留，需行导尿术。为了防止此并发症的发生，建议避免行全身麻醉及大剂量的术前麻醉用药，控制术中、术后输液量在100~200mL之间。

2. 患者体位 将患者置于半俯卧折刀位，两侧臀部垫沙袋或卷起的床单，双脚用小枕支撑。除了臀部多毛的患者，一般无需对肛周皮肤进行备皮。用安息香酊涂抹臀部，晾干后贴上宽胶布的一端，另一端则黏附在手术台上。通过这种方法将臀部向两侧牵开，可充分暴露肛门。

3. 切口与解剖

（1）轻柔扩肛至可容两指，插入双瓣肛窥，如Parks扩肛器或中号的Hill-Ferguson扩肛器。使用中号Hill-Ferguson扩肛器的优点之一是它的直径与正常肛管相当。若痔切除后黏膜和肛膜上存在缺损，则可通过恰当扩肛器对该处切口进行直接缝闭，术后一般不会发生肛管狭窄。通过旋转扩肛器，并对肛管对侧皮肤予以牵拉，可以发现肛管上方所有痔块。通常切除三个痔复合体，即一个痔块位于左中侧部，另外两个分别位于右前侧和右后侧部，避免在肛门正前或正后方作切口。用Babcock钳夹住最大痔疮的主体部分，用15号（Bard Parker）手术刀沿着痔远端将肛膜切开（图22-2）。如果痔块异常宽大（＞1.5cm），则不要切除所有覆盖在痔表面的黏膜和肛膜。

（2）如果每个痔块宽度类似，对所有覆盖在痔表面的黏膜和肛膜切除过多，将使切口间的间隔组织过少。对于这种情况，需在痔表面黏膜和肛膜上作椭圆形切口，然后牵起黏膜层及肛膜，用小尖剪于黏膜下层向两侧分离，不损伤黏膜层及肛膜，然后继续分离痔组织至内括约肌（图22-3）。完全切开黏膜和肛膜后，将痔块从括约肌往外牵拉，尽可能使用钝性分离，暴露出内括约肌下缘。该括约肌为白色的横向肌纤维，并且有细小纤维联系痔块与内括约肌。剪刀剪断这些纤维，再往齿状线上方分离痔块1～2cm，该区域可用电刀离断（图22-4）。将残余的内痔组织从邻近黏膜上分离干净，电刀彻底电凝止血。尽管有些外科医生倾向于钳夹和缝扎痔蒂部，一般无须这样的做法（图22-5）。笔者主张将所有内痔组织切除，但不主张从肛膜下方切除所有的外痔残余，因为大部分小的外痔组织会在内痔切除后自行消退。

（3）彻底止血后，用无损伤5-0 Vicryl线自痔切口顶端开始缝合，边距2～3mm，行黏膜切口连续锁边缝合，每一针缝合需带上少许的黏膜下内括约肌纤维，这样有助于黏膜黏附于肌层，防止黏膜脱垂和痔的复发（图22-6）。连续缝合直至痔切口完全关闭。对另外两处痔块进行同样的切除和缝合（图22-7）。操作过程中注意不要使肛管缩窄，保证缝合后的直肠内腔能容纳Fanster或大号Ferguson直肠扩张器。为了防止术后肛管狭窄，在进行痔表面黏膜及肛膜切开时，椭圆形切口宽度越窄越好。另外，应避免带张力缝合组织，以免术后缝合线崩裂。

（4）有一部分患者术前就有不同程度的肛管狭窄，对于此种患者，与其在手术前强行扩肛，还不如行内括约肌侧切以充分暴露术野，对于伴有慢性肛裂的患者也同样可行。

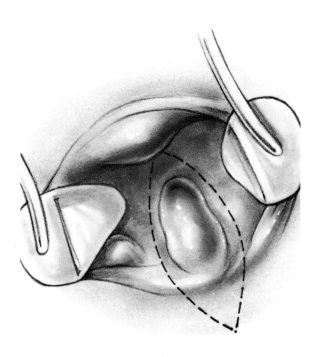

图22-2　梭形切口

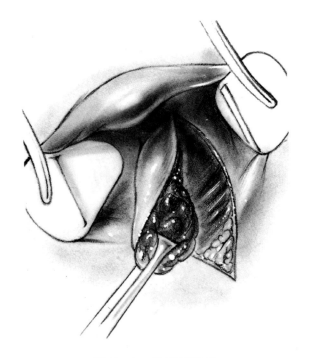

图22-3　黏膜下游离

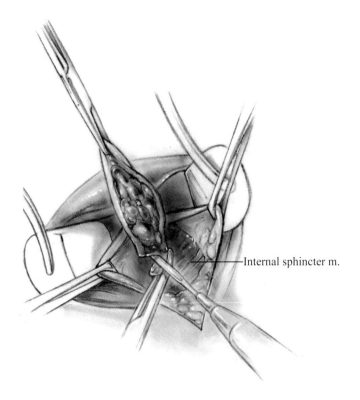

图22-4　切断痔蒂

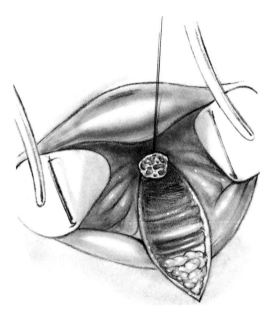

图22-5　结扎痔蒂

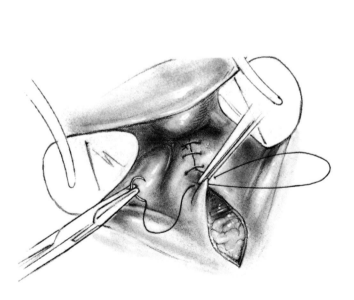

图22-6　缝合切口

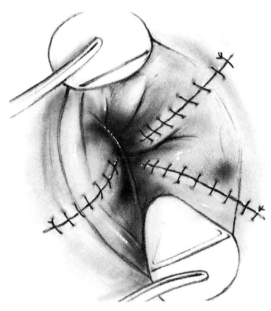

图22-7　切除全部痔组织

（5）有些外科医生喜欢不缝合皮肤，以充分引流切口，可对以上的手术方式调整为在齿状线处即终止黏膜缝合，而肛膜切口不缝合。另外，痔切除术后完全不缝合黏膜切口也是可行的（如下所述）。

（二）创面敞开的痔扩大切除术

1. 切口　本术式适用于已由三个独立内痔发展为痔块和脱垂的直肠黏膜融合而形成环形黏膜脱垂的患者。该手术从肛管左、右两侧切除内、外痔、冗余的肛膜和脱垂的直肠黏膜，但需在前、后连合处留出1.5cm的完整黏膜和肛膜作为间隔。患者取俯卧位，如创面缝合的痔切除术所述，于肛管两侧做切口（图22-8）。

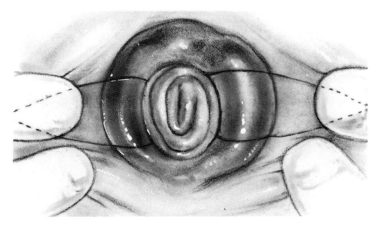

图22-8　切口

2. 切除痔块

（1）将皮瓣和下面的痔组织向上提拉，锐性和钝性分离直至暴露出内括约肌下缘（图22-9）。该括约肌可基于白色横行纤维而予以识别，牵拉切口上、下的肛膜，以利于摘除邻近切缘处尚未显露的痔组织（图22-10）。通过这样的手术方式可切除几乎所有的痔组织，同时也保留了足够的前、后方的黏膜桥。

（2）当痔块组织及其披覆黏膜被分离到正常齿状线水平，使用电刀离断痔组织和黏膜，留下游离的直肠黏膜边缘。用5-0无损伤Vicryl线将黏膜切缘与内括约肌肌纤维连续缝合（图22-11），在齿状线正常位置重建齿状线。切忌将直肠黏膜缝至正常肛膜和皮肤所在的区域，因为如此操作将导致持续分泌黏液，刺激肛周皮肤。

（3）在右侧的1~5点处行同样处理（图22-12）。

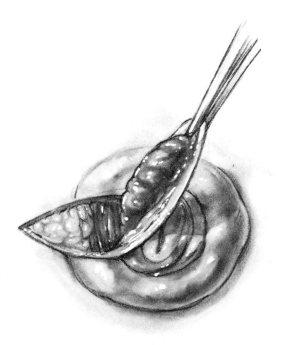

图22-9　显露内括约肌下缘

可能在肛管前、后方会残留肛膜和外痔组织，不要尝试将所有残存的外痔组织切除，因为这样会损伤该处肛膜。除非肛管前、后方有宽约1.5cm的肛膜桥，否则，术后肛管狭窄的危险将远远超过残余皮赘或偶然残留的外痔对外观影响。

（4）电凝彻底止血，有时可用细PG或铬肠线缝扎。一些外科医生还会在手术完成时在肛管内塞入一小卷吸收性明胶海绵，其直径一般不超过1cm，这样可起到轻柔压迫止血和促进一些被忽视的小出血点自动止血。吸收性明胶海绵无须取出，因为在患者开始坐浴后，自会慢慢分解。术后肛周需用无菌敷料覆盖。

如果肛管电凝止血彻底，除了使用吸收性明胶海绵外，肛管内无须任何填塞。如将大纱布或其他较硬的敷料置入肛门，均会增加术后疼痛和尿潴留机会。

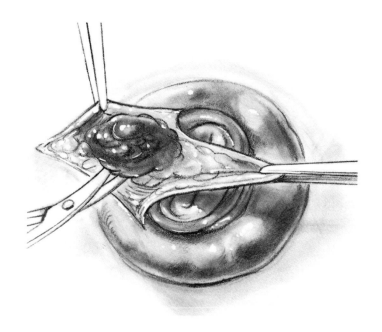

图22-10　切除所有痔组织

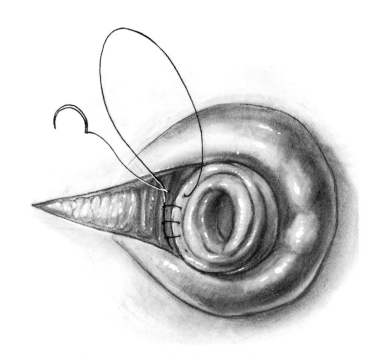

图22-11　直肠黏膜与肛门内括约肌缝合

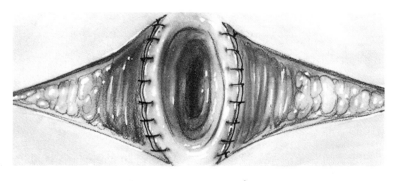

图22-12　切除右侧痔组织

七、术后处理

（1）术后当天即鼓励患者下床活动，口服非致便秘类的止痛药，如丙氧酚（Darvocet）等。

（2）患者住院期间可口服番泻叶（Senokot-S）、美达施（Metamucil）或液状石蜡等通便。出院后则限制使用泻药，因为成形大便可预防术后肛管狭窄。若患者有严重的慢性便秘，可鼓励患者进食麦麸，必要时可使用一些泻药和大便软化剂。

（3）嘱患者每天行数次温水坐浴，特别是在每次排便后。

（4）一旦回家，即停止静脉补液。基于患者情况，可开始正常进食或流质饮食。

（5）患者可在术后第1～2天出院。

（6）大部分患者可在门诊行痔切除术。

八、术后并发症

（1）大出血　手术时彻底止血，术后发生严重出血是极少见的。但当患者出现出血时，则很有可能需重返手术室进行缝扎止血。大部分出院后出现大出血的患者，在住院期间往往已经有轻度出血。只有约1%的患者在术后由于严重出血需要再次手术止血，这种情况往往出现在术后第8～14天。如果出现缓慢而持续的出血，或没有发现明显的出血点，则需要排除凝血功能障碍，包括血小板功能障碍等疾病。

如果由于某些原因患者不能再次手术止血，也可将一带30mL气囊的Foley导尿管插入直肠，充盈导尿管球囊再向下牵引压迫，可以达到临时止血的效果，但最好还是再次手术，对肛管进行探查并妥善止血。

（2）切口感染　术后感染可能发生，但较为罕见。

（3）皮赘　6%～10%的患者术后出现皮赘，一般无须手术治疗，但如果出于美观考虑，可在手术创面彻底愈合后，再于局部麻醉下予以切除。

参考文献

1. Corman ML. Hemorrhoids. In Colon and Rectal Surgery，3rd ed［M］. Philadelphia：Li ppincott，1993：54-115.

2. Ferguson JA，Heaton JR. Closed hemorrhoidectomy［J］. Dis Colon Rectum，1959，2：176.

3. Goldberg SM，Gordon PH，Nivatvongs S. Essentials of Anorectal Surgery［M］. Philadelphia：Lippincott，1980.

4. Kratzer GL. Improved local anesthesia in anorectal surgery［J］. Am Surg，1974，40：609 .

5. Mazier WP. Hemorrhoids，fissures，and pruritus ani［J］. Surg Clin North Am，1994，74：1277 .

6. Nivatvongs S. An improved technique of local anesthesia for anorectal surgery［J］. Dis Colon Rectum，1982，25：259.

7. Thomson WHF. T he nature of hemorrhoids［J］. Br J Surg，1975，162：542.

（作者：Amanda M. Metcalf；译者：陈创奇　黄跃明）

第二十三章　肛管直肠瘘与骨盆直肠脓肿手术

一、适应证

（1）肛管直肠周围脓肿一经确诊，即应手术引流。感染扩散或发展为脓毒症可先于局部波动感和典型体征，因此，非手术治疗通常无效，尤其是糖尿病患者。

（2）复发或迁延不愈肛瘘需手术治疗。

（3）肛门括约肌松弛是瘘管切开术的相对禁忌证，尤其对于肛管前方的瘘管。由于耻骨直肠肌缺失，在肛管前方形成一个先天性括约肌薄弱区，因此，该区域的瘘管，特别是女性患者，最好行肛瘘挂线术或直肠黏膜瓣前移术。

二、术前准备

（1）术前晚口腹泻药、术晨温盐水清洁灌肠。

（2）肛门镜及乙状结肠镜检查。

（3）如怀疑克罗恩病或溃疡性结肠炎，应行结肠镜和（或）小肠镜检查。

（4）如行直肠黏膜瓣前移术，除机械性肠道准备外，术前应给予肠道抗菌药物。

三、手术陷阱与风险

（1）肛管直肠周围脓肿的误诊和延迟切开引流。

（2）克罗恩病的漏诊和控制不良。

（3）未能排除肛门直肠结核或急性白血病。

（4）过度分离肛门括约肌造成大便失禁。

四、手术策略

（一）麻醉选择

术中能清除触诊肛门括约肌是操作的重要组成部分，因此，浅的全身麻醉优于区域阻滞。

（二）瘘管定位

Goodsall规则：截石位，在肛门3点至9点处画一条横线，若肛瘘外口在横线前方，瘘管常呈直型，内口通常在附近肛窦上；若肛瘘外口在横线后方，瘘管常呈弯型，内口常在肛管后正中处。例如，肛瘘外口在胸膝位4点处，通常其内口位于相同方位的肛窦处。当然，也有例外，例如马蹄型瘘的瘘管引流通常起始于肛门前方，而向后延续终止于后连合处。

如外口距肛缘＞3cm，应注意排除克罗恩病、肛门直肠结核、化脓性汗腺炎或藏毛窦等其他疾病。

（三）体格检查

首先通过触诊肛周条索状管道来辨别瘘管走行；其次，仔细触诊齿状线区域，易于寻找内口；最后，依据Goodsall规律，置入双叶肛窥，自外口轻轻置入探条，明确肛瘘内口。如内口较难显现，不能粗暴操作以免造成假道。寻找瘘管最准确的方法是用循外口伸入钝头韧性探条（如泪管探条），将示指放入直肠内，触摸并诱导探条自内口穿出。

（四）注入染料或造影剂

对于罕见病例，经瘘口注入亚甲蓝溶液可以帮助确定内口和瘘管。也有学者提倡应用牛奶或过氧化氢注入寻找瘘管，因为这样可以避免亚甲蓝溶液造成的广泛组织染色。注入造影剂并行X线照片对于确定高位括约肌外瘘管有较大价值，而对于常见类型的瘘管作用不大。

对于复杂性肛瘘，可以采用直肠腔内超声、CT及MRI等检查方法，但有时也不能准确判断瘘管起点。

（五）保护排便功能

如前所述，耻骨直肠肌（肛门直肠环）功能正常对于瘘管切开术后排便功能的维持至关重要。术中在分离肛门括约肌时，应准确判断其解剖结构，因此，应于适当镇静下行局部浸润或全身麻醉。如术前能够用探条准确探及瘘管，嘱患者收缩肛门，手术医生示指易于探查肛管直肠环。

如对肛管直肠环判断有疑问（尤其是肛管近段部分），不应行瘘管切开术，而应在口侧保留瘘管处绕过粗丝线或编织涤纶线，切勿收紧此线，松松打结5~6个即可，患者清醒状态下易于判断瘘管保留部挂线是否环绕肛门直肠环，并确认保留足够的耻骨直肠肌（≥1.5cm）。如果肛门外括约肌束切断不超过一半，不影响患者排便功能和正常直肠顺应性；但术前已存在肛门括约肌松弛的患者除外。

（六）肛瘘切开术和肛瘘切除术

在手术处理肛瘘时，大部分专家喜欢沿肛瘘全程切开。另一些专家则推荐完全切除瘘管，仅留下周围的脂肪及肌肉。相较于切开术，切除术创面开放较大，愈合延迟，且出血量明显增加，而且也没有证据表明切除瘘管有任何优势。

（七）肛管直肠周围脓肿切开引流+瘘管切开术

当患者罹患急性坐骨直肠间隙脓肿时，一些专家推荐在脓肿切开引流的同时行瘘管切开术。切开脓肿排尽脓液后，仔细探查找到瘘管内口然后全程切开瘘管。此种联合手术有两种禁忌证：第一种情况，许多患者在单纯脓肿切开引流术后并不形成肛瘘，当处理脓肿时，肛管直肠的内口已基本封闭愈合，这些患者不需要行瘘管切开术；第二种情况，当脓肿处于急性炎症期，周围的炎性组织充血水肿，将使探查瘘管变得非常困难且欠准确，手术医生很可能制造出假道影响患者引流及愈合，节省出来的手术时间也显得没有意义。笔者的处理办法是在检查室于局部麻醉下行脓肿切开引流，如此可减少行瘘管切开的机会。

五、手术技巧

（一）肛管直肠周围脓肿与骨盆直肠间隙脓肿

1. 肛周脓肿　当引流肛管直肠周围脓肿时，非常重要的一点是切除部分脓肿表面的皮肤，以利于脓液通畅引流。典型的肛周脓肿紧靠肛管，单一局部麻醉下就可以完成脓肿引流。切开后无须填塞，因为可能妨碍引流。

脓肿复发及克罗恩病患者，因疾病可能迁延，可以在脓腔中置入Malecot导管并原位固定（译者

注：一种类似蘑菇头膀胱造瘘管的四翼导管）。10天后，组织长入后即可固定Malecot导管。在脓肿复发患者中，此导管可以作为肛瘘切开的过渡手段；而在复杂性肛瘘的克罗恩病患者中，则可能是引流感染的长久之计。

2. 坐骨直肠间隙脓肿　坐骨直肠间隙脓肿普遍比肛周脓肿大而且位置深在，距离肛门的位置较远。波动感可能是晚期体征，可在全身麻醉下早期切开引流。在感染中心处作十字切口，并靠向肛缘，之后即使形成肛瘘，其行程也较短。切除足够的被覆皮肤，建立通畅引流并吸尽脓液，分开纤维隔，充分探查脓腔。

3. 括约肌间脓肿　很多医师漏诊括约肌间脓肿，最终导致脓液破入坐骨直肠间隙，形成坐骨直肠间隙脓肿。主诉持续性的肛周疼痛者，需考虑存在括约肌间脓肿的可能，当肛门视诊排除肛裂的情况下更是如此，有时需麻醉下予以检查确诊。直肠指诊可以确定脓肿在肛管的位置。Parks和Thomson（1973）发现，61%的括约肌间脓肿位于肛管后方。用拇、示指配合检查时，一半的患者可触及肛管小肿物。很偶然的，靠近齿状线的肛裂处可见脓液滴出，此时括约肌间脓肿与肛裂可能共存。

在局部麻醉或全身麻醉下，仔细触诊肛管，然后伸入双叶肛窥，检查肛管，找到可能的肛裂或括约肌间脓肿内口。找到脓肿位置后，采用第二十四章所述肛裂内括约肌侧切术的相同方法，在脓肿正上方切开内括约肌，用示指仔细探查脓腔（往往较小），建立通畅引流。如果脓肿表面完全切开，术后1周，每天只需简单的直肠指检，探查脓腔，多可顺利康复，除非脓肿穿破外括约肌，在坐骨直肠间隙内形成难以发现的弥漫性感染。

4. 骨盆直肠间隙脓肿（肛提肌上）　肛提肌上脓肿表现为臀部及会阴疼痛、发热及白细胞升高等，常见于糖尿病或并发其他疾病的患者。肛提肌上脓液积聚可来源于括约肌间瘘感染上行扩散，或经括约肌肛瘘穿透肛提肌，或由直肠乙状结肠周围脓肿直接蔓延。经括约肌肛瘘引起的坐骨直肠间隙感染扩散（以局部硬结及肿块为特征），在相应区域作切口（图23-1）。切口足够大，示指探查，并从下方切开肛提肌，大的长Kelly钳撑开，彻底引流肛提肌上脓肿，充分冲洗后，纱布填塞。

括约肌间肛瘘引起的骨盆直肠间隙脓肿，直肠指检常可触及波动感。全身麻醉下行脓肿穿刺，当抽到脓液后，电刀切开直肠壁从直肠引流脓肿（图23-1）。

如肛提肌上脓肿是继发于坐骨直肠间隙感染，则禁止于直肠切开引流脓肿（图23-2）。因为如此将导致高位括约肌外瘘。同样的，从坐骨直肠间隙引流来源于括约肌间脓肿的肛提肌上脓肿也是不允许的，因为同样形成高位括约肌外瘘（图23-3）。

（二）肛管直肠瘘

1. 括约肌间肛瘘

（1）单纯低位肛瘘：对于未选择的人群而言，在所有的肛瘘患者中，约一半的病例为单纯低位瘘。

感染的肛腺自括约肌间隙走向肛侧，遂形成肛周脓肿或肛瘘，如图20-2所示。这种肛瘘切开只需分离内括约肌和肛周皮肤至齿状线内口处，仅离断内括约肌的远端部分，很少引起永久性功能紊乱。

（2）高位盲管（罕见）：在高位盲管瘘中，肛管感染在环形的内括约肌及纵行肌之间向头端延伸，形成一个肛提肌上方的直肠壁内小脓肿（图23-4），直肠指诊可触及。如在感染部位切除大小约1cm×1cm的内括约肌，引流充分，感染可能痊愈。Parks及同事（1976）报道，即使从内口到盲管顶端整个切开瘘管浅面的内括约肌，也不会引起肛门失禁，因为当瘘管愈合时，括约肌边缘可与纤维组织逐渐粘连固定。

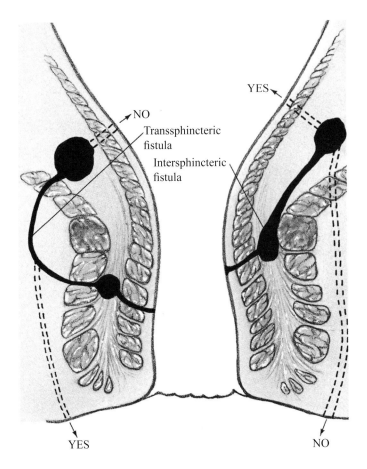

图23-1 骨盆直肠间隙脓肿

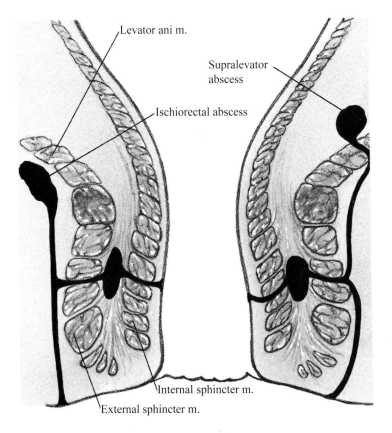

图23-2 来源于坐骨直肠间隙感染的肛提肌上脓肿

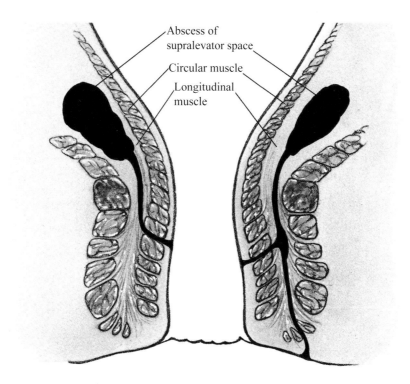

图23-3　来源于括约肌间感染的肛提肌上脓肿

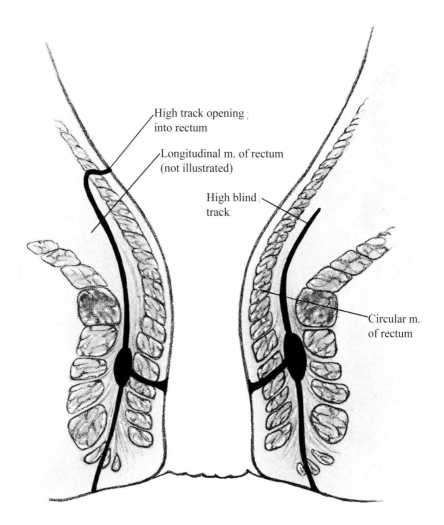

图23-4　括约肌间瘘合并高位盲管

（3）高位窦道开口于直肠（罕见）：高位瘘破入直肠者，探针可以从内口向上，经内括约肌及纵行肌之间直至末端穿入直肠（图23-4）。如果一直触及探针，手术医生可以发现瘘管十分表浅，仅在环形肌深面，窦道可完全切开而无须担心并发症。但是，如果探针再次进入直肠前深入到外括约肌，则形成极难处理的括约肌外瘘（见后述）。如果对于窦道构成有任何疑问，交给专科处理。

（4）无外口的高位瘘（罕见）：一个罕见的括约肌间瘘是无外口的高位瘘。感染从中点肛管（译者注：意为功能性肛管的中点，相当于齿状线水平）括约肌间隙开始，沿直肠壁向上蔓延，然后在肛管直肠环上方穿入低位直肠，遂形成第二个内口（图23-5）。感染并不向下蔓延，无肛周皮肤外口。处理这类肛瘘需将肛管内口及低位直肠内口之间的窦道完全打开。Parks及其同事强调，靠近中点肛管的窦道最下部分必须切除，因为此处包含了感染的肛腺，如遗留，则易于复发。此类肛瘘如果处于感染急性期，表现同黏膜下脓肿相似，但是仅仅理解为黏膜下脓肿是错误的，因为感染不仅累及黏膜，直肠环形肌层也受累（图23-5），需一并切开被覆黏膜及直肠环形肌，以充分引流。

（5）高位窦道伴盆腔扩散（罕见）：此类患者，感染由括约肌间开始，向上蔓延穿透纵行肌进入盆腔（肛提肌上）（图23-3）。处理这种脓肿时，切开内括约肌及表面黏膜或者肛膜，位于直肠下端的切口长约1~3cm，完整打开窦道，自此切口于直肠引流盆腔脓肿。

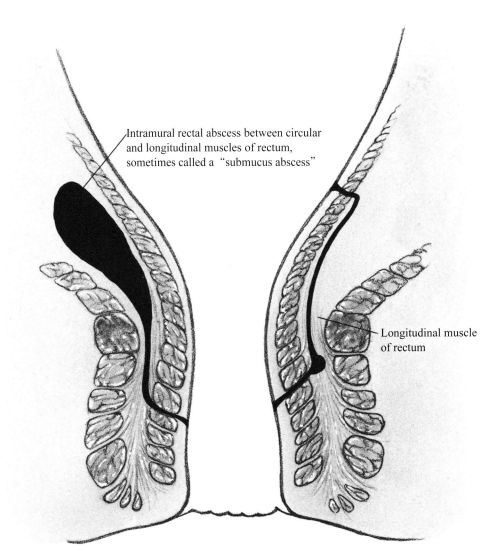

图23-5　高位括约肌间瘘或脓肿（无会阴部开口）

（6）盆腔感染引发的高位窦道（罕见）：如上所述，直肠内、外括约肌间隙是盆腔感染向下方扩散的天然通道（Parks等），但是，这种肛瘘与肛管疾病无关（图23-6），亦无须肛周手术。治疗包括经腹腔手术切除或引流盆腔感染灶。

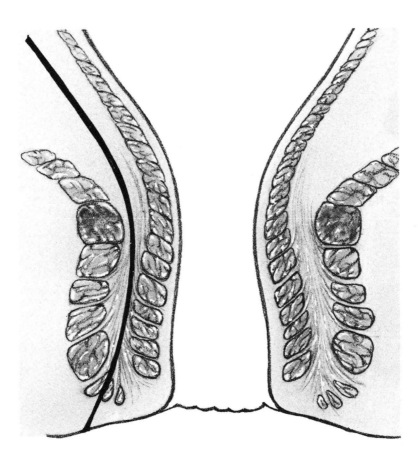

图23-6　高位括约肌间窦道（继发于盆腔感染）

2. 经括约肌肛瘘

（1）不复杂的瘘：如图20-3所示，常见的不复杂的经括约肌肛瘘是由括约肌间感染起始，向外穿透外括约肌形成，然后形成脓肿或者瘘管，向坐骨直肠间隙处皮肤破溃。如果探针可以从外口一直进入直肠内口，所有的被覆组织都可切开而不会引起大便节制功能障碍，因为仅远端一半的内、外括约肌被切断。有时，瘘管可能在穿过外括约肌时十分靠近耻骨直肠肌，这些病例如果手术，可能破坏耻骨直肠肌的完整性，因此，外括约肌需要分两步切断。先切断远端一半，剩余瘘管挂线，松松打结，以引流和标记剩余窦道；2～3个月后，再将剩余窦道切断。

（2）高位盲管：高位盲管常于中点肛管水平穿过外括约肌。肛瘘不仅向下延伸至皮肤，而且也向头端延伸至坐骨直肠间隙的顶端（图23-2）。

有时肛瘘从肛提肌开始延伸入盆腔。Parks等人指出，当探针从外口进入后，常常直接进入上方盲端，中点肛管的内口常常难以经探针证实。有时，中点肛管处可能形成硬结，这就是肛腺感染的地方，也是整个病理过程开始的地方。可通过探针找到内口。示指探查肛管时，可以发现在肛管直肠环上方，由肛提肌上感染引起硬结。手术医生可通过示指感觉探针在靠近肠壁的瘘管内移动。Parks强调，使用探针穿破肠壁或试图通过上部直肠引流感染均是十分危险的，如此处理将人为造成括约肌外肛瘘。这种肛瘘的最佳处理方式是切开中点肛管和外口之间的黏膜、内括约肌、外括约肌及肛周皮肤，即使存在肛提肌上感染也是如此，通过此种切口引流，感染也能得到有效控制。

3. 括约肌上肛瘘（非常罕见）　括约肌上肛瘘通常也是由中点肛管的括约肌间隙开始，在这里常常可以找到内口。瘘管沿括约肌间隙平面，向上超过耻骨直肠肌进入肛提肌上间隙，形成肛提肌上方脓肿。然后瘘管穿透肛提肌，继续向下进入坐骨直肠间隙，最后在肛周皮肤形成外口（图20-4）。这种肛提肌上方脓肿千万不能切开直肠引流。Parks和Stitz（1958）推荐内括约肌切开术，自内口开始向肛侧切开，切除括约肌间脓肿，然后切断远端30%～50%的外括约肌，继续向外切开低位瘘管直到外口。此手术保留了上半部的内、外括约肌及完整的耻骨直肠肌。引一条粗尼龙线穿过剩余瘘管，并绕过上述肌肉，但此时并不收紧，打4～5个结，避免压迫肌肉。经括约肌间隙将一条引流管置入肛提肌上脓肿，最好于尼龙线与剩余内括约肌之间穿过。充分引流后，拔除引流管，因为尼龙线可阻止下方切口过早愈合。Parks一般在3个月后才剪除此线。术后10～14天患者常需要再次进入手术室以便检查切口及感染情况并排除残留脓腔。在完全恢复之前，可能需要多次麻醉下探查。大多数的病例在3个月或者更长时间之后，肛提肌上感染已完全消失，此时并不需要切断尼龙线内的剩余肌肉，只需剪断尼龙线并让切口自然愈合。如果3～4个月之后仍有残余感染，再切断肌肉，因为此时纤维组织粘连足以防止肌肉断端回缩，在创面愈合之后，大便节制功能也逐渐恢复。

也可以使用黏膜瓣前移术以关闭肛瘘内口，这样做可能使患者避免多次手术，也可以避免切断括约肌。

4. 括约肌外肛瘘（非常罕见）

（1）继发于经括约肌肛瘘：在一些罕见的情况下，经括约肌肛瘘在进入坐骨直肠间隙后，不仅向下至皮肤形成外口，也向头端延伸穿破肛提肌进入盆腔，然后破入直肠内（图20-5）。如果瘘管完全切开，则需切断所有的内、外括约肌以及部分肛提肌，结果将导致完全的大便失禁。合适的治疗方式是行暂时性结肠造口术转流大便，然后切开中点肛管至肛周外口之间的瘘管。当直肠内上方的瘘口修复后，行造口关闭术。

括约肌外肛瘘也可以采用黏膜瓣前移术以关闭内口，此时无须行结肠造口术。

（2）继发于创伤：创伤性肛瘘可能是由于异物穿透会阴、肛提肌或直肠而引起。吞入的异物如鱼刺也可能穿破肛管直肠环上方的肠壁，然后穿过肛提肌进入坐骨直肠间隙。这里的感染就可能向下穿破肛周皮肤形成括约肌外肛瘘。这些病例需彻底清除异物，建立通畅引流，必要时，行结肠临时造口。无须切断括约肌，因为肛管并没有参与此病理过程。

（3）继发于特定的肛管直肠疾病：特定疾病如溃疡性结肠炎、克罗恩病及直肠癌等均可能造成稀奇古怪的肛瘘。仅仅是局部手术不能解决问题，原发性疾病必须治愈，且常常需行直肠全切除术。

（4）继发于盆腔感染：乙状结肠的憩室脓肿、克罗恩病的末段回肠炎或盆腔急性阑尾炎穿孔都可能引起感染穿透肛提肌，向下蔓延至会阴皮肤。为了更好地诊断，常需要经瘘管注入对比造影剂检查，可以发现肛提肌上方有通道进入直肠。这种肛瘘的治疗主要是经腹部手术去除原发感染灶，同样没有必要切断任何肛管直肠括约肌。

5. 瘘管切开术的技术要点

（1）体位和麻醉：通常取俯卧位，臀部垫小枕；区域阻滞麻醉或局部麻醉附加镇静药物。

（2）探查：根据Goodsall规律，在肛门内置入Parks双叶肛窥，探查可疑区域；肛瘘内口均在齿状线肛窦隐窝处，且多数位于后正中部位；确认肛瘘内口后，再插入探针进一步明确。对于单纯性肛瘘直接插入探针，并沿探针将瘘管切开，有凹槽的定向探针方便操作。

对于复杂性肛瘘，探针常较难穿过瘘管全长，有时需采用较细的泪管探条，仔细操作。如仍无法找到内口，Goldberg及其同事建议经外口注入1∶10亚甲蓝溶液，然后逐步伸入探针并切开。肛门后半部的瘘管内口多在后正中的齿状线上方。如患者存在多条瘘管（包括马蹄瘘），通常多条瘘管均通向后正中的唯一内口。复发性肛瘘患者，瘘管造影或MRI显像可较好显示瘘管走行与形态。

（3）造袋术：如瘘管切开造成较大切口，Goldberg及其同事建议采用袋状缝合以加速切口愈合。即彻底刮除瘘管壁的肉芽组织后，采用可吸收线连续缝合开放的瘘管壁和皮肤。

六、术后处理

（1）每日口服缓泻药物，如番泻叶。

（2）患者可进食普通饮食。

（3）单纯肛瘘患者术后第1天去除敷料，每天坐浴2～3次。

（4）对于复杂性肛瘘患者，术后第2天或第3天去除敷料，必要时可给予麻醉止疼处理。

（5）术后早期，每1～2天检查切口，以确保切口深部组织先于表浅组织愈合；后期每1～2周检查切口一次。

（6）对于行肛门外括约肌大部分切断的患者，应告知患者术后1周左右可能出现大便失禁。

（7）对于瘘管较高或切口较深者，应在手术室于良好麻醉下检查切口。

（8）每周行直肠指检，以预防切口愈合过程中形成肛门疤痕性狭窄。

七、术后并发症

（1）尿潴留。

（2）术后出血。

（3）大便失禁。

（4）脓毒症，包括蜂窝织炎和复发脓肿。

（5）肛瘘复发。

（6）血栓性外痔。

（7）肛门狭窄。

参考文献

1. Eisenhammer S. A new approach to the anorectal fi stulous abscess based on the high intermuscular lesion ［J］. Dis Colon Rectum，1976，19：487.

2. Garcia-Aguilar J，Belmonte C，Wong WD，et al. Anal fistula surgery：factors associated with recurrence and incontinence ［J］. Dis Colon Rectum，1996，39：723.

3. Goldberg SM，Gordon PH，Nivatvongs S. Essentials of Anorectal Surgery ［M］. Philadelphia：Lippincott，1980.

4. Kodner IJ，Mazor A. Shemesh EI，et al. Endorectal advancement fl ap repair of rectovaginal and other

complicated anorectal fi stulas ［J］. Surgery，1993，114：682.

5. McCourtney JS，Finlay IG. Setons in the surgical management of fistula in ano ［J］. Br J Surg，1995，82：448.

6. Parks AG，Stitz RW. The treatment of high fi stula-in-ano ［J］. Dis Colon Rectum，1958，106：595.

7. Parks AG，Thomson JPS. Intersphincter abscess ［J］. BMJ，1973，2：337.

8. Parks AG，Hardcastle JD，Gordon PH. A classifi cation of fistula-in-ano ［J］. Br J Surg，1976，63：1.

9. Rosen L. Anorectal abscess-fi stulae ［J］. Surg Clin North Am，1994，74：1293.

（作者：Amanda M. Metcalf；译者：魏波　王天宝）

第二十四章 慢性肛裂肛门内括约肌侧切术

一、适应证
慢性肛裂合并疼痛，药物治疗效果不佳者。

二、术前准备
由于疼痛，慢性肛裂患者不宜行清洁灌肠，可于术前晚口服缓泻药。

三、手术陷阱与风险
（1）肛门外括约肌损伤。
（2）肛门括约肌切断过多，造成大便失禁。
（3）出血与血肿。

四、手术策略
准确定位肛门内括约肌下端是手术成功的关键。肛门内置入双叶肛窥（Parks肛窥）并打开两横指宽度，以拉伸肛门内括约肌。可触及外括约肌与内括约肌下部清晰的环状浅沟（括约肌间沟），此处即为内括约肌下端的标志。手术医生可以选择在此处做放射状切口，切开肛膜，并辨别肛门内括约肌下部（笔者认为此操作并非必要）。

五、手术技巧
（一）麻醉
静脉全身麻醉或局部浸润麻醉。

（二）皮下内括约肌切断术
患者取截石位或折刀位，置入Parks牵开器，两叶以前、后方撑开两横指，在左或右侧触及括约肌间沟，以11号刀片平行刺入（图24-1），当刀尖达到齿状线水平（距肛缘约1.5cm），将刀片旋转90°，刀锋对准内括约肌（图24-2），将左手示指伸入肛门，按压局部黏膜，切断内括约肌下部，当内括约肌横断时可感知内括约肌张力瞬间消失。左手示指触诊内括约肌切开宽度，从肛门伸入两指扩肛，可使剩余肌束断裂。有出血可于局部按压5min，如有必要可切开肛膜，予以电凝止血。

另外，还有一种内括约肌切开法是用11号刀片经肛膜与内括约肌间刺入，刀锋对外，由内向外切开，该法的弊端在于过度用力可能损伤肛门外括约肌。肛膜的小切口不能缝合，以利于创面引流。

（三）开放的内括约肌侧切术
在肛管3点或9点处，做放射状切口，切开齿状线以远肛膜深面的灰白色内括约肌下段，直至内、外括约肌间沟。电凝止血，肛膜切口敞开引流，覆以敷料。

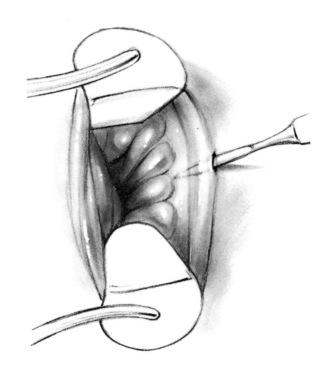

图24-1　刺入内括约肌深面

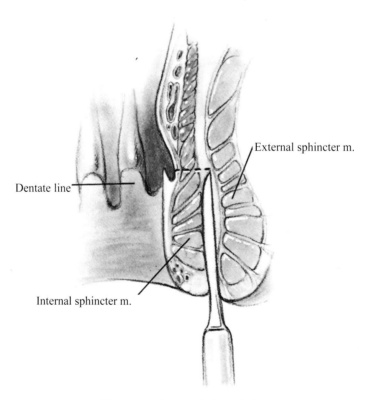

图24-2　向内侧切断内括约肌

（四）前哨痔切除

患者可合并大小超过数毫米的前哨痔，直接用剪刀予以剪除。如患者除肛裂外，尚合并需要外科处理的有症状的内痔，可同时行内痔切除术；但如内痔较大，应待肛门内括约肌侧切术痊愈后再行相应的内痔切除。

六、术后处理

（1）局部覆以纱布，次晨取出。

（2）通常患者当日可出院，疼痛症状很快缓解。

（3）嘱患者术后继续服用缓泻药物。

（4）局部不适症状明显者，可给予弱效止疼药。

七、术后并发症

（1）出血或血肿。

（2）肛周脓肿。

（3）粪污及遗粪　少数患者可有排便节制功能减低或内衣粪污，往往是暂时性的，于数周后多可自行缓解。

参考文献

1. Abcarian H. Surgical correction of chronic anal fissure：results of lateral internal sphincterotomy vs fissurectomy-midline sphincterotomy［J］. Dis Colon Rectum，1980，23：31.

2. Eisenhammer S. The evaluation of the internal anal sphincterotomy operation with special reference to anal fissure［J］. Surg Gynecol Obstet，1959，109：583.

3. Mazier WP. Hemorrhoids，fissures，and pruritus ani［J］. Surg Clin North Am，1994，74：1277.

4. Notaras MJ. The treatment of anal fissure by lateral subcutaneous internal sphincterotomy：a technique and results［J］. Br J Surg，1971，58：96.

（作者：Amanda M. Metcalf；译者：魏波　卫洪波）

第二十五章 肛门成形术

一、适应证

有症状的肛门纤维性狭窄，扩肛治疗效果不佳者。

二、术前准备

术前晚清洁灌肠。

三、手术陷阱与风险

（1）大便失禁。

（2）皮瓣分离。

（3）病例选择不当。

四、手术策略

（1）部分患者纤维化累及黏膜、肛门括约肌和肛管造成管状狭窄，通常合并有炎症性肠病，而不适宜行局部外科治疗。

（2）其余肛门狭窄，应将肛管皮肤和直肠黏膜与深部肌肉分离，转移带蒂皮瓣重新覆盖裸露的肛管。

（3）逐渐扩肛至2～3指，可避免术后大便失禁。

（4）必要时可加行部分肛门内括约肌切断，如肛门狭窄程度不重，肛管皮肤无缺损，单纯肛门内括约肌切断即可奏效。

五、手术技巧

（一）直肠黏膜瓣前移术

1. 切口 患者取折刀位，局部麻醉或全身麻醉，宽胶布向两侧牵开臀部皮肤，12点处由齿状线处切开，上至直肠下端1.5cm黏膜，下至1.5cm肛管皮肤，切口总长度约3cm，向切口左、右两侧分离皮肤黏膜瓣各约1.0～1.5cm，轻柔扩肛至可容纳三指（图25-1）。

2. 肛门内括约肌切开 轻柔扩肛后，置入Parks双叶肛窥或Hill-Ferguson牵开器，确认内括约肌与外括约肌间沟，必要时切断肛门内括约肌下部（勿超过齿状线水平）（图25-2），使之能容纳2～3横指。

3. 前移直肠黏膜瓣 将直肠黏膜瓣完整游离、下移，采用铬制肠线或可吸收线，间断缝合黏膜瓣与肛门内括约肌（图25-3），缝合线位于正常齿状线水平。如黏膜下移外翻过多，黏液分泌可造成肛周区域潮湿不适。肛周皮肤无须缝合。对于狭窄严重者，在6点处可再行直肠黏膜瓣下移（图25-4、

图25-5）。电凝或妥善缝扎可预防术后出血，并可在肛门内填塞小块吸收性明胶海绵。

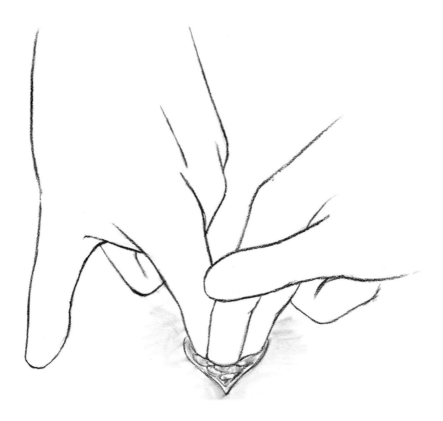

图25-1　扩肛三指

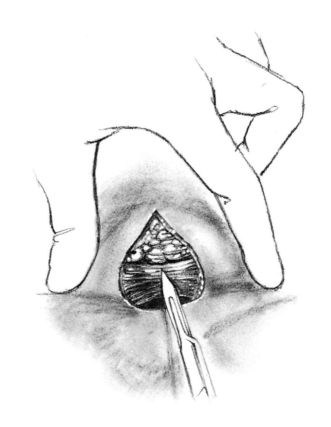

图25-2　切断内括约肌下部

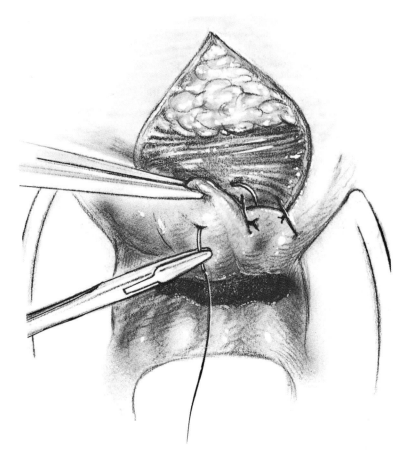

图25-3　直肠黏膜瓣与内括约肌缝合

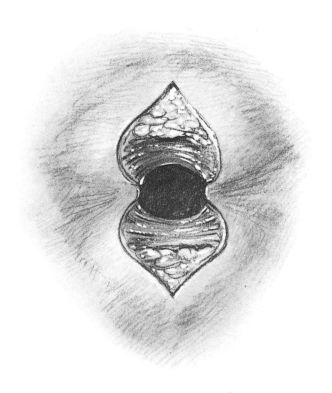

图25-4　上、下两处前移直肠黏膜瓣

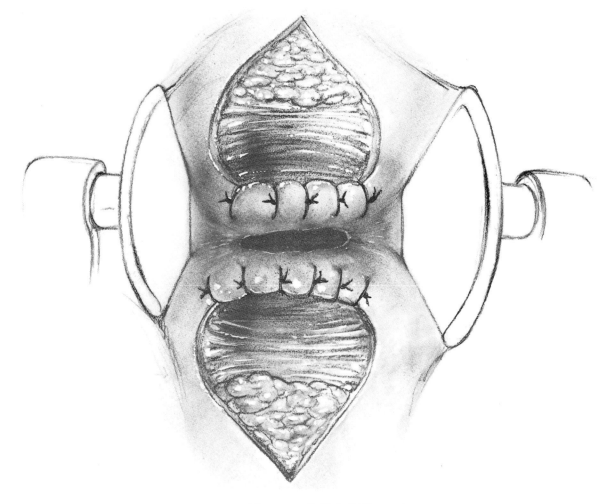

图25-5　术毕示意图

（二）肛管皮瓣前移术

1. 切口　轻柔扩肛后，置入Hill-Ferguson肛窥，后正中齿状线上方1.5cm作一纵行黏膜切口，然后，在肛管皮肤做"Y"形切口（图25-6），并保证"Y"两臂夹角＞90°（图25-7角度A）。锐性分离皮肤和黏膜瓣1～2cm，注意避免皮瓣损伤，保证无张力下可将A点缝合于B点处（图25-7）。

2. 肛门内括约肌切断　在扩肛时，多数患者需要加行肛门内括约肌下部切断术。在后正中处的内、外括约肌间沟插入尖刀，切开内括约肌下部约1.0～1.5cm，并扩肛至2～3横指。

3. 前移肛管皮瓣　将肛管皮瓣A点下移至B点处（图25-7、图25-8），采用5-0Vicryl线连续缝合肛管皮瓣与直肠黏膜。缝合完毕可见"Y"形切口变为"V"形（图25-7，图25-9）。肛门内填塞吸收性明胶海绵。

六、术后处理

（1）术后第1天去除局部纱布敷料，嘱患者开始坐浴，2～3次/天。吸收性明胶海绵可自行溶解。

（2）术后进食普通饮食。

（3）术后2～3天内，每晚口服45mL液状石蜡。然后继续服用缓泻药。

（4）如无麻醉并发症，术后即停止所有补液，以减少尿潴留发生。

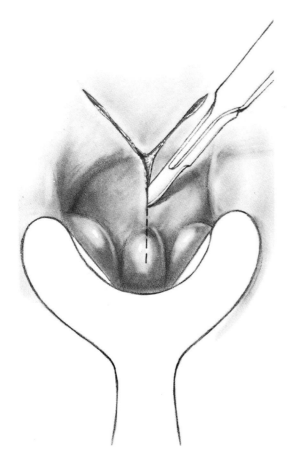

图25-6　"Y"形切开

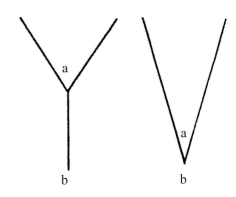

图25-7　a点与b点缝合

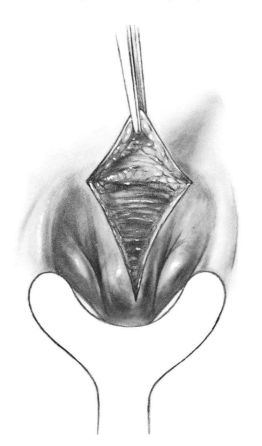

图25-8　游离皮瓣

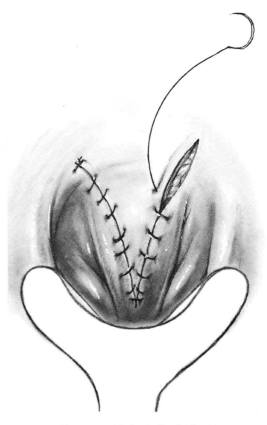

图25-9　缝合后成"V"形

七、术后并发症

（1）尿潴留。

（2）出血或血肿。

（3）肛门溃疡或切口感染罕见。

参考文献

1. Khubchandani IT. Anal stenosis［J］. Surg Clin North Am，1994，74：1353.

（作者：Amanda M. Metcalf；译者：魏波　卫洪波）

第二十六章　直肠脱垂Thiersch术：外科传统方法

一、适应证

Thiersch术适用于身体状况差及高风险的完全行直肠脱垂患者（参见第十九章）。目前，该术式已被其他经会阴手术（如Delorme术）所取代。

二、术前准备

（1）术前行乙状结肠镜或钡灌肠检查。

（2）多数患者合并便秘，术前几天应给予缓泻药物及清洁灌肠。

（3）术前18h开始给予肠道抗菌药物（参见第一章）。

三、手术陷阱与风险

（1）环扎带过紧导致肛门狭窄梗阻。

（2）切口感染。

（3）损伤阴道或直肠。

（4）粪便嵌塞。

四、手术策略

（一）选择合适的缝合及绑扎材料

Lomas和Cooperman（1972）推荐用宽度为1.5cm的4层聚乙烯网片作为绑扎材料，如此宽度可使得组织被切割的可能性最小。Lobow及其同事采用含有涤纶的硅胶作为绑扎材料（Dow Corning No.501-7），其优势在于具有良好的弹性。

（二）保持绑扎带的适度张力

尽管部分外科医生热衷于使用Hegar宫颈扩张器调节绑扎带紧张度，笔者认为该方法并无可取之处。笔者通常采用肛门指检来调节绑扎带的张力。绑扎带过于松弛，可导致直肠脱垂再发。

五、手术技巧

（一）制作环扎绑带

Lomas和Cooperman提倡使用聚乙烯网片，手术步骤如图26-1至图26-4所示。笔者常采用含有涤纶的硅胶作为绑扎材料，因其具有良好的弹性。将硅橡胶裁剪成1.5cm×20cm条状带，维持其纵轴弹力。

（二）切口

患者取折刀位或膀胱截石位，全身麻醉或区域阻滞麻醉。笔者常采用折刀位，在10点处肛门外括约肌外侧缘做长约2cm的放射状切口，并在4点处做另一切口，切口深度均在2.5cm。

（三）置入绑带

经4点处小切口置入大弧度Kelly止血钳或大直角钳，并将其环绕肛门外括约肌制作隧道，由10点处切口伸出，夹持橡皮带引入隧道，由4点处拉出。同法，经10点处切口沿肛周另一侧伸入止血钳，建立括约肌外隧道，并将4点切口处的橡皮带末端引入，经10点处拉出。这样，肛门环周已被橡皮带环绕（图26-2）。在此过程中应避免损伤阴道和直肠壁，并应保持绑带平整，避免扭曲。

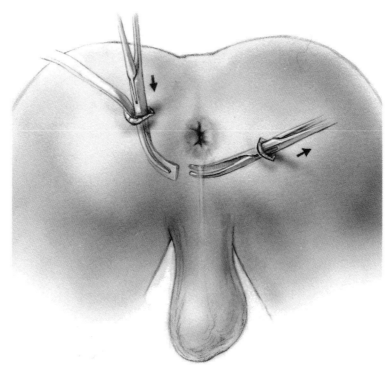

图26-1　引入绑带

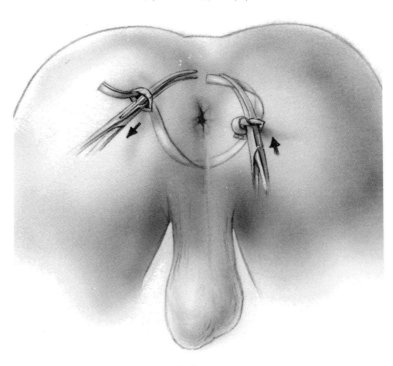

图26-2　绑带环绕肛门一周

（四）调整张力

左手戴双层手套，示指伸入肛门，嘱助手收紧橡皮带，当橡皮带张力适宜时，助手缝置2-0Prolene线加以固定，重新检查橡皮带张力。退出左手示指并除去污染的手套。妥善缝合固定绑带，剪去多余部分。至此，患者肛门外括约肌周围已环绕一张力适中（可容纳1指）的绑带（图26-3）。

（五）缝合切口

抗生素溶液彻底冲洗切口，4-0可吸收线间断缝合肛周脂肪层和皮肤，敷料覆盖切口（图26-4）。

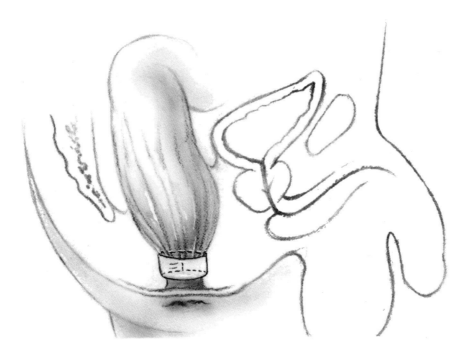

图26-3 绑带固定

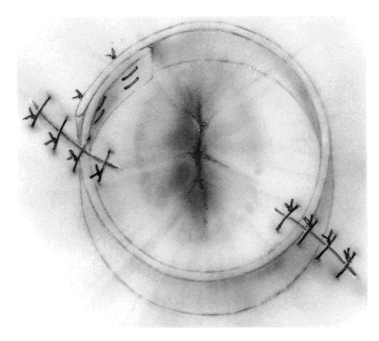

图26-4 缝合切口

六、术后处理

（1）围手术期应用抗菌药物。

（2）嘱患者术后继续服用缓泻药物，必要时间歇灌肠处理，以防大便嵌塞。

（3）肠功能恢复后，开始坐浴，2次/天，维持10天。

七、术后并发症

（1）切口感染：患者切口一旦感染，应敞开切口妥善引流，应用抗菌药物，但无须去除网片或橡皮带。

（2）会阴部疼痛：部分置入网片的患者术后出现会阴部疼痛，多数可自行缓解，如疼痛剧烈且难以缓解，应考虑去除网片。网片取出时间如能超过术后4～6个月，通常在肛周可形成组织纤维化，从而亦可能防止直肠脱垂复发。

参考文献

1. Kuijpers HC. Treatment of complete rectal prolapse：to narrow，to wrap，to suspend，to fi x，to encircle，to plicate or to resect［J］? World J Surg，1992，15：826.

2. Labow S，Rubin RJ，Hoexter B，et al. Perineal repair of rectal procidentia with an elastic sling［J］. Dis Colon Rectum，1980，23：467.

3. Lomas ML，Cooperman H. Correction of rectal procidentia by use of polypropylene mesh （Marlex） ［J］. Dis Colon Rectum，1972，15：416.

4. Oliver GC，Vachon D，Eisenstat TE，et al. Delorme's procedure for complete rectal prolapse in severely debilitated patients：an analysis of 41 cases［J］. Dis Colon Rectum，1994，37：461.

5. Williams JG，Rothenberger DA，Madoff RD，et al. Treatment of rectal prolapse in the elderly by perineal rectosigmoidectomy［J］. Dis Colon Rectum，1992，35：830.

（作者：Amanda M. Metcalf；译者：魏波　卫洪波）

第二十七章 藏毛窦手术

一、适应证

反复出现疼痛、肿胀、溢脓的藏毛窦患者。

二、手术陷阱与风险

施行没有必要的扩大手术。

三、手术策略

（一）急性藏毛窦脓肿

只要切口充分，彻底去除脓腔内肉芽组织和毛发，多数急性藏毛窦脓肿患者可以治愈。

（二）造袋术

取窄梭形切口，切除窦道处皮肤（但无需切除过多表面皮肤），藏毛窦去顶，便可估计藏毛窦囊肿边界，间断缝合囊肿侧壁与皮下组织，以关闭腔隙。囊肿关闭后，切口处通常看不到皮下脂肪组织，皮下层愈合相对较慢，而藏毛窦囊肿壁的纤维组织收缩愈合相当快，通常数周后能够完好愈合。切除皮肤宽度不宜超过0.8～1.0cm，但应注意将藏毛窦囊肿侧壁的肉芽组织和毛发彻底去除。

（三）一期切除缝合术

通常急性藏毛窦囊肿感染发作数月后，局部炎性组织的细菌含量最低，方可适宜行藏毛窦囊肿一期切除缝合术。环绕藏毛窦的窦道行宽度为1.0cm的梭形切口，采用电刀完整切除囊肿及窦道肉芽组织，不进入囊肿，同时不造成切口污染，然后逐层缝合关闭切口。注意切除深度不必达到骶尾部韧带，完整清除含有毛发的纤维囊肿壁及周围慢性肉芽组织即已足够。

一期切除缝合对切口缝合要求较高，应注意妥善关闭皮下组织，避免遗留死腔，否则容易造成切口裂开。一期切除缝合术仅适用于无须广泛切除的患者，对于需要广泛切除患者应加行皮瓣移植或"Z"形成形术，以关闭切口。

四、手术技巧

（一）切开引流

如仅行中线部位窦道切除、清除脓液和毛发，可行局部浸润麻醉。但如脓肿远离臀裂或需要彻底清除藏毛窦囊肿，局部浸润麻醉显然不够，因此，多数情况下，应先行脓肿引流，而确定性手术要等感染完全控制之后。

采用1%利多卡因和1：200 000肾上腺素局部浸润麻醉，手术刀切开脓肿，清除脓液、坏死组织及其中脱落的毛发，放置引流条。

（二）造袋术

　　1944年，Buie首次描述了该手术方式，首先经窦道置入探针和刮匙，沿探针切开皮肤，切口勿超过藏毛窦囊肿边界。如患者窦道伸向侧方，应沿探针切开侧方横窦。沿后正中线切除不超过1～3cm皮肤，切除范围应覆盖所有窦道（图27-1）。这一方法可良好显露术野，仔细电凝止血。藏毛窦囊肿去顶后，彻底清除肉芽组织和毛发，用刀柄或大刮匙清理囊肿后壁（图27-2）。然后探查囊肿外侧皮下组织，并用3-0或4-0可吸收线缝合囊肿切缘和皮下组织（图27-3）。较好的情况下，缝合侧壁后切口平

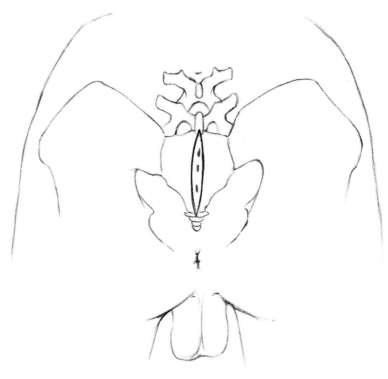

图27-1　藏毛窦去顶

整，皮肤紧贴囊肿后壁，而无脂肪组织外露；少数情况下，藏毛窦囊肿壁被覆鳞状上皮，造袋术仍可奏效。手术过程中，患者通常取俯卧位，局部麻醉。Abramson提倡术后用胶带牵拉局部皮肤，以避免切口存在张力。

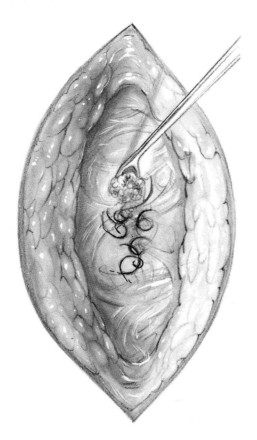

图27-2　清除脓液及毛发

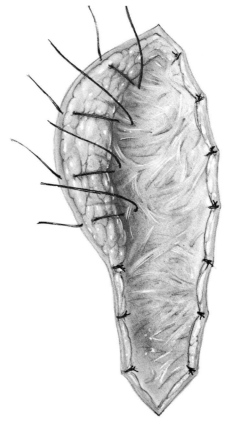

图27-3　囊肿切缘与皮下组织缝合

（三）藏毛窦囊肿一期切除缝合术

采用局部麻醉、全身麻醉或区域阻滞，患者取俯卧位，臀部垫薄枕，双下肢稍屈曲。采用黏性胶带拉伸臀部皮肤，手术医生先以探针经窦道探查藏毛窦囊肿腔的大小，以确定是否适合一期切除缝合。备皮、碘伏消毒，取窄椭圆形切口，保证一定宽度和长度，以覆盖所有藏毛窦窦口和臀裂部位的窦道（图27-1）。切除宽度不宜超过1.0~1.5cm，电刀逐层切开，彻底止血，保持术野清晰，避免切开感染的藏毛窦窦道（图27-4）。仔细从深部脂肪组织表面解剖剥离囊肿，不必显露骶骨骨膜和韧带层，逐步切除标本并彻底止血，标本大小通常不超过5.0cm×1.5cm×1.5cm。然后用3-0或4-0可吸收线缝合关闭皮下组织，避免遗留死腔，间断皮内缝合或尼龙线垂直褥式缝合关闭皮肤切口（图27-5，图27-6）。如术中打开了藏毛窦囊肿，应用抗生素溶液冲洗切口；如有脓液污染，应保持切口开放，仅以纱布填塞。术后患者应卧床休息，避免切口张力。

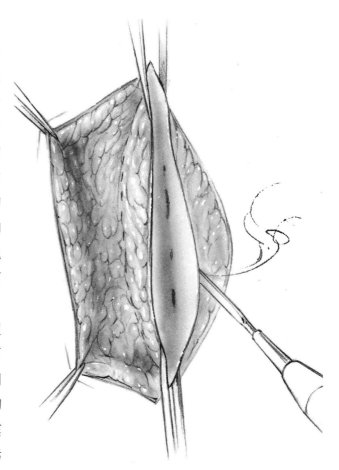

图27-4　电刀切除藏毛窦

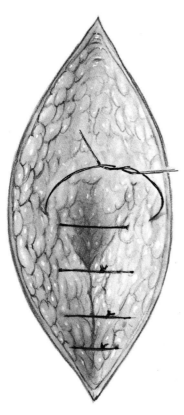

图27-5　缝合皮下组织

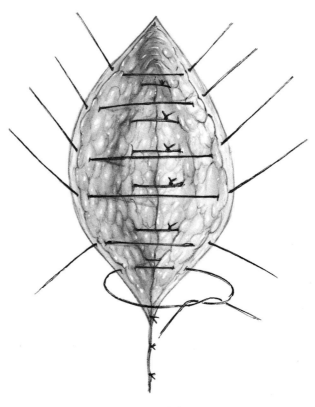

图27-6　缝合切口

（四）窦道切除侧方引流术

Bascom（1980）改良了Lord和Miller术式（1965），对于臀裂中部病变患者，仅切除局部窦道（图27-7），手术采用11号尖刀片或采用皮肤科专用皮肤活检穿孔器（图27-8）。多数窦道口凹陷为长约数毫米的上皮性导管伸向藏毛窦，窦口切除后切口不予缝合。经切口伸入探针，探查囊腔，于臀裂中段旁1.5cm处，平行于囊腔长轴作一切口，打开藏毛窦囊肿，刮匙刮除所有肉芽组织和毛发，电凝止血，可使用剥离子，不需引流或填塞。有时，三个或多个较大的窦口聚集，常无法单独切除，Bascom则切除覆盖所有窦口的条状皮肤，如皮肤缺损的宽度超过7mm，可予以缝合关闭；侧方切口需要开放引流。如术后侧方切口皮肤内翻凹陷，形成永久不愈的上皮性瘘管，可予以切除缝合。

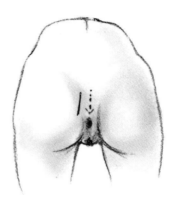

图27-7　侧方切口

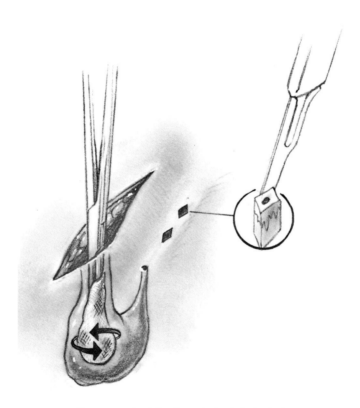

图27-8　窦道切除及清除脓液与毛发

五、术后处理

（1）急性藏毛窦脓肿引流术后第1天应去除敷料，嘱患者每日淋浴保持局部清洁，清除松脱的毛发，每周刮净切口周缘5cm范围的毛发，有时可采用脱毛膏。否则毛发嵌入藏毛窦可诱发新的感染。

（2）藏毛窦囊肿一期切除缝合术后第1天应去除敷料，开放切口，每天排便后淋浴，随诊2～3天/周。如有感染迹象，局部撑开引流及应用抗菌药；如感染广泛，应彻底开放切口。术后几周内应用脱毛膏。

（3）对于窦口切除侧方引流的患者，术后仅需每天淋浴，每周随诊，清除松脱的毛发。Bascom采用Monsel溶液清洗肉芽组织，而且他的所有患者均在门诊施行手术。患者均应避免臀裂中部毛发堆积。每天淋浴并注意清洁臀裂，可预防复发。

六、术后并发症

（1）切口感染：多发生于一期切除缝合术后。

（2）出血：Lamke（1974）报道广泛切除填塞的患者术后并发出血，约10%的患者需要进行输血或再手术治疗。彻底电凝止血可预防术后出血。一期缝合和袋状缝合术患者较少出现该并发症。

（3）藏毛窦复发：无论采用何种手术方式，该病术后复发率约为15%。局部卫生不良及臀裂部位毛发过长是复发的常见原因，而非手术不彻底。常见复发部位仍是后正中线。

（4）切口愈合不良：常见于广泛切除的患者，由于局部皮肤缺损，深部皮下组织缺失，仅剩骶尾骨骨膜作为支持组织，愈合较难。也有部分患者切口愈合不良是由于术后处理不当，例如残腔未闭合、松脱的毛发进入腔隙并诱发新的感染。然而即使处理得当，也有部分患者创面会延迟愈合。

参考文献

1. Kuijpers HC. Treatment of complete rectal prolapse：to narrow，to wrap，to suspend，to fi x，to encircle，to plicate or to resect［J］？ World J Surg，1992，15：826.

2. Abramson DJ. A simple marsupialization technique for treatment of pilonidal sinus；long-term follow-up［J］. Ann Surg，1960，151：261.

3. Allen-Mersh TG. Pilonidal sinus：fi nding the right track for treatment［J］. Br J Surg，1990，77：123.

4. Bascom J. Pilonidal disease：origin from follicles of hairs and results of follicle removal as treatment［J］. Surgery，1980，87：567.

5. Buie LA. Jeep disease（pilonidal disease of mechanized warfare）［J］. South Med J，1944，37：103.

6. Holm J，Hulten L. Simple primary closure for pilonidal disease［J］. Acta Chir Scand，1970，136：537.

7. Lamke LO，Larsson J，Nylen B. Results of different types of operation for pilonidal sinus［J］. Acta Chir Scand，1974，140：321.

8. Lord PH，Millar DM. Pilonidal sinus：a simple treatment［J］. Br J Surg，1965，52：298.

9. Patey DH，Scarff RW. Pathology of postanal pilonidal sinus：its bearing on treatment［J］. Lancet，1946，2：484.

10. Surrell JA. Pilonidal disease［J］. Surg Clin North Am，1994，74：1309.

（作者：Amanda M. Metcalf；译者：魏波　卫洪波）